多囊卵巢综合征
和内分泌不孕不育
第2版

主 编

刘 伟 王丽华 陶 弢

上海科学技术出版社

图书在版编目（CIP）数据

多囊卵巢综合征和内分泌不孕不育 / 刘伟，王丽华，陶弢主编. -- 2版. -- 上海：上海科学技术出版社，2022.3
ISBN 978-7-5478-5633-8

Ⅰ. ①多… Ⅱ. ①刘… ②王… ③陶… Ⅲ. ①卵巢疾病－综合征－诊疗②不孕症－诊疗 Ⅳ. ①R711.75②R711.6

中国版本图书馆CIP数据核字(2022)第023506号

多囊卵巢综合征和内分泌不孕不育（第 2 版）
主编 刘 伟 王丽华 陶 弢

上海世纪出版(集团)有限公司
上海科学技术出版社 出版、发行
(上海市闵行区号景路 159 弄 A 座 9F - 10F)
邮政编码 201101 www.sstp.cn
上海中华印刷有限公司印刷
开本 787×1092 1/32 印张 10.75
字数 250 千字
2016 年 9 月第 1 版
2022 年 3 月第 2 版 2022 年 3 月第 1 次印刷
ISBN 978 - 7 - 5478 - 5633 - 8/R·2459
定价：70.00 元

本书如有缺页、错装或坏损等严重质量问题，请向印刷厂联系调换

内容提要

本书基于内分泌领域最新临床指南和研究进展,结合上海交通大学医学院附属仁济医院内分泌代谢科多年临床经验与成果编写而成。在突出阐述经典与非经典内分泌代谢组织和器官如何通过内分泌和旁分泌方式影响生殖功能的基础上,着重介绍了多囊卵巢综合征的病因学研究、发病机制、临床特征、辅助检查、诊断和鉴别诊断流程及中西医不同的治疗理念和方法等。同时,还介绍了其他与不孕不育相关的内分泌疾病,重点针对疾病与不孕不育的关系以及临床处理方法和注意事项等进行阐述。附录部分收录了针对国内外相关指南和专家共识的解读。

本书以简洁精练的文字介绍最为实用的诊治思路和方法,强调基本概念准确,侧重具体治疗方法的阐述,重点突出,实用性强,可满足内分泌科基层医师及低年资医师、实习医师的临床实践需求。

主编介绍

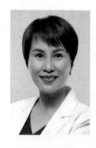 **刘伟** 留日博士、主任医师、博士生导师,上海交通大学医学院附属仁济医院内分泌代谢科学术带头人,上海市医学会糖尿病专科委员会副主任委员兼糖尿病教育和管理学组组长,中华医学会内分泌分会全国委员兼性腺学组副组长,中国医师协会内分泌代谢医师分会常委,上海市中西医结合内分泌专业委员会常委,上海市卫生健康委员会高级职称评审委员会专家,《中华内分泌代谢杂志》编委,《中华糖尿病杂志》编委,《上海交通大学学报(医学版)》编委。

研究方向:多囊卵巢综合征相关代谢异常的基础与临床研究。主持国家自然科学基金 5 项,主持国家重点研发计划子课题 1 项,以第一作者或通讯作者在国内外核心期刊发表学术论文 150 余篇,其中 SCI 收录 50 篇,总主编专著 5 部,主编科普图书 1 部(《仁济专家谈多囊卵巢综合征》)。

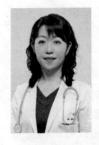

王丽华 医学博士、副主任医师,就职于上海交通大学医学院附属仁济医院内分泌代谢科,上海市医学会糖尿病专科分会第八届委员会青年委员会副主任委员,上海市医学会内分泌专科分会第十一届委员会甲状腺学组成员,上海市内分泌临床质控中心专家委员会秘书。从事内分泌代谢疾病诊治工作 20 年,擅长糖尿病的综合管理及甲状腺疾病和多囊卵巢综合征等的诊治。曾执笔中标及参与国家自然科学基金项目多项,在国内外期刊发表学术论文 30 余篇,担任"常见内分泌代谢病诊治手册系列"图书副总主编、《仁济专家谈多囊卵巢综合征》副主编等。

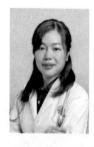

陶弢 医学博士、主任医师、硕士生导师,上海交通大学医学院附属仁济医院内分泌代谢科副主任,上海-渥太华联合医学院临床科研导师,美国 Androgen Excess & PCOS Society 高级会员,中华医学会糖尿病分会第八届委员会妊娠糖尿病学组委员,白求恩精神研究会内分泌和糖尿病学分会常务理事,上海市医学会内分泌专科分会第十一届委员会委员、性腺学组副组长,上海市医学会糖尿病专科分会第七届委员会青年委员,中国医药卫生文化协会心身医学研究分会委员,美国哈佛医学院附属麻省总医院内分泌科高级访问学者及弗吉尼亚大学医学院访问学者。从事医教研 20 余年,长期致力于代谢相关性内分泌异常的临床诊疗,擅长多囊卵巢综合征代谢异常的防治与助孕治疗。主持国家自然科学基金项目、上海市科委重点项目、上海市自然科学基金面上项目等 5 项。在 *J Clin Endocrinol Metab*、*Mol Cell Endocrinol*、*Hum Reprod*、*EJE* 等权威杂志以第一作者或通讯作者发表 SCI 论文 25 篇,主编专著 1 部,参编专著 4 部。

作者名单

主　编

刘　伟　王丽华　陶　弢

副主编

李圣贤　郑　俊　黄　融

秘　书

单　畅

编　委

（按姓氏笔画排序）

冯　娟　刘　文　刘　宇　孙小序

孙文善　杨明兰　陆　楠　岳　江

单　畅　桑　珍　蒋毅弘　綦一澄

蔡　洁　廖　宇

序

经济的飞速发展及其所带来的环境和生活方式的改变，不仅使糖尿病、肥胖症等内分泌代谢疾病的患病率不断攀升，还使不孕不育的发生率急剧增长。全球生育率持续下降，亚洲、中欧和东欧将成为人口缩减速度最快的地区。维护女性的生殖健康，是减少不孕不育发生率、保证国家和社会可持续发展的重要策略。

内分泌代谢紊乱与不孕不育密切相关，尤其是多囊卵巢综合征（PCOS）影响广泛而常见，准确识别、尽早干预是治疗成功的重要保证。随着新技术、新药物和新治疗方法的不断涌现，以及许多大规模、多中心、长时程的循证医学研究结果的不断问世，内分泌代谢疾病与不孕不育的理论基础和诊疗水平不断深入和提高，同时也更具科学性和普适性。实时更新知识体系、了解最新动态、正确理解和规范应用相关指南，是对每个内分泌科医师及从事或可能涉及内分泌相关不孕不育诊治的专业人员和全科医师的基本要求。2018年《多囊卵巢综合征中国诊疗指南》和《多囊卵巢综合征诊治内分泌专家共识》同时发布，给出了妇科生殖和内分泌代谢领域专家对该疾病的指导意见。因此，将最新指南和研究进展结合临床实践经验进行总结并编写成册，将有助于基层医生和初涉内分泌领域的医生用最短的时间全面了解上述信息,更好地服务于患者。

由刘伟、王丽华、陶弢主编的《多囊卵巢综合征和内分泌不孕不育》,在编委们的共同努力下迎来了再版更新。本书涵盖了多囊卵巢综合征基础和临床研究的最新成果和理念,详细阐述能量代谢与生殖的内在联系,涉及多囊卵巢综合征患者的心理及行为干预,孕前、孕期及孕后的综合管理,以及肿瘤、心血管和代谢风险的高危因素管控,还加入了中医中药辨证论治,同时,对内分泌代谢相关疾病导致的不孕不育也进行了介绍,可以让读者全面、系统且有深度地了解多囊卵巢综合征和内分泌代谢相关不孕不育规范且前沿的诊治思路。

本书再版非常及时,值得庆贺。本书不仅有益于在未来漫漫医学长路上跋涉的医学生,更可供初涉内分泌领域的同道在临床上使用,并积累自身的经验,更好地为患者服务。

2022 年 1 月

自　序

我国多囊卵巢综合征的患病率(年龄标准化)位居全球第三,是增长速度最快的国家之一。同时,以多囊卵巢综合征为代表的内分泌相关不孕不育又是我国女性不孕症的主要原因之一。

2016年9月,为了能够快速普及多囊卵巢综合征及内分泌相关不孕不育的诊治方法,上海交通大学医学院附属仁济医院内分泌科牵头,根据相关指南并结合自身临床经验撰写并出版了《多囊卵巢综合征和内分泌不孕不育》,受到广大读者的喜爱。近些年,内分泌代谢领域的基础理论研究和临床诊治探索都取得了长足的进展,尤其是对多囊卵巢综合征的临床异质性有了更深入的了解,并逐渐落实到细分而精准的治疗策略。紧跟科学发展的步伐、不断更新医护人员对疾病的认知和诊治理念,是促使我们决定再版此书的初衷。我们希望将新理念、新思维、新技术带给每位读者,促进女性健康。

多囊卵巢综合征是复杂的、多系统的内分泌代谢性疾病,涉及糖类、脂肪、蛋白质和能量代谢,以及心血管和心理等多个领域,甚至有学者认为某些表型是以"卵巢功能异常"为首发表现的代谢综合征,长期控制、综合管理、以改善胰岛素抵抗为核心的代谢治疗越发受到内分泌科和妇科生殖医生的重视,临床表型结合基因表型精确定位、制订个体化诊治策略将是未来疾病管理的方向。除了多囊卵巢综合征,很多内分泌代谢疾病与不孕不育相关,既有经典的下丘脑、垂体、肾上腺、甲状腺等内分泌器官疾病,也有现阶段广泛流行的肥胖、糖尿病、高血脂、高尿酸等,如何识别内分泌代谢性不孕不育,如何做好孕前、孕期和孕后的处理,都是我们需要关注的临床问题。

由于编者能力及图书篇幅有限,本书仍有很多问题未能涉及,有些观点和看法可能有不妥之处,敬请广大读者和业内人士批评指正!

最后,衷心感谢为本书再版付出辛勤劳动的所有编者。

刘峰

2022 年 1 月

前　言

　　《多囊卵巢综合征和内分泌不孕不育》(第2版)本着不忘初心的宗旨,向广大读者传递更多关于多囊卵巢综合征和内分泌相关不孕不育最新、最具权威性的临床诊治理念和方法。近年来,医学发展促使相关指南不断更新,医疗理念和诊治模式不断调整,较第一版而言,本版做了多方面的调整。

　　本书开篇即系统阐述了经典和非经典内分泌代谢组织和器官(包括脂肪、肝脏、肌肉、胃肠道和中枢神经系统)如何通过内分泌、旁分泌的方式与下丘脑-垂体-卵巢轴形成复杂的调控网络,影响生殖功能,并简述其中的机制,让读者能更深入地了解内分泌疾病相关的不孕不育,这是本书的一大亮点。

　　多囊卵巢综合征的发病机制虽然未明,但研究进展较快,本书涵盖了从基因到环境的最新研究成果,罗列了目前公认的理论学说,让读者对疾病起源有更透彻的理解。另外,书中清晰、详尽地描述了多囊卵巢综合征患者的代谢异常及其评估方法和内分泌治疗手段,对于高危人群的筛查、围产期和围绝经期的管理,以及预防远期肿瘤和心血管疾病风险的措施,都逐一给出了方案,体现了对多囊卵巢患者要进行全生命周期管理的宗旨和理念。

　　中医中药是国之瑰宝,本次修订加大了中医中药的篇幅,由极富多囊卵巢综合征诊疗经验的名中医为大家讲述如何辨证施治,包括大家比较关心的针灸和埋线疗法,体现了中西医结合诊病的中国优势。

　　多囊卵巢综合征以外的其他与不孕不育有关的内分泌疾病主要难点在于鉴别诊断和围孕产期的处理,对此本书做了详细介绍,并扩充了肾上腺疾病的内容。本书最后对近3年出版的与多囊卵巢综合征相关的指南和共识进行了解读,提纲挈领、简单明了,让读者以最快的速度掌握国内外最新的诊治规范。

　　包括多囊卵巢综合征在内的内分泌代谢疾病是困扰广大不孕女性的常见病,快速掌握先进的治疗理念和方法是每一位医者责无旁贷的使命。希望本书能将相关诊疗理念和技巧传递给读者,关爱女性就是关爱下一代。

　　感谢每一位参与本书撰写的编者的辛勤付出!本书定存在不足之处,恳请各位同行和读者不吝指正。

主　编

2022 年 1 月

常用术语缩写词

英文缩写	中文名称
17 – OHP	17 –羟孕酮
21 – OHD	21 –羟化酶缺乏症
ACTH	促肾上腺皮质激素
AD	雄烯二酮
AES	美国内分泌学会
AMH	抗苗勒管激素
Apo	载脂蛋白
ASRM	美国生殖医学会
BAT	棕色脂肪
BMI	体重指数
CAH	先天性肾上腺皮质增生症
CCK	胆囊收缩素
CRH	促肾上腺皮质激素释放激素
CRP	C 反应蛋白
DHEA	脱氢表雄酮
DHEAS	硫酸脱氢表雄酮
DHT	双氢睾酮
DNL	脂肪从头合成
DOC	脱氧皮质酮

E_2	雌二醇
ESHRE	欧洲人类生殖与胚胎学会
FAI	游离雄激素指数
FFA	游离脂肪酸
FGF-21	成纤维细胞生长因子21
FSH	促卵泡激素
FST	卵泡抑制素
FT	游离睾酮
GH	生长激素
GLP-1	胰高血糖素样肽-1
GnRH	促性腺激素释放激素
HCG	人绒毛膜促性腺激素
HDL	高密度脂蛋白
HMG	人绝经期促性腺激素
HOMA-IR	胰岛素抵抗指数
HPA 轴	下丘脑-垂体-肾上腺轴
HPG 轴	下丘脑-垂体-性腺轴
HPO 轴	下丘脑-垂体-卵巢轴
HPT 轴	下丘脑-垂体-甲状腺轴
HSD	羟类固醇脱氢酶
IGF-1	胰岛素样生长因子-1
IGFBP-1	胰岛素样生长因子结合球蛋白-1
IGR	糖调节受损
IGT	糖耐量受损
IL	白细胞介素
IR	胰岛素抵抗
IVF	体外受精

LDL	低密度脂蛋白
LH	黄体生成素
LPL	脂蛋白脂肪酶
MS	代谢综合征
NAFLD	非酒精性脂肪性肝病
NIH	美国国立卫生研究院
NPY	神经肽 Y
OCP	口服避孕药
P450arom	P450 芳香化酶
PCO	多囊卵巢
PCOS	多囊卵巢综合征
POI	早发性卵巢功能不全
POMC	阿黑皮素原
PRA	血浆肾素活性
PRL	催乳素
PUFA	多不饱和脂肪酸
SHBG	性激素结合球蛋白
SNP	单核苷酸多态性
T1DM	1 型糖尿病
T2DM	2 型糖尿病
TBG	甲状腺激素结合球蛋白
TC	总胆固醇
TG	甘油三酯
TGAb	抗甲状腺球蛋白抗体
TGF	转化生长因子
TNF	肿瘤坏死因子
TPOAb	抗甲状腺过氧化物酶自身抗体

TRAb	抗促甲状腺激素受体抗体
TRH	促甲状腺激素释放激素
TSH	促甲状腺激素
TT	总睾酮
UA	尿酸
VLDL	极低密度脂蛋白
WAT	白色脂肪

目　　录

第一章
内分泌代谢与生殖

第一节·内分泌代谢与生殖调控

一、概　　述

随着我国生活水平的日益提高,能量过剩导致的肥胖的发生率越来越高。由肥胖导致的一系列代谢紊乱,尤其是胰岛素抵抗和与之密切相关的代谢性炎症影响着人体的各个系统,其中就包括女性的内分泌生殖系统,使激素分泌紊乱、卵巢功能受损,导致妊娠困难,甚至不孕不育。不同于原发于生殖系统或内分泌系统的不孕不育,这种起源于代谢紊乱的"代谢性不孕不育"有其独特的表型和病理生理机制,干预手段的选择和预后也不同,其中多囊卵巢综合征(polycystic ovary syndrome, PCOS)尤其引人关注。研究发现,在不孕不育接受人工辅助生殖的患者中,50%～70%是PCOS患者。PCOS是青春期和育龄女性中常见的累及多系统的复杂综合征,在我国发病率约为5.6%。PCOS主要表现为稀发排卵或不排卵、高雄激素的临床表现或生化检查异常和卵巢多囊表现,多伴有糖耐量异常、脂代谢紊乱等代谢问题。近年越来越多的研究表明,PCOS也是一种慢性低滴度的代谢性炎症性疾病,而胰岛素抵抗和代偿性的高胰岛素血症是联系代谢紊乱、炎症和生殖异常的内在纽带。因此,国内有学者把 PCOS 称为"胰岛素抵抗性卵巢病",而美国国立卫生研究院(NIH)也把 PCOS 归属于代谢生殖异常综合征。可见胰岛素抵抗及与之密切相关的代谢性炎症在 PCOS 发病及后续的病理生理过程中起着举足轻重的作用。

一方面,胰岛素抵抗和代谢性炎症累及人体多个器官和系统,造成一系列代谢紊乱和功能异常。对于 PCOS 而言,高雄激素是其核心病理生理改变之一。胰岛素抵抗导致的代偿性高胰岛素血症,作用于中枢、肝脏、卵巢等器官,导致睾酮水平增加:① 胰岛素作用于垂体,使黄体生成素(LH)分泌增加,刺激卵巢卵泡膜细胞增生和 P450C17α 羟化酶活性增加,雄激素合成过多;② 胰岛素增加卵泡膜细胞 LH 受体基因的表达,提高卵巢对促性腺激素的敏感性,加强 LH 刺激的雄激素合成和分泌;③ 高胰岛素促进 PCOS 患者卵巢间质细胞合成胰岛素样生长因子-1(IGF-1),或高浓度的胰岛素直接作用于 IGF-1 受体(与胰岛素受体同源性达 60%),使雄激素合成增加;④ 高胰岛素血症抑制肝脏合成分泌性激素结合球蛋白(SHBG)和胰岛素样生长因子结合球蛋白-1(IGFBP-1),血 SHBG 和 IGFBP-1 水平下降,血循环中游离睾酮(FT)和 IGF-1 水平升高,增强睾酮和 IGF-1 的生物活性;⑤ PCOS 患者卵巢间质细胞上胰岛素受体构象改变,导致细胞内胰岛素对葡萄糖代谢调节的改变,进而影响性激素的合成。

另一方面,人体的很多器官和组织的功能异常会导致系统性的胰岛素抵抗和慢性低滴度的代谢性炎症环境,进而引发卵巢功能异常,如卵巢雄激素分泌增加,卵泡发育障碍,不能形成优势卵泡,导致稀发排卵或不排卵。其中,脂肪、肝、肌肉、胰腺、中枢神经系统、胃肠和骨骼均在代谢的调节中发挥着重要作用。传统的人体各个系统所属的器官,如消化系统的胃、肠和肝;运动系统的骨骼和肌肉,以及免疫系统和脂肪等组织,除了发挥各自系统所属的生理作用外,还通过分泌一系列细胞因子/激素,如胃肠激素[胰高血糖素样肽-1(GLP-1)、酪酪肽(PYY)、抑胃肽(GIP)、促生长激素释放素、胆囊收缩素(CCK)等]、肝细胞因子[IGF-1、成纤维细胞生长因子21(FGF-21)和胎球蛋白A等]、骨细胞因子(骨钙蛋白和骨硬化蛋白)、肌细胞因子(IL-6、鸢尾素、BDNF、肌生成抑制蛋白和FGF-2)、免疫/炎症因子(IL-1/4/6/10、IFN-γ、TGF-β和TNF-α)和脂肪因子(瘦素、抵抗素、脂联素和艾帕素等),通过内分泌、旁分泌的方式,作用于其他组织器官,在人体形成一个复杂的、相互调控的网络,使机体各系统处于一个动态的平衡中。在能量过剩超过网络的自我调控能力时,会出现一系列功能障碍和代谢失衡,这些异常通过各自的途径影响下丘脑-垂体-卵巢(HPO)轴的调节,尤其是卵巢的功能。更为重要的是能量代谢失衡,使卵巢处于胰岛素抵抗和慢性代谢性炎症的环境中,导致卵巢类固醇激素分泌异常(高雄激素),卵泡发育受阻、闭锁,排卵障碍,进而引起不孕不育。不同于其他不孕不育,这种代谢紊乱导致的"代谢性生殖障碍",如果能够做到早发现、早诊断,可以通过代谢干预得到缓解,如肥胖型通过减脂,瘦肌型通过增肌,控制"三高",进而增加胰岛素敏感性,改善代谢性炎症,可以恢复HPO轴的调节能力,缓解卵巢功能障碍,恢复排卵,甚至自然妊娠。

在不孕不育的患者中,有很大一部分是PCOS患者,而PCOS大多合并代谢异常,尤其是肥胖的PCOS,正如吴效科教授所述的那样属"胰岛素抵抗性卵巢病",是代谢综合征靶器官损伤在卵巢的表现之一。虽然PCOS是以妇科内分泌异常为主要表现的临床综合征,但从发病机制上看,是在易感人群(遗传背景)中,由某一组织器官代谢异常始动的,在慢性炎症介导下导致的卵巢功能异常。从代谢的角度看,根据体脂含量可以分肥胖型 PCOS 和非肥胖型 PCOS;根据肌肉含量可以分瘦肌型 PCOS 和非瘦肌型 PCOS;还可以根据胰岛素敏感性、是否伴脂肪肝等进一步细分。从内分泌角度看,根据鹿特丹诊断标准,可以分为伴或不伴高雄激素血症。始动因素不同,如脂肪、肝脏、肌肉、中枢,甚至胰腺、骨、胃肠等异常导致的 PCOS,有其特定的临床表型和生物标志物。对于这样一个具有多病因、涉及多系统、累及整个生命周期的复杂综合征,通过建立 PCOS 分型的数学模型,借助人工智能协助临床医生的判断,有助于临床诊断、干预手段和药物的选择,评估代谢、内分泌和生殖等方面的疗效,并预测远期并发症的风险。PCOS 集结了代谢、免疫、内分泌、生殖等异常于一体的临床综合征,需要临床多学科协作,采取重个体、分阶段、贯始终的模式,做好 PCOS 人群全生命周期的综合管理。

二、参与生殖调控的经典代谢组织和器官

(一)脂肪

1. 脂肪的分类和对代谢的调节　根据脂肪的起源、分布、形态和代谢特点,人体具有 3 种不同类型的脂肪——白色脂肪(WAT)、棕色脂肪(BAT)和米色脂肪。白色脂肪根据所在部位又进一步细分为皮下脂肪(SAT)和内脏/网膜脂肪(VAT)。不同类型的脂肪对代谢调节起着明显不同的作用。如前所述,WAT 以前被认为是储存脂质的组织,目前对它的内分泌功能也越来越重视了。棕色脂肪在起源、外观、形态和功能上与 WAT 有显著差异。小鼠 BAT 起源

于生肌因子-5（Myf^{5+}）肌源性细胞系。棕色脂肪细胞含有大量小而密的脂滴、丰富的线粒体，并且高表达解偶联蛋白1（UCP1），可以通过非颤抖性产热消耗机体的能量。在调节体温和代谢（血糖、血脂、体脂）等方面发挥诸多有益的作用。除了产热以外，和 WAT 一样，BAT 还可以分泌胰岛素样生长因子1（IGF-1）、FGF-21、神经调节蛋白4（NRG4）和白介素6（IL-6）等细胞因子。其中 FGF-21 及 IL-6 可以促进 BAT 产热，NRG4 可以抑制肝脏脂肪生成，进一步参与机体能量平衡和代谢的调节。米色脂肪和 BAT 一样高表达 UCP1，因而也具有高代谢活性的特征。但在细胞/组织起源上不同于 BAT。可以从头分化而来，如小鼠 WAT 中的米色脂肪起源于内皮细胞及血管周围细胞。也可以从 WAT 转分化而来，如在寒冷刺激下，WAT 可以转化为米色脂肪（WAT 的棕色化），尤其是后者更有临床转化价值。因为成年人仅少数部位，如锁骨、胸骨、椎骨旁和心外膜等存在少量 BAT，其量不足以影响机体的整体代谢。而通过 WAT 的棕色化，增加米色脂肪的量，有助于肥胖、2 型糖尿病（T2DM）和非酒精性脂肪性肝病（NAFLD）等代谢性疾病的治疗。

2. 作为脂库的调节作用　脂肪组织是重要的脂质存储器官，通过调节储脂和脂解维持机体的能量平衡。如 WAT 是脂肪从头合成（DNL）的主要场所。机体在能量剩余时，将过多的碳水化合物和氨基酸等转化为饱和脂肪酸或单不饱和脂肪酸。胰岛素通过调节固醇调节元件结合蛋白1c（SREBP1c）和碳水化合物反应元件结合蛋白（ChREBP）调节 WAT 中的 DNL。结合对脂肪酸合酶（FASN）和乙酰辅酶 A 羧化酶（ACC）的调节，在餐后高葡萄糖和高胰岛素水平下，将机体碳水化合物转化为脂肪酸，大部分以甘油三酯（TG）的形式储存在 WAT 中。如果机体一直处于能量过剩的情况下,脂肪细胞分化增殖增加,导致脂肪细胞数增加;储脂增加导致脂肪细胞的体积增加,最后表现为肥胖。而在能量缺乏时,脂肪水解增加,释放出脂肪酸,氧化供能。

3. 脂肪的分泌功能　1994年随着瘦素(leptin)的发现,科学家们在脂肪组织中发现了一系列分泌蛋白或细胞因子,统称为脂肪因子。目前发现的脂肪因子有瘦素、脂联素、抵抗素、脂素(adipsin)、网膜素(omentin)、nesfatin、visfatin、metrnl等。此外,脂肪组织也产生肿瘤坏死因子 α (TNF - α)、IL - 6、白介素 1β (IL - 1β)和PAI - 1等脂源性的细胞因子。其中瘦素和脂联素对代谢和生殖影响的研究较多。

(1)瘦素: 1994年 Friedman 实验室首次定位克隆了小鼠第6对染色体上的 *ob* 基因,该基因编码的蛋白就是瘦素。在中枢,瘦素主要通过阿黑皮素原(POMC)神经元(抑制食欲)和神经肽 Y(NPY)神经元(促进食欲)调节机体的食欲和能量平衡。能量过剩导致体脂增加时,脂肪组织瘦素分泌增加,作用于下丘脑 POMC 神经元,使摄食减少,耗能增加,从而使体脂减少。而脂肪组织含量下降或饥饿时,瘦素分泌减少,作用于下丘脑 NPY 神经元,使摄食增加,耗能减少。在外周组织,瘦素:① 直接抑制基础和葡萄糖刺激的胰岛素释放(GSIS);② 抑制肝糖原分解,增加肝糖异生,同时也促进肝脏脂质合成;③ 抑制肠道对葡萄糖的吸收,减少载脂蛋白 A 和 Ⅳ(Apo A 和 Apo Ⅳ),从而减少乳糜微粒中的 TG 含量;④ 增加骨骼肌对葡萄糖的摄取和有氧氧化;⑤ 增加脂肪组织,尤其是内脏脂肪的脂解。

(2)脂联素:主要由成熟的脂肪细胞分泌,含 N 端信号肽、可变区、胶原结构域、球状结构域和 C 末端。在血循环中,脂联素主要以三聚体、六聚体和高分子量脂联素(HMW)

三种形式存在。其中 HMW 是其发挥代谢活性的主要形式。脂联素广泛参与胰岛素敏感性、脂代谢、血管舒张、动脉粥样硬化和生殖功能等的调节。脂联素有 2 个受体——AdipoR1 和 AdipoR2。下游经 AMP 活化蛋白激酶（AMPK）、促分裂原活化蛋白激酶（p38MAPK）、细胞外信号调控激酶 1/2（ERK1/2）、丝氨酸/苏氨酸蛋白激酶（Akt）和过氧化物酶体增殖物激活受体（PPAR）介导发挥其作用。其中 PPARα 的激活可以促进脂质的水解和脂肪酸的 β 氧化。而 PPARγ 在体内有很多靶基因，除了促进脂肪细胞的分化外，通过磷酸烯醇式丙酮酸羧激酶（PEPCK）、苹果酸酶、葡萄糖激酶（GK）调节糖代谢；通过脂蛋白脂肪酶（LPL）、脂酰辅酶 A 合成酶（ACS）、脂酰辅酶 A 氧化酶（ACO）、硬脂酰辅酶 A 去饱和酶 1（SCD1）、HMG 辅酶 A 合成酶（HMG - CoAS）、中链脂酰辅酶 A 脱氢酶（MCAD）和脂肪酸转运蛋白（FATP）等基因的表达，促进血循环 TG 的水解，增加脂肪组织 TG 的合成，改善脂代谢。而 AMPK 信号通路是人体最重要的"能量感受器"之一，在机体能量平衡中发挥重要的调节作用。肥胖时脂联素水平降低；减重后脂联素水平又回升，可见脂联素与体脂密切相关。多项研究证实脂联素与内脏脂肪面积、腰围、TG、空腹血糖（FBG）、空腹胰岛素和血压呈显著负相关。在动物实验和临床研究中证实脂联素具有改善胰岛素敏感性、抗代谢性炎症、保护血管内皮和抗动脉硬化等作用。

除了脂肪细胞分泌的脂肪因子外，脂肪组织来源的细胞因子在代谢性炎症中同样起着举足轻重的作用。TNF - α 胰岛素抵抗的发病机制中起十分重要的作用。肥胖动物和肥胖患者的脂肪组织中均存在 TNF - α 过度表达。TNF - α 可降低胰岛素受体自身的磷酸化水平，诱导胰岛素受体底物 1（IRS - 1）丝氨酸残基磷酸化，干扰酪氨酸残基磷酸化,进而影响胰岛素的信号转导。IL-6主要参与免疫反应、炎症反应和多种内分泌代谢功能的调节。研究发现人类的脂肪组织可分泌IL-6,是血循环中IL-6的重要来源。IL-6可抑制脂肪组织中LPL的表达和活性,增加肝脏脂质的从头合成。而且IL-6还可通过自分泌或旁分泌的方式促进脂解。PAI-1是血浆中主要的纤溶酶原激活抑制物,主要由血管的内皮细胞产生。体外研究发现,皮下脂肪组织、脂肪细胞和基质细胞均有PAI-1 mRNA的表达,并分泌PAI-1蛋白,诱导胰岛素抵抗。

4. 脂肪对类固醇激素的代谢 脂肪组织还参与局部类固醇激素的代谢,是类固醇激素内分泌腺外转化的最主要的器官之一,也是体内雄激素生成的重要场所(体内的雄激素主要来源于肾上腺、卵巢和内分泌腺外转化)。目前研究发现,脂肪中含有十余种参与类固醇合成、代谢的相关酶,如与雄激素合成相关的3β-羟类固醇脱氢酶1(3β-HSD1)、17β-羟类固醇脱氢酶5(17β-HSD5,即AKR1C3),与失活相关的3α-脱氢酶3(AKR1C2),与雄激素转化为雌激素相关的芳香化酶(P450arom)以及皮质醇活化酶11β-羟类固醇脱氢酶1(11β-HSD1)等;而且也是脂溶性类固醇(包括雄激素)的优先储存库。

(二) 肝脏

1. 肝脏与能量代谢 肝脏是人体最重要的代谢器官,是人体的代谢"中枢"。在能量代谢方面,肝脏含有糖、蛋白质、脂质合成和分解代谢的几乎所有酶系,在机体代谢稳态的维持中起着不可替代的作用。

(1) 在糖代谢方面,饥饿时,血糖下降,肝糖原分解,或肝糖异生生成葡萄糖,输出到血液中(肝糖输出),维持血糖稳定。胰岛素通过调节糖异生的限速酶磷酸烯醇丙酮酸羧化酶(PEPCK)、果糖-1,6-双磷酸酶(F-1,6-BP)、葡萄糖-6-磷酸脱氢酶（G6P）及糖酵解关键酶葡萄糖激酶（GK）和丙酮酸激酶（PK）的转录，维持糖酵解与糖异生的平衡。进餐后血糖升高，肝脏摄取葡萄糖合成肝糖原储存，部分通过糖酵解生成 ATP 供能。在有氧氧化下，糖酵解的产物丙酮酸经丙酮酸脱氢酶（PDH）的作用下，生成乙酰辅酶 A，在线粒体内经三羧酸循环（TCA）充分氧化，生成二氧化碳和水。如果胰岛素缺乏和胰岛素作用受损，不能有效抑制肝糖输出，会导致血糖升高，尤其是空腹血糖的升高。所以临床上常常通过空腹血糖和胰岛素水平计算胰岛素敏感性，如胰岛素抵抗指数（HOMA-IR）。

（2）在脂代谢方面，饥饿状态下 WAT 中的脂质通过脂解作用，释放出游离脂肪酸（FFA），其中内脏脂肪脂解生成的 FFA 经门脉系统进入肝脏代谢，如合成甘油三酯、胆固醇酯和磷脂等脂质。如肝脏脂质积聚过多，则易形成脂肪肝。而餐后膳食中的脂质吸收入血后，超过 WAT 利用能力的 FFA（"溢出"的 FFA）进入肝脏代谢。导致肝脏脂质负荷增加，除了肝脏脂质含量增加以外，FFA 的"脂毒性"会导致肝脏胰岛素信号通路受损、炎症介质分泌增加，从而导致胰岛素抵抗和代谢性炎症。肝脏和 WAT 一样，也是脂肪从头合成（DNL）的主要场所。在胰岛素抵抗状态下，肝脏 DNL 增加而导致肝脏脂质蓄积过多而形成 NAFLD。NAFLD 进一步加重代谢性炎症和胰岛素抵抗，形成恶性循环。

（3）蛋白与氨基酸代谢：① 蛋白质/氨基酸的分解代谢：肝是体内清除分解血浆蛋白质（除白蛋白）的重要场所，肝细胞通过液相内吞作用或受体介导的内吞作用，摄取蛋白质进入细胞内，在溶酶体内分解。同样，肝细胞也是氨基酸转换和分解的主要器官，通过肝细胞膜血窦侧的氨基酸转运蛋白摄取各种氨基酸，在转氨酶和脱羧酶的作用下，进行氨基酸的转化和分解代谢;② 肝脏的合成代谢:肝脏不仅是物质分解代谢的器官,也是重要的蛋白合成器官,如白蛋白、转运蛋白,以及各类激素的结合蛋白,如甲状腺激素结合球蛋白(TBG)、糖皮质激素结合球蛋白(CBG)、SHBG 和 IGFBP-1 等。其中 SHBG 和 IGFBP-1 与 PCOS 密切相关,如在胰岛素抵抗/高胰岛素血症的作用下,肝脏合成分泌 SHBG 和 IGFBP-1 减少,导致血循环中游离睾酮和 IGF-1 的水平增加,进而放大睾酮和 IGF-1 的生物活性作用。

2. 肝脏的分泌作用　和脂肪一样,肝脏也会分泌一系列细胞因子,通过血液循环以内分泌的形式作用于肝外组织,参与机体的功能调节,这些细胞因子或蛋白质称为肝细胞因子。如 IGF-1、FGF-21、胎球蛋白 A、激活蛋白 E、Tsukushi(TSK 蛋白)、血管生成素相关生长因子 6、硒蛋白 P、notum 蛋白、非转移性黑色素瘤糖蛋白 B(GPNMB)等。此外,肝脏也是体内一系列炎症介质的主要生成器官之一,如 TNF-α、白介素系列、干扰素和前列腺素等。其中:① IGF-1 要由肝脏分泌,受生长激素(GH)的调节。与肝脏合成的 IGFBP-1 结合后,运输至靶组织发挥其生理作用;② FGF-21 属成纤维细胞生长因子家族(FGF)成员,在发育和代谢中发挥多种功能。可以通过旁分泌和内分泌等形式发挥作用。FGF-21 主要由肝脏产生和分泌,在胰腺、睾丸、十二指肠和脂肪组织中也有一定的表达。FGF-21 可以刺激脂肪细胞葡萄糖摄取,诱导 WAT 棕色化。动物实验发现 FGF-21 可以减轻肥胖动物的体重,降低血糖、血脂和肝脂肪含量,从而增加胰岛素敏感性;③ 胎球蛋白 A 是一个分子量为 64 kD 的糖蛋白,目前的研究发现肝细胞和脂肪细胞都可以分泌胎球蛋白 A。所以它既是肝细胞因子,也是脂肪因子。胎球蛋白 A 可以通过抑制胰岛素受体酪氨酸的磷酸化和 GLUT4、与饱和脂肪酸协同通过 Toll 样受体4(TLR4)诱发慢性炎症反应,以及损伤脂肪细胞功能,触发内质网应激等多重机制,导致胰岛素抵抗。

(三)肌肉

体育锻炼可以增强体质、改善代谢,如减少脂肪,增加肌肉含量,可显著减少糖尿病、高血脂、肥胖和脂肪肝等代谢性疾病的发病率。骨骼肌的增加本身也可以通过多种途径改善生殖和脑功能,如认知、记忆力、运动协调能力,调节心情,缓解抑郁。

骨骼肌占人体含量的 40%,除了作为一个运动器官外,也是一个重要的能量代谢调节器官和内分泌器官。可以分泌细胞因子和骨骼肌纤维来源的多肽,这些细胞因子或多肽通过内分泌、旁分泌和自分泌的模式,参与人体代谢稳态的调节,称之为肌细胞因子,如 IL－6、IL－7、脑源性神经营养因子(BDNF)、肌生成抑制蛋白和白血病抑制因子(LIF)等,以自分泌的模式调节肌肉的重塑和肥大。而运动诱导的肌细胞因子,如 IL－6、IL－15、鸢尾素和 β 氨基异丁酸(BAIBA)参与游离脂肪酸的氧化、脂解和 WAT 棕色化的调节,缓解脂源性炎症等。IGF－1 和 FGF－2 参与骨形成和修复,卵泡抑制素(FST)增强血管再生。肌细胞因子血管生成蛋白和护骨因子(OPG)具有保护 β 细胞的作用;而艾帕素,同时也是一种重要的脂肪因子,除了可以改善胰岛素敏感性,还能促进 2 型糖尿病患者胰岛 β 细胞的增殖。可见肌细胞因子具有调节脂肪、骨骼、肌肉、肝、肾、脑和胰腺等多重功能。

1. 对脂肪的调节

(1) WAT 棕色化的调节:鸢尾素在 PGC1α 的协同作用下,上调 UCP1 的表达,诱导 WAT 的棕色化。肌肉素(musclin)通过激活 PPARγ,诱导棕色化。BAIBA 通过诱导

UCP1、CIDEA(细胞死亡诱导 DNA 片段因子 α 样效应蛋白 A)和 PRDM16(PR/SET domain 16)促进 WAT 的棕色化。IL-6、FST、肌生成抑制蛋白、BDNF 和 Metrnl 也能各自通过调节脂肪组织的棕色化/米色化,进而参与代谢稳态的调节。

(2) 对脂肪细胞分化和脂质代谢的调节:肌细胞因子如 IL-15 通过 JAK/PKA 信号通路调节脂肪细胞的脂解反应。富含半胱氨酸的分泌性酸性蛋白(SPARC)是由内皮细胞、成纤维细胞等分泌的,具有抑制细胞黏附、调控细胞周期并促进组织纤维化等功能的小分子糖蛋白,抑制脂肪细胞的分化和成脂。鸢尾素通过 AMPK 信号通路,增加能量消耗,抑制前脂肪细胞的分化。BAIBA 通过促进线粒体 FFA 的氧化,增加耗能。而下调肌生成抑制蛋白的表达和活性能够防止肥胖的发生。

(3) 对脂源性炎症的作用:肥胖往往伴随着脂源性炎症,是全身代谢性炎症的主要"源头"之一。运动诱导肌肉产生的 IL-6 能够抑制 TNF-α 和 IL-1β;上调抗炎的 IL-10。而 Metrnl 通过 IL-10、TGF-β、IFN-γ、IL-1β 和 TNF-α 等因子,调节脂肪局部的炎症反应。同样 FGF-21 也具有一定的抗炎作用。

2. 对肝脏的调节　肝脏输出的葡萄糖和脂肪水解释放出来的 FFA 是肌肉的主要能量来源,可见肌肉-肝脏轴在机体能量稳态中的重要作用。肌肉来源的 IL-6、肌联素、BAIBA、FGF-21 和鸢尾素在调节肝脏代谢和全身能量稳态中起着关键作用。IL-6 增加内源性的肝糖输出。鸢尾素抑制脂质生成,减少脂质积聚,通过肝细胞 SREBP2,减低胆固醇水平;在肝脏经 PI3K-Akt-Foxo1 通路抑制糖异生;经 PI3K-AKT-GSK3 信号通路增加肝糖原合成,从而改善胰岛素敏感性。肌联素通过上调肝脏表达 CD36、脂肪酸转运蛋白（FATP）和脂肪酸结合蛋白（FABP）参与脂肪和肝脏的脂质代谢,据此把肌肉-肝脏-脂肪三个重要的能量代谢器官衔接起来。肌联素还可以通过调节自噬,维持生理状态下的能量平衡。FGF-21通过促进肝脏葡萄糖的吸收,抑制糖异生。BAIBA通过激活PPARα,抑制肝脏脂质的从头合成;并经AMPK信号通路减弱内质网应激,缓解T2DM患者的糖脂代谢紊乱。

3. 对骨骼的调节 LIF经其受体LIFR促进骨骼肌的生长。IL-15和基质金属蛋白酶2（MMP-2）促进骨形成。BAIBA也是一个骨保护因子,防止骨细胞的凋亡和骨质的流失。而抑制肌生成抑制蛋白可以增加骨重建和骨量。鸢尾素通过抑制Wnt信号通路抑制剂壳硬蛋白,增加骨皮质的骨量和强度。睫状神经营养因子（CNTF）抑制成骨细胞的分化和骨形成。其他如IL-6、IL-7和MCP-1也经各自的方式调节骨代谢。

4. 对大脑的调节 运动可以改善血脑屏障的通透性,加强大脑的抗氧化功能,改变神经生长因子的状态,减少氧化应激。组织蛋白酶B（CTSB）能够通过血脑屏障,刺激BDNF的生成,调节神经生成、记忆和学习。含Ⅲ型纤连蛋白域蛋白5（FNDC5）可以通过血脑屏障,在运动时保护脑功能。LIF和肌肉素对脑功能也有一定的调节作用。

5. 对胰腺的调节 运动会加速胰岛素介导下肝脏和骨骼肌的葡萄糖消耗。此外,肌肉分泌的一系列肌细胞因子,如IL-6、CXCL-10、CXCL-3、艾帕素、FST和鸢尾素等均参与胰岛功能的调节。其中艾帕素,同时也是一种重要的脂肪因子,在肌肉运动后分泌快速增加,不仅能够改善胰岛素敏感性,也能促进T2DM模型大鼠胰岛β细胞的分化。在T1DM中,同时通过抑制EIF2AK3和ERN1,缓解胰岛的内质网应激。通过抑制中性粒细胞的募集和胰腺星状细胞的活性,抑制炎症和纤维化。IL-6 可以刺激胰岛 α 细胞分泌 GLP-1,以旁分泌的方式作用于 β 细胞,改善胰岛 β 细胞的功能。C-X3-C 趋化因子配体 1(CX3CL1)能够同时改善 GSIS 和 GLP-1 刺激的胰岛素分泌。FST 通过"中和"激活素和肌生成抑制蛋白,改善胰岛细胞的增殖。鸢尾素可以缓解棕榈酸诱导的 β 细胞凋亡。此外,肌肉还通过分泌组织蛋白酶 B、FNDC5、LIF 和肌肉素参与大脑功能的调节;通过 dermcidin、FSTL1、肌肉素、艾帕素和肌联素参与心脏功能的调节;通过鸢尾素参与肾脏功能的调节。进而在人体代谢网络中发挥重要作用。

三、参与生殖调控的非经典代谢组织和器官

(一) 胃肠道

胃肠道主要的生理作用是食物的消化、吸收和排泄。任何影响胃肠营养物质吸收的都将导致能量失衡。除此以外,随着对胃肠生理功能研究的深入,对于代谢而言,胃肠激素和肠道菌群可能起着更为重要的作用,也在 PCOS 和不孕不育的发病和治疗中扮演着越来越重要的角色。

胃肠激素:胃肠道分布有很多不同类型的受体,如机械性受体和化学性受体等。食物进入胃和近端小肠能引起容受性扩张,刺激机械性受体。消化后的营养物质,如葡萄糖、氨基酸和脂肪酸作用于胃肠道的化学受体。这些受体激活后,一方面经支配胃肠的自主神经传至中枢系统,主要是下丘脑的食欲调控中枢和交感神经中枢进行整合,调节胃肠蠕动、食欲和产热等,平衡能量代谢;另一方面,在局部也调节胃肠激素的分泌,通过内分泌和旁分泌的方式发挥作用。

（1）胃促生长素（ghrelin）：是主要由胃壁细胞分泌的含28个氨基酸的多肽类激素，与胃动素（motilin）结构类似，也是生长激素受体（GH-R）的内源性配体。在能量代谢方面，与其他抑制食欲减退的胃肠道肽类激素不同，胃促生长素通过促进下丘脑的弓状核（ARC）NPY神经元和 *AgRY* 基因的表达和释放，同时抑制 POMC 神经元，进而增加食欲。除了调节能量代谢外，胃促生长素也参与下丘脑-垂体-性腺（HPG）轴的调节。如在中枢胃促生长素能下调 LH 对 LHRH 刺激的反应，减少垂体 LH 的分泌。对于性腺，胃促生长素能抑制大鼠睾丸分泌睾酮；也呈剂量依赖的模式抑制黄素化的颗粒细胞（granulosa-lutein cell）分泌孕酮和雌二醇。

（2）胆囊收缩素（CCK）：是由十二指肠和空肠上段的 I 细胞分泌，也存在于大脑中。CCK 有多种生物活性形式，如 CCK-8、CCK-22、CCK-33 和 CCK-58 等，其中 CCK-33 是人血浆和肠道中的主要形式。饮食中的脂肪酸、氨基酸、短肽都能刺激肠道分泌 CCK；其中脂肪是 CCK 分泌的强刺激物，而碳水化合物作用相对较弱。CCK 具有延缓胃排空的作用。

（3）胰高血糖素样肽-1（GLP-1）：由位于回肠的 L 细胞分泌的前胰升血糖素原经转录后加工而成，是一种内源性的食欲抑制因子。营养物质进入小肠后可以刺激 L 细胞分泌 GLP-1。GLP-1 是目前研究最多的胃肠激素，它通过促进胰岛 β 细胞分泌胰岛素、抑制 α 细胞分泌胰高血糖素；抑制食欲，减少胃肠蠕动，减少体脂和肝脏脂质沉积，从而改善胰岛素敏感性。针对 GLP-1 及其受体信号通路的药物已广泛运用于临床，如 DPP-4 抑制剂和 GLP-1 受体激动剂，在降糖、控制体重、保护血管并发症等方面显示了良好的疗效。

(4) 抑胃肽(GIP): 是由肠道 K 细胞分泌的含 42 个氨基酸的多肽类激素, 能增加葡萄糖刺激的胰岛素分泌, 同时还能增加 β 细胞的增殖和抗凋亡能力。此外, GIP 增加脂质合成和具有骨保护和神经保护的作用。在代谢方面, GIP 增加组织对葡萄糖的摄取, 通过抑制 11β 羟类固醇脱氢酶 1 (11β – HSD1), 减少局部活性皮质醇, 抑制脂肪细胞中脂质的脂解。

(5) 酪酪肽(PYY): 同样由肠道 L 细胞分泌的含 36 个氨基酸的多肽。和 NPY 一样, 经 Y 受体家族发挥作用。而 PYY 在肥胖的患者中显著下降, 但经减重手术后, 迅速回升。PYY 的活性形式 PYY(3 – 36)通过 Y2 受体, 抑制 NPY 神经元。如果 NPY 分泌过多会抑制 HPG 轴。有研究发现 PYY(3 – 36)可以刺激大鼠垂体合成 LH 和 FSH。

(6) 肠道菌群: 肠道除了参与物质的消化吸收、通过分泌胃肠激素调节内分泌代谢以外, 肠道中的菌群对代谢、内分泌和生殖也起着至关重要的作用。肠道菌群在肠道形成的一个多元化的微生态系统, 除了在物质代谢和吸收方面发挥作用外, 还通过调节炎症、免疫等, 广泛参与代谢性疾病、自身免疫性疾病、心血管病、生殖、肿瘤等疾病。肠道菌群与宿主间存在的广泛的相互作用, 一度有学者把它称为人的"第二套基因组"或"第二大脑"。

现有的研究表明人体肠道中定植的细菌超过 1 000 种, 总质量超过 1 kg。虽然肠道菌群种类繁多, 主要由厚壁菌和杆菌 2 个门组成(占 90%), 其次为放线菌门、变形菌门、梭杆菌门等。其中乳酸杆菌和双歧杆菌多为有益菌, 通过抑制有害微生物、增强免疫、缓解炎症, 降低癌症的发生率。葡萄球菌、沙门菌和弯曲杆菌等为有害菌, 产生的毒素除了引起胃肠功能紊乱外, 还可诱发全身的炎症反应和免疫调节的失衡等。

（二）骨骼

同属运动系统的骨骼,近年来由于发现多种骨源性的分泌因子,也被作为一个内分泌器官重新进入大家的视野。其中比较重要的有骨钙素（OCN）和壳硬蛋白。骨钙素是成骨细胞特异性分泌的主要激素之一,分子中 3 个谷氨酸残基可被维生素 K 依赖的羧化酶修饰成羧化骨钙素,在钙的存在下可促进矿物质沉积和骨骼重塑,是一个经典的骨形成标记物。非羧化骨钙素（ucOCN）是其代谢活性形,但在血液循环中占总 OCN 的比例不足 10%。ucOCN 在外周可以促进 β 细胞增殖,增加胰岛素分泌,提高胰岛素敏感性,改善糖耐量脂代谢异常。在男性生殖方面,通过促进睾丸发育、增加睾酮合成,维持雄性生殖腺的正常发育与功能。

（三）中枢神经系统

中枢的下丘脑是重要的内分泌中枢,如通过分泌促肾上腺皮质激素释放激素（CRH）调节 HPA 轴糖皮质激素的分泌,分泌促甲状腺激素释放激素（TRH）调节下丘脑-垂体-甲状腺轴（HPT 轴）甲状腺素的分泌,分泌促性腺激素释放激素（GnRH）调节 HPO 轴性激素的分泌,分泌 GH 调节 GH－IGF－1 轴 IGF－1 的分泌等。下丘脑分泌的催乳素（PRL）也直接参与生殖的调节。糖皮质激素、甲状腺素对代谢的影响已广为人所知,不再详述。此外,下丘脑也是人体重要的能量调节中枢,如弓状核（ARC）区域表达 NPY、agouti 相关肽（AGRP）、POMC 和 CART 神经元。NPY 和 AGRP 促进食欲,而 POMC 和 CART 抑制食欲,是食欲的一级调节中枢。下丘脑区域还包括腹内侧核（VMN）、室旁核（PVN）、侧部（LHA）、未定带（zona incerta）和围穹隆部（PFA）,接受来自弓状核 NPY/AGRP 和 POMC/CART 神经元的信号,并在此整合,向更上级中枢进行投射,如迷走神经的中枢、边缘系统和大脑皮质。其中 VMN 是饱食中枢,LHA 是饥饿中枢。刺激 VMN 可抑制摄食,而刺激 LHA 和 PFA 可促进摄食。促黑素浓集激素(MCH)也位于该区域。MCH 基因敲除的小鼠进食减少,明显消瘦。与 NPY 受体相似,MCH 受体属 G 蛋白偶联受体,通过激活 Gi - cAMP - PKA 信号通路发挥促进食欲的作用。与激活 MCH 受体相反,激活 MC4 或 CRH 的受体,经 Gs - cAMP - PKA 抑制食欲。孤束核(NTS)位于脑干的后部,进食过程产生的各种信号,如口腔传入的味觉信息、胃肠道机械和化学感受器传入的感觉信息等,绝大多数通过迷走神经的传入纤维汇合于此。此外,单胺类神经递质,如去甲肾上腺素、多巴胺,以及血清素等均参与中枢的食欲调节。

无论是食欲调节的一级中枢,如弓状核的 NPY/AGRP 和 POMC/CART 神经元,还是二级中枢和 NTS 等,均表达胰岛素、瘦素、GLP - 1、CCK 等的受体,表明胰岛、脂肪、胃肠道等器官分泌的细胞因子和多肽可以通过中枢调节食欲,维持机体能量代谢的稳态,尤其是瘦素、胰岛素、GLP - 1 和 CCK 等。

胰岛素和瘦素是食欲调节和维持能量平衡的长期信号。其受体在中枢多个食欲调节神经元广泛表达。脑内直接给予胰岛素或瘦素都可以抑制食欲。如胰岛素经血脑屏障进入中枢,通过 NPY、MCH 等调节食欲。神经元特异性敲除胰岛素受体基因后,出现进食量的增加和体脂含量的增多。除了抑制进食,胰岛素还能提高交感神经的兴奋性,增加能量的消耗。可见,在中枢胰岛素主要通过抑制能量摄入和增加产热来调节能量平衡,是体内脂肪储存的一种负反馈信号。这一点和其在外周的作用不同:在外周胰岛素增加脂质的合成与储存。这一中枢与外周作用的差异要引起大家的重视。瘦素受体广泛表达于弓状核的 NPY、

AGRP、POMC、CART 神经元及食欲的二级调控中枢。瘦素通过这些神经元抑制食欲，减少进食。动物实验发现瘦素干预可以显著抑制进食量，降低体重。而且瘦素还可以通过兴奋交感神经系统，增加耗能。此外，瘦素与短期饱食信号 CCK 之间存在相互作用。协同 CCK 抑制食欲，表明长期和短期的能量调节信号存在一定的整合。GLP-1、CCK 等在中枢的调节作用详见胃肠章节。

细胞因子如 TNF-α、IL-6 在外周和中枢给予均能抑制食欲。由于 TNF-α、IL-6 分泌的增加常伴炎症、感染，甚至肿瘤，干扰了其在生理状态下对食欲调节的判断。细胞因子还可以通过调节胰岛素的敏感性间接地调节进食活动，参与能量代谢。T 细胞和巨噬细胞等可以分泌白介素系列、TGF-β、IFN-γ 等，通过食欲调节、炎症、脂肪功能（BAT 功能，WAT 的棕色化）等参与代谢调节。

（单畅 李圣贤）

第二节·女性生殖轴的组成和功能

女性生殖轴由下丘脑-垂体-卵巢组成，其中，下丘脑是调节中枢，主要负责脉冲式分泌 GnRH，后者作用于腺垂体，促进其合成 LH 和 FSH，进而作用于卵巢，促进性激素的合成和释放。

一、下丘脑-垂体-卵巢轴

（一）下丘脑

下丘脑分泌的 GnRH 是一种十肽激素，其分泌的脉冲节律由弓状核固有的节律决定，血中 LH 脉冲的频率和 GnRH 同步，因此通过监测血中 LH 的浓度可间接了解

GnRH 脉冲分泌节律。儿童期,GnRH–LH 脉冲被更高一级中枢抑制,分泌低下;青春期启动后,它被激活,月经周期不同阶段 GnRH–LH 脉冲的频率和幅度也是不同的。同时,不同频率的 GnRH 对腺垂体细胞的刺激效应也可以不同,如果是低频脉冲则 β–FSH 的分泌量增加,LH/FSH 值下降;如果是高频脉冲则 LH 合成增加,LH/FSH 值上升。另外,反复低频低幅度的 GnRH 有上调自身受体的自我促进作用,如果血液中 GnRH 含量过高或呈现持续不断的分泌形式,则垂体细胞中其受体将出现下调,失去继续接受调节信号的降调作用。中枢神经系统有很多神经递质都影响下丘脑的分泌细胞,如去甲肾上腺素(促进)、多巴胺(促进或抑制)、5–羟色胺(抑制)、阿片类物质(抑制)和前列腺素(促进)。临床上,GnRH–LH 缺乏所致闭经的患者通过接受脉冲式 GnRH–LH 治疗可恢复月经和排卵。

(二) 腺垂体

腺垂体分泌 LH 和 FSH,两者均为糖蛋白,皆由 α 和 β 两个亚单位肽链以共价键结合而成,β 亚基是决定激素特异性功能的部分。垂体激素呈脉冲式分泌,受下丘脑和卵巢性激素的调节。FSH 是卵泡发育必需的激素,生理作用包括:① 在卵泡期晚期,在雌激素协同下诱导颗粒细胞生成 LH 受体,为排卵做准备;② 激活颗粒细胞芳香化酶,合成与分泌雌二醇;③ 促使颗粒细胞合成分泌胰岛素样生长因子(IGF)及 IGF 受体、抑制素等物质,并在这些物质协同下,调节优势卵泡的选择与非优势卵泡的闭锁退化;④ 在前一周期的黄体晚期及本周期卵泡早期,促使卵巢内窦卵泡群的募集;⑤ 直接促进窦前卵泡和窦卵泡颗粒细胞增殖与分化,分泌卵泡液,使卵泡生长发育。LH 的主要作用是:① 在卵泡期刺激卵泡膜细胞合成雄激素,主要是雄烯二酮,为雌二醇的合成提供底物;② 排卵前促使卵母细胞最终成熟及促进排卵;③ 在黄体期维持黄体功能,促进孕激素、雌二醇和抑制素 A 的合成及分泌。另外,腺垂体还分泌 PRL,GnRH 可以抑制其分泌,当后者分泌下降时可出现促性腺激素水平下降而 PRL 上升,即闭经-泌乳综合征,影响生育。

(三)卵巢

卵巢是产生生殖细胞的重要器官,能否产生高质量的卵子,并且分泌足以支持妊娠的激素水平,决定了女性繁衍后代的能力。成人卵巢的长×宽×厚为(20~50)mm×(15~30)mm×(5~15)mm,由皮质和髓质两部分组成,卵泡位于皮质中,随着年龄增长,卵泡减少,皮质变薄,髓质内主要是血管和少许平滑肌。在妊娠 10~11 周时胎儿的卵巢在组织学上即可得到确认,然后不断缓慢生长发育,卵原细胞在妊娠 20 周达到最多,600 万~700 万个,此后逐渐下降,出生前为 100 万个左右,月经初潮前为 20 万~29 万个。进入青春期后,促性腺激素,尤其是 FSH 的脉冲分泌,使卵巢中的卵泡被激活并进一步发育,直到出现周期性卵泡成熟和排卵,标志着卵巢的成熟。

卵巢是女性性激素的主要来源,可以产生雌激素、孕激素和雄激素。卵巢分泌的雌激素主要是雌二醇(E_2)和雌酮,这两种雌激素可以相互转化,雌三醇为其代谢产物,三者的强度依次为雌二醇>雌酮>雌三醇。雌激素可以促进子宫内膜、阴道等组织增生肥厚,促进宫颈上皮细胞分泌黏液,影响骨代谢等。卵泡开始发育时,雌激素分泌量很少,低水平的雌激素起负反馈作用,抑制 GnRH 释放、降低垂体对 GnRH 的反应性,抑制垂体促性腺激素分泌。随着卵泡的发育成熟,卵泡分泌雌激素量增多,于排卵前达到高峰,当雌激素的分泌达到阈值(≥734 pmol/L)并维持 48 h 以上时,雌激素发挥正反馈作用,促进 LH 分泌达到高峰。排卵后由于卵泡液中雌激素释放至腹腔,使循环中雌激素水平暂时下降。排卵黄体分泌雌激素使循环中雌激素逐渐上升,使循环中雌激素形成又一高峰。雌激素协同孕激素在黄体期起负反馈调节作用。黄体萎缩后雌激素水平急剧下降,在月经期达最低水平。孕激素包括孕烯醇酮、孕酮和17-羟孕酮(17-OHP),其中孕烯醇酮是所有类固醇激素的前体,17-OHP 几乎没有生理功能,孕酮具有孕激素的生理功能,可以使排卵期宫颈黏液变稠,同时使子宫内膜由增殖期转向分泌期,它还抑制子宫自发收缩、雌激素效应和促性腺激素的作用,还可以升高体温。卵泡期卵泡不分泌孕酮,排卵前卵泡颗粒细胞在 LH 排卵峰的刺激下发生黄素化,开始分泌少量的孕酮。在排卵期,低水平的孕激素增强雌激素对促性腺激素的正反馈作用。排卵后黄体分泌孕酮量逐渐增加,黄体成熟时分泌量达最高峰,此后逐渐下降。在黄体期,高水平孕激素对促性腺激素的分泌起负反馈作用。卵巢也能分泌部分雄激素,包括睾酮、雄烯二酮和脱氢表雄酮。卵巢泡膜层是合成分泌雄烯二酮的主要部分,卵巢间质细胞和门细胞主要合成与分泌睾酮。排卵前循环雄激素水平升高,促进非优势卵泡闭锁。卵巢除分泌类固醇激素外,还分泌非类固醇激素和生长因子,包括抑制素、激活素、卵泡抑素、松弛素、IGF、表皮生长因子、转化生长因子、成纤维细胞生长因子和 TNF-α,通过自分泌和旁分泌机制发挥生理功能。抑制素可以抑制 FSH 分泌,激活素可以刺激FSH 分泌,抑制孕酮合成。抑制素-激活素-卵泡抑素系统也参与对月经周期的调节。下丘脑-垂体-卵巢轴存在相互的反馈调节机制(图1-1)。子宫作为靶器官亦受卵巢激素的调节。

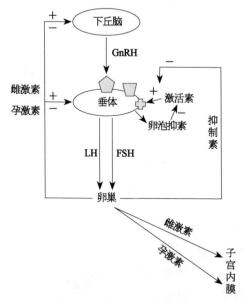

图 1-1 女性生殖轴的相互作用

GnRH：促性腺激素释放激素；LH：黄体生成素；FSH：促卵泡激素

二、月 经 周 期

在下丘脑、垂体、卵巢的共同作用下，子宫内膜出现周期性变化并剥脱出血，形成月经。月经来潮的第一日到下次月经来潮的前一日为一个月经周期，正常月经周期为21~35 日，分为卵泡期、排卵期和黄体期，黄体期时限相对固定，而卵泡期的时限变异较大。月经初潮后，经历 12~18 个月的无排卵月经，大部分女孩逐渐建立起成熟的排卵月经，规律月经的建立是生殖功能成熟的主要标志。① 卵泡期：雌激素、孕激素水平降至最低，其对下丘脑和垂体的抑制作用解除，下丘脑分泌 GnRH，刺激垂体 FSH 分泌量增加,促进卵泡发育。随着雌激素逐渐增加,雌激素对下丘脑的负反馈增强,抑制 GnRH 分泌,使垂体 FSH 分泌减少。随着卵泡的发育,当卵泡分泌的雌激素达到 200 pg/mL 以上并持续48 h,即产生正反馈作用,形成 LH 和 FSH 峰,两者协同作用,促使卵泡成熟并排卵;② 排卵期:卵细胞和周围卵丘颗粒细胞一起被排出。女性的排卵日期一般在下次月经来潮前的 14~16 日;③ 黄体期:排卵后循环中 LH 及 FSH 急剧下降,在少量 LH 及 FSH 作用下,黄体形成并发育成熟。黄体主要分泌孕激素,使子宫内膜呈分泌期变化。排卵后第 7~8 日孕激素及雌激素水平均达高峰。大量孕激素和雌激素共同起负反馈作用,使垂体 LH 和 FSH 分泌减少,黄体开始萎缩,导致雌激素、孕激素分泌减少,此时子宫内膜失去性激素支持,发生剥脱,即月经来潮。雌激素、孕激素的减少解除了对下丘脑和垂体的负反馈抑制,使 FSH 分泌增加,卵泡开始发育,下一个月经周期开始。

在月经周期中,LH、FSH 及雌孕激素水平的周期性变化不仅促使卵泡发育、成熟、排出,直至黄体形成,也促使子宫内膜厚度和状态(增殖期、分泌期和月经期)出现相应变化,图 1-2 所示即以 28 日周期为例,上述激素水平、卵泡、子宫内膜的同步变化过程。月经来潮有赖于神经内分泌功能和生殖系统解剖组织学的正常,也受其他内分泌腺(如甲状腺、肾上腺等)、机体体质和心理因素的影响,其中任何因素出现异常都可导致月经周期异常,甚至闭经。如果月经周期>35 日,为月经稀发;<21 日,为月经频发;如果 18 岁尚无月经来潮,称为原发闭经;曾有月经,而停经 6 个月以上或超过 3 个以往月经周期者,为继发闭经。1973 年,世界卫生组织(WHO)按照闭经原因发生在中枢还是卵巢将闭经分为三类:① 中枢性闭经,促性腺激素和雌激素均低下;② HPO

轴失调,促性腺激素和雌激素均在正常范围;③ 卵巢性闭经,促性腺激素升高,雌激素低下。

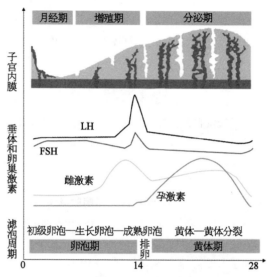

图 1-2 28 日月经周期中滤泡、子宫内膜及垂体和卵巢激素水平的周期性变化

三、卵泡的发育和调节

(一)卵泡的发育

卵泡的生长发育约需 85 日,也就是说,本周期成熟排出的卵母细胞于两个月经周期前就已经开始生长发育,在月经周期中的卵巢中可以同时存在不同生长发育阶段的卵泡。一般而言,卵泡的生长发育需要经历两个阶段:① 基始卵泡开始募集、发育,先后经历初级卵泡、二级卵泡(次级卵泡)和三级卵泡(出现窦腔),统称为窦前卵泡(preantral follicle),这个阶段卵泡发育不依赖促性腺激素调控,窦腔

内的卵泡液含有丰富的类固醇激素、促性腺激素等,对卵泡的发育有着重要意义;② 卵泡的发育开始依赖于 FSH 的刺激,在后者和雌激素的作用下,卵泡进入窦状期,称为窦状卵泡(又称 Graafian 卵泡、格拉夫卵泡)。在窦状卵泡发育的后期,即前一个卵巢周期的黄体晚期及本周期的卵泡早期,循环中 FSH 水平及其生物活性增高,超过一定阈值后,卵巢内即有一组窦卵泡进入生长发育轨道,即为卵泡的募集。在月经周期第 7 日,被募集的卵泡中 FSH 阈值最低的一个卵泡优先发育为优势卵泡,继续发育成熟并排出,成熟卵泡的直径为 18~23 mm,其余卵泡则逐渐退化闭锁,直径常小于 10 mm。

(二) 排卵和黄体形成、退化

卵泡发育成熟后,在 28 日月经周期的第 15 日左右,主卵泡破裂,卵母细胞突破卵巢表面的白膜和表面上皮(生发上皮)排出,即为排卵。排卵后卵巢内卵泡壁塌陷形成黄体。若卵子未受精,黄体在排卵后 9~10 日开始退化,黄体期共 14 日。

(三) 卵泡发育及排卵的调节

在卵巢周期排卵过程中,饥饿、营养不良、睾酮等可影响基始卵泡的募集。主卵泡的选择机制目前尚不清楚。已知,微环境中高浓度的 FSH 是促使主卵泡不断发育的关键因素,同时,主卵泡的选择与雌激素的反馈调节也有关。主卵泡往往有较强的分泌雌激素的能力,后者可以提高主卵泡对 FSH 的敏感性,而另一方面,雌激素对 FSH 的负反馈抑制作用使循环 FSH 水平下降。最终,主卵泡由于局部高雌激素环境,又对 FSH 敏感,从而得以继续发育直至成熟,而其他卵泡由于自身分泌雌激素能力弱,对 FSH 敏感性又差,生长发育需要的高水平的 FSH 无法从循环中得到,从而萎缩闭锁。正是基于此,临床上应用人绝经期促性腺激素

(HMG)或 FSH 可以诱发有条件的卵泡发育成为主卵泡。排卵过程中 LH 和 FSH 发挥着重要作用,参与调控卵细胞的减数分裂,促进颗粒细胞分散扩张、外部基膜破裂,卵巢表面薄弱点形成直至最后破裂的全部过程。排卵前,雌二醇水平迅速上升形成高峰,正反馈诱发下丘脑 GnRH 大量释放,垂体分泌产生 LH 高峰,LH 峰对成熟卵泡的最终排出起着关键作用,为即将排卵的可靠指标,排卵一般发生在 LH 峰后约 36 h。排卵后的卵泡形成黄体,分泌孕酮和少量雌二醇,其分泌的孕酮在排卵后 5~10 日达高峰,约为卵泡期的 20 倍,为受孕做准备。正常黄体功能的建立需要理想的卵泡发育,特别是 FSH 刺激,以及一定水平且持续性的 LH 分泌。

四、排卵功能的监测

(一)基础体温

基础体温指不受干扰的静息体温。孕激素作用于下丘脑的体温中枢,可以使基础体温上升 0.3~0.6℃,因此月经后半期(黄体期,为 14 日±2 日)体温比前半期升高,呈现双相体温曲线,通过这条曲线是否呈现双相,可以简单、方便地监测是否有排卵,但不能预测排卵,而且其受感冒、饮酒、迟睡或失眠等的影响。需注意的是,卵泡未破裂黄素化综合征(LUFS)发生时,虽未排卵,黄素化的卵泡产生孕激素并不受影响,因此无法正确反映排卵情况。基础体温不仅可以提示卵巢是否有排卵,还可以帮助女性掌握排卵日。一般认为,体温由低温上升前 2~3 日可能是排卵日。另外,如果体温升高仅 9~11 日或者黄体期已开始出血则提示黄体功能不全或黄体期缓慢衰退。

具体测量方法:经充分休息后,晨起尚未进行任何活动前,用体温计经口腔测定体温,记录于特定的小方格曲线表中(横轴每一格为1日,纵轴每一格为0.1℃),表上需要注明一切外来的或干扰因素,如发热、夜班、性生活、阴道出血等,以便分析。对于参加夜班的女性,最好能休息6~8 h后测定。

(二) 激素检测

1. 血清孕激素 在下一次月经来潮的前一周抽血测定孕激素水平可以客观地评价是否有排卵,这是一种相对可靠的方法。孕酮是脉冲式分泌的,在几个小时之内它的浓度可以升高7倍之多,一般认为,孕激素水平>15.9 nmol/L(5 ng/mL)时为排卵,多次监测低于此数值则视为不排卵或黄体功能不全。国外报道,如果血清孕激素水平<9.6 nmol/L,可以推定近期无排卵;如果>32 nmol/L,则提示排卵功能良好;如果为9.6~32 nmol/L,则提示有排卵,但可能存在黄体功能不全,或者测定日期并非推测日期。需要注意的是,卵泡未破裂黄素化综合征患者的孕酮也可达排卵者水平,需结合卵泡监测较为准确。

2. LH峰值 排卵前,LH水平可以达到基础值的2~4倍,排卵通常发生于LH开始升高后的28~36 h,达到高峰后的8~20 h。LH峰值可以通过检测血清值测定,也可以通过尿液来监测,尿LH峰值较血LH峰值晚6~7 h。目前,很多商业产品可用于检测尿LH峰值,然而精确性和可靠性存在差异,且有一定的假阳性和假阴性率,国外此试纸的测定范围在25.5~48.7 mU/mL。由于中午或晚上尿中LH水平与血中LH水平相关性更好,推荐使用者选这些时段的尿液标本,从LH水平上升开始每日检测1次,试纸变色即提示出现LH高峰,在之后的24~48 h将出现排卵,预测阳性率分别为73%(24 h内)和92%(48 h内)。有研究显示,80%的妇女在检测到尿LH峰值后24 h内排卵,剩余20%的妇女在48 h内排卵。

3. 超声 阴道超声是评估排卵的金标准,可以清晰地显示卵泡的数量及大小,有无优势卵泡以及排卵情况,这也是唯一可以诊断卵泡未破裂黄素化综合征的方法。通常由有经验的超声医师(最好是同一人)在月经第 9~10 日开始进行观察,卵泡每日生长 1~2 mm,到 18~24 mm 时即成熟,超声看到成熟卵泡消失即视为排出。另外,看到卵丘或者子宫内膜达到 10 mm 左右并呈现三线征(three-fold ovulatory pattern)也预示着即将排卵。

4. 宫颈及其黏液 在月经周期中,宫颈黏液受雌激素孕激素的作用会发生周期性变化,临床上常采用 Insler 宫颈评分法(CS 评分,表 1-1)反映宫颈及其黏液的变化。CS评分≥9 分,预示着即将排卵,CS 急剧下降(>80%)伴黏液变稠,多提示排卵已经发生。

表 1-1 Insler 宫颈评分法

项 目	0	1分	2分	3分
黏液量	无	量少	透亮,滴状	量大,溢出
拉丝	无	1/4 的阴道长	1/2 的阴道长	可拉到阴道口
结晶	无	细线状,无分支	部分羊齿状	全部羊齿状
宫颈口	闭	—	略开	张开

5. 子宫内膜活检(EBM) 诊断性刮宫是判断子宫内膜有无其他病变的必要方法,通过对刮取的子宫内膜进行病理检查,可以了解子宫内膜在激素的影响下是否发生了相应的变化,若子宫内膜呈现分泌晚期的表现,则提示有排卵;若为增殖期表现,则无排卵。通过诊断性刮宫还可以排查其他内膜疾病造成的不孕,如内膜结核。国外研究显示,子宫内膜活检对于不孕症的诊断缺乏精准性。因此,此方法不推荐用于评估不孕症妇女是否排卵以及她们的黄体功

能，仅仅用于高度怀疑存在子宫内膜病变的妇女，如内膜肿瘤、慢性子宫内膜炎等。

五、卵巢的储备功能

卵巢的储备功能是评价女性生育潜能的指标，也就是对卵母细胞的数量和质量的评价。如果女性有规律月经，但是卵巢对于刺激的反应低于同年龄人群，则提示卵巢储备功能下降（DOR）。对于排卵障碍性不孕妇女，评价此功能可以预测患者接受促排卵治疗的效果。需要指出的是，无论哪个评价方法，如果提示卵巢储备功能欠佳，并不一定意味着患者一定无法受孕。

（一）FSH、E_2和抑制素B

在早卵泡期（月经周期2～4日）测定FSH和抑制素B也可以预测排卵情况，尤其是对于年龄比较大、准备做体外受精（IVF）的妇女。如果FSH水平>10 U/L，则卵泡对刺激的反应会比较差，妊娠结果可能会不理想，如果>18 U/L或者抑制素B水平<45 pg/mL，则活胎的概率几乎为0。由于FSH水平在每个月经周期会有很大变化，因此FSH峰值对预测的意义更大。单独测定E_2不作为评价卵巢储备功能的指标，如果早卵泡期FSH水平在"正常范围"的情况下，E_2水平升高（>220.2 pmol/L），则可能提示卵巢对于促性腺激素的反应较差，IVF的成功率低。

（二）血清抗苗勒管激素水平

女性血清抗苗勒管激素（AMH），又称苗勒管抑制物，由小卵泡及窦前卵泡的卵巢颗粒细胞分泌，血清AMH水平是卵巢窦卵泡数量的准确标志物，是预测卵巢储备功能和卵巢反应性的可靠指标。由于不依赖促性腺激素，AMH水平在不同人群（包括年轻女性和不孕妇女）以及月经周期的不同阶段均保持恒定,可以在月经周期任意时间抽血检测。如果 AMH 水平<1 ng/mL,提示 IVF 过程中卵巢的反应、胚胎的质量和妊娠结局都可能比较差。在 PCOS 患者中,AMH 水平是非 PCOS 患者的 2~3 倍。

(三)窦状滤泡计数

在早卵泡期,通过腔内超声可对双侧卵巢的窦状卵泡(两个最大直径的平均值为 2~10 mm 的卵泡)进行计数,如果仅有 3~6 个,则认为窦状滤泡计数(AFC)偏低,提示 IVF 时卵巢对刺激的反应不良,但这并不是预示不能受孕的可靠指标。在>40 岁的不孕症妇女中 AFC 明显降低。PCOS 患者的 AFC 是升高的,当给予外源性的激素(如避孕药)时,其 AFC 会下降。AFC 的可靠性依赖于 B 超医师的经验。

(四)氯米芬刺激试验(CCT)

在月经周期第 5~9 日,每日服用 100 mg 氯米芬,试验前后,即月经周期第 3 日和第 10 日,测定 FSH 水平,如果第 10 日 FSH 水平≤10 U/L 或与第 3 日之和≤26 U/L 提示卵巢储备功能正常;反之,则为功能低下。由于血清 AMH 水平和 AFC 是简单且能更好预测卵巢反应的方法,因此现在 CCT 在临床中已经用得不多。

(单畅 李圣贤)

第三节·代谢异常对生殖的影响

一、经典代谢组织和器官对生殖的影响

(一)脂肪与生殖

脂肪组织对生殖的调节主要通过其分泌的脂肪因子/脂肪源性的细胞因子来实现的。如瘦素对内分泌系统,尤

其 HPO 轴的影响最引人关注。研究发现,瘦素基因或瘦素受体基因突变的肥胖动物(ob/ob 小鼠和 db/db 小鼠)或肥胖患者,都有生殖功能障碍。ob 基因缺陷导致的肥胖,单纯通过饮食控制虽然能减脂,但不能恢复生殖能力;而补充瘦素后,在体重下降的同时能恢复生殖能力。对于女性,青春期的启动和维持正常的生殖状态都需要瘦素信号。体外研究表明,瘦素呈剂量依赖性地促进下丘脑 GnRH、LH 和 FSH 的释放。卵巢局部瘦素水平过高可影响 IGF-1 在优势卵泡中的作用,减少雌激素分泌。瘦素还可以通过干扰 LH 分泌,导致不排卵。卵巢中瘦素受体表达上调,可能是导致 PCOS 患者不排卵、生育力下降的原因之一。

脂联素还参与 HPO 轴的调节。研究发现下丘脑存在脂联素受体。在细胞学水平也发现下丘脑来源的 GT1.7 细胞株(分泌 GnRH)也表达脂联素受体。脂联素抑制 GT1.7 细胞 kisspeptin(kiss-1)基因的转录和 GnRH 的分泌。体外实验发现,脂联素可以促进垂体分泌 FSH,抑制 GnRH 诱导的 LH 分泌,从而降低 LH/FSH 值。在卵巢,脂联素及其受体主要表达于黄体,且在优势卵泡中表达更高,提示其与优势卵泡的选择和卵子的发育潜能密切相关。GnRH 通过调节 AdipoR2 的表达,增加 3β-HSD 的活性,增加颗粒细胞孕酮的分泌。分子遗传学研究发现脂联素及其受体的基因多态性与 PCOS 的发病风险相关。PCOS 患者血清脂联素水平显著降低,尤其是高分子量脂联素。PCOS 患者卵巢卵泡膜细胞 AdipoR2 的表达也显著下降。这些研究表明脂联素除了通过调节代谢参与 PCOS 的发病以外,在中枢和卵巢直接通过对 HPO 轴的调节参与 PCOS 的发生和发展。

其他脂肪因子与 PCOS 的关系:Lin K 等荟萃了 81 项研究,发现在非肥胖的 PCOS 患者中,血循环中脂联素显著下降,而趋化素(chemerin)、抵抗素(resistin)和内脂素(visfatin)显著升高,鸢尾素和vaspin未见显著变化。表明即使是非肥胖的PCOS患者,也存在脂肪因子谱的分泌异常,进而参与PCOS发生和发展的病理生理过程。Cekmez F等在青春期多囊中也研究了脂联素、趋化素、抵抗素、内脂素、网膜素和内帕素等脂肪因子的变化,他们同样发现脂联素水平下降,而内帕素和内脂素显著升高。内帕素和内脂素与BMI和HOMA-IR呈正相关,而脂联素呈显著负相关。

近来大量研究提示,脂肪组织在PCOS表型形成和保持中扮演着重要角色。肥胖和少脂(如脂肪萎缩)均会导致脂肪功能紊乱,如肥胖时,① 储脂/脂解平衡异常:正常生理状态下,禁食或饥饿时,WAT中的脂肪脂解释放的FFA参与供能。其中网膜脂肪脂解生成的FFA,由于解剖特点经门脉系统进入肝脏,酯化后在肝脏合成甘油三酯、胆固醇酯和磷脂等脂质。如果合成的脂质过多,积聚于肝脏形成脂肪肝。进餐后,膳食中的脂质在肠道以乳糜微粒(CM)的形式吸收入血,其中一部分在LPL的催化下进入WAT中以脂滴的形式储存起来。LPL的活性主要受胰岛素调节。肥胖、胰岛素抵抗状态下,WAT中LPL的活性下降,激素敏感性脂肪酶(HSL)活性增加,导致WAT中脂质存储受阻,分解增加,产生过多的FFA。② 脂肪因子/脂肪源性的细胞因子分泌异常:瘦素的合成和分泌受胰岛素、IL-1、脂肪酸、血糖、性激素等多种因素的影响。瘦素受体在下丘脑、垂体、胰岛β细胞、卵巢、胎盘等器官广泛表达。各种原因导致的瘦素功能障碍均可诱发PCOS的发生发展。由于脂肪是脂源性炎症因子产生的主要场所。肥胖,尤其是腹型肥胖时,随着巨噬细胞等炎症细胞的浸润,脂源性炎症因子,如IL-1β和TNF-α分泌增加,使机体处于低滴度的代谢性炎症状态,诱发或加重胰岛素抵抗。胰岛素抵抗和卵巢局部的炎症也使卵泡发育受阻,不能形成优势卵泡而引起排卵障碍。③ 局部类固醇代谢异常:PCOS 患者脂肪中 $11\beta - HSD1$ 表达增高,雄激素可以促进脂肪组织 $11\beta - HSD1$ 表达,直接改变脂肪局部性激素和活性皮质醇的水平,进而影响脂肪功能(如分泌、分化、脂解、炎症等)和机体代谢。在性激素代谢上,研究发现在女性皮下脂肪组织中 $3\beta - HSD1$、$3\beta - HSD2$、AKR1C1、AKR1C2、AKR1C3($17\beta - HSD5$)、P450arom 和 5α 还原酶-1 mRNA 均有表达。PCOS 患者脂肪组织中的 $3\beta - HSD1$、$3\beta - HSD2$,AKR1C3 表达升高,而 P450arom 和 5α-还原酶 1 表达显著下降,提示 PCOS 患者皮下组织雄激素转化生成增加。同时我们还发现调节皮质醇活化的 $11\beta - HSD1$ 的表达也显著上调,这会进一步增加脂肪组织局部活性皮质醇的水平。

总之,肥胖时脂肪功能的异常导致的代谢性炎症和胰岛素抵抗,作用于生殖系统,除了导致卵巢雄激素分泌增加,卵泡发育和排卵障碍外,还会导致子宫内膜增生过长;影响子宫内膜的容受性、胚胎的种植和流产,进而降低自然受孕率和活产率;增加妊娠相关并发症/合并症的发病风险,如妊娠糖尿病、先兆子痫等。因此,2016 年美国临床内分泌医师协会(AACE)/美国内分泌学院(ACE)指南中指出 PCOS 患者需要评估肥胖,而肥胖的患者也要筛查是否患有 PCOS。因为肥胖型 PCOS 患者减重 5% ~ 15% 可以显著改善高雄、排卵障碍、胰岛素抵抗和血脂紊乱等。减重大于原体重的 10% 可以显著增加妊娠率和活产率。而英国生殖协会指南在针对不孕的治疗前推荐,先进行减重,使孕前 BMI 小于 35 kg/m²,最好小于 30 kg/m²,之后再进行助孕治疗。

脂肪萎缩患者的表型也进一步证实脂肪对于代谢和生

殖的重要性。如前所述,脂肪组织是一个重要的脂质存储和内分泌器官。一方面,脂肪萎缩导致脂质存储障碍,大量脂质积聚于肝和骨骼肌,导致胰岛素抵抗。另一方面,脂肪萎缩将导致瘦素、脂联素等脂肪因子水平的显著下降,除了导致糖脂代谢异常外,在生殖方面,会导致女性闭经、卵巢多囊和不孕。同样,青春期启动前没有足够的体脂储备,瘦素分泌不足会导致女孩青春期启动受阻。此外,由于过度运动、节食引起体重短期内急剧下降,以致体脂含量不足时,也会导致月经紊乱甚至闭经。

（二）肝脏与生殖

1. 肝细胞因子　肝脏对于生殖的调节也是通过其合成的蛋白及分泌的肝细胞因子,其中 IGF-1 是最重要的因子之一。IGF-1 主要由肝脏合成分泌,和胰岛素一样都具有促进卵泡生长,增加促性腺激素刺激下的卵巢性激素的合成。胰岛素还可以通过抑制肝 IGFBP-1 的水平,放大 IGF-1 的作用。由于胰岛素受体和 IGF-1 的受体具有 60% 的同源性,因而胰岛素可以通过激活卵巢卵泡膜细胞和基质细胞上的 IGF-1 受体,增加雄激素的合成和分泌。同样,IGF-1 也可以通过胰岛素受体发挥作用。体外细胞学研究也证实,IGF-1 和胰岛素均可以放大 LH 刺激的卵泡膜细胞雄激素的分泌。此外,在肾上腺初现功能亢进的患者中,IGF-1 和胰岛素可以增加 HPA 轴的活性,对促肾上腺皮质激素(ACTH)的反应增加,使肾上腺来源的雄激素生成增加。这也是 IGF-1 导致高雄的另一可能机制。此外,研究发现卵巢局部,如颗粒细胞(优势卵泡的颗粒细胞)内也可以生成少量 IGF-1 和 IGFBP-1,以自分泌和旁分泌的方式在卵巢局部发挥作用。PCOS 患者 IGFBP-1 水平显著下降,循环游离 IGF-1 水平显著增加。

血循环中 FGF-19、FGF-21 和 β-克老素也是由肝脏分泌,临床研究发现在 PCOS 患者中显著增加,其中 FGF-21 随着 BMI 的增加而增加,并且与睾酮和 LH 正相关。也有研究认为 FGF-21 与营养状态相关,与是否患 PCOS 无关。Ha Liu 等发现 PCOS 患者中胎球蛋白 A 水平升高,且与胰岛素抵抗、脂代谢紊乱和卵巢高雄相关。但也有研究显示没有变化,甚至有相反的结果,如一项来自西班牙的研究发现在非肥胖的青春期女孩中,PCOS 组的胎球蛋白 A 低于正常对照组,经安体舒通联合吡格列酮和二甲双胍治疗后,胎球蛋白 A 恢复至正常水平。

另一个参与糖代谢的肝细胞因子硒蛋白 P(SeP)在 PCOS 患者的血循环中显著高于对照组。由于目前尚未发现卵巢有这些肝细胞因子的受体或直接作用靶点,它们参与 PCOS 发病的分子机制仍有待进一步研究阐明。但至少这些肝细胞因子通过参与机体的能量代谢,调节胰岛素敏感性,进而影响 PCOS 的发生和发展。虽然激活素 E、TSK、血管生成素相关生长因子 6、notum、GPNMB 等肝细胞因子参与体脂平衡和能量代谢的调节,但目前尚未见与 PCOS 相关的研究。

2. 非酒精性脂肪性肝病(NAFLD)与 PCOS　NAFLD 与 PCOS 密切相关。胰岛素抵抗导致的代偿性高胰岛素血症是联系两者的内在纽带。胰岛素抵抗导致内脏脂肪分解增加,分解形成的 FFA 进入肝脏,除了导致肝脏脂质积聚增加,经在 PKC 信号通路介导下,触发脂毒性(lipotoxicity)和胰岛素抵抗,形成恶性循环。此外,睾酮可以作用于肝脏的 LDL-R,加重肝脏的脂质代谢紊乱。雄激素还可以通过调节脂联素、瘦素和抵抗素等脂肪因子的分泌,而参与肝脏脂质含量的调节。动物实验发现,宫内高雄暴露增加肝脏脂质沉积。在 PCOS 患者中,NAFLD 和代谢相关脂肪性肝病(MAFLD)的发病率显著升高,且独立于超重/肥胖或其他代谢综合征的组分。鉴于肝脏和卵巢功能之间的密切关系，Giovanni Targher 等提出了肝-卵巢-轴的概念。

（三）肌肉与生殖

虽然肌肉的重量与能量代谢密切相关，但肌肉分泌的细胞因子同样对代谢与生殖发挥着重要作用。PCOS 患者血清和卵泡液中鸢尾素的水平均高于对照组。其中卵泡液中鸢尾素的水平显著低于血清中浓度。相关性分析显示鸢尾素的水平与 BMI 和血脂异常显著相关。在青春期 PCOS 中，血清空腹鸢尾素的水平也显著高于对照，且和卵巢体积、血糖、胰岛素、HOMA－IR 和 QUICKI 指数呈负相关。在 PCOS 组内，鸢尾素与 HOMA－IR 显著正相关，而与 LH、TT、FAI 和 F－G 评分呈显著负相关。临床研究进一步发现鸢尾素水平仅与高雄相关，与 PCO 和排卵障碍无关。在无高雄激素的 PCOS 患者中，鸢尾素的水平和对照间没有差异。Meta 分析显示肥胖型的 PCOS 中鸢尾素水平高于非肥胖的。这些结果表明鸢尾素水平与高雄和体脂相关。此外，鸢尾素通过上调 LIF 和整合素 $\alpha v \beta_3$ 的表达，改善子宫内膜的容受性，在人工辅助生殖中发挥重要作用。艾帕素作为重要脂肪/肌肉因子，除了调节糖脂代谢和胰岛素分泌以外，在生殖方面也有重要作用。卵泡及颗粒细胞都表达有艾帕素及其受体，艾帕素通过上调 HSD3B 的表达和 MAPK3/1－Akt 信号通路，增加 IGF－1 诱导的类固醇激素的合成。PCOS 患者中艾帕素及其受体表达增加，可能与 PCOS 卵巢性激素分泌异常和排卵障碍有关。Demir I 和 Zhang J 等的课题组研究发现肌联素在 PCOS 患者中显著下降，与 BMI、HOMA－IR、FAI 和 TG 等负相关，而与 SHBG 和 HDL－C 正相关。

（四）胰腺与生殖

以往我们通常认为胰岛素抵抗、胰岛 β 细胞代偿性高分泌,进而导致高胰岛素血症,经前述多种途径引发 PCOS。很少关注高胰岛素血症本身也会引起胰岛素抵抗。2012 年 Barbara E. Corkey 提出高胰岛素血症导致的胰岛素抵抗。在动物上用微泵持续输注胰岛素形成高胰岛素血症,进而发展成胰岛素抵抗和葡萄糖耐量受损。在临床研究中发现用二氮嗪减少胰岛素分泌,能够降低体重和循环胰岛素的水平,但并没有影响糖耐量。胰岛素抵抗一般都伴有空腹胰岛素水平的升高,一般会认为是胰岛素抵抗导致的空腹胰岛素水平的升高。但正如动物实验的发现,基础胰岛素高分泌的患者存在胰岛素抵抗。一酰基甘油(MOG)、长链酯酰辅酶 A(LC - CoA)和甜味剂(糖精)等都能刺激胰岛分泌胰岛素。进一步研究发现,氧化还原诱导的 ROS 分泌能刺激胰岛素的分泌。不同于 LC - CoA 等,ROS 可以在能量缺乏的状态下,仍足以刺激胰岛素的基础分泌。临床研究发现,即使是瘦的 PCOS 患者也存在胰岛素高分泌。Mark O 等研究发现在 PCOS 患者中,β 细胞功能异常,而不是胰岛素抵抗指数,是高雄的预测因子。提示在部分患者中 β 细胞功能异常是导致 PCOS 的决定因素。我们的研究也发现 PCOS 患者存在胰岛 β 细胞分泌异常,其空腹胰岛素水平高于正常对照。在患有 T2DM 的一级亲和(或)姐妹中也佐证了这一假设的可能性。

二、中枢神经系统对代谢和生殖的影响

下丘脑和垂体是人体最重要的内分泌和代谢中枢,如前所述,下丘脑-垂体构成了人体最重要的内分泌轴,如 HPA 轴、HPT 轴、HPO 轴和 GH - IGF 轴等。无论是中枢异常(下丘脑-垂体占位)还是靶腺异常(腺瘤、炎症等),导致相应靶腺激素分泌的异常(分泌增多导致功能亢进,分泌减

少导致功能减退），都会引起代谢和生殖异常。HPA轴功能异常，最常见的是皮质醇分泌过多，导致患者出现脂肪再分布而出现向心性肥胖、胰岛素抵抗、糖耐量受损等一系列异常。同时女性患者出现月经紊乱、停经等。HPT轴异常，甲亢时的高代谢，甲减时的低代谢，对于女性患者都会出现月经周期紊乱，月经过多、不孕。下丘脑垂体的神经肽，如CRH、TRH、缩宫素本身也参与食欲和能量的调节。CRH可引起厌食，激活交感神经系统。TRH不仅能刺激甲状腺轴，还能减少食物的摄入。缩宫素除了调节子宫的活动，还能抑制进食。

在中枢引起的生殖异常中，最重要的是下丘脑GnRH和垂体FSH和LH分泌的节律和峰值，直接影响卵巢的发育、排卵和性激素的合成和分泌。如PCOS，中枢LH分泌异常（LH/FSH值增加）导致卵泡膜细胞分泌雄激素增加。PRL分泌过多会引起闭经-溢乳综合征等。除了主要激素的分泌异常外，下丘脑功能异常导致的中枢性肥胖；剧烈运动、节食、短期内体脂减少明显导致的中枢性闭经，导致女性生殖障碍也不少见。此外，情绪应激、焦虑、过度疲劳及其他精神心理因素也会引起中枢HPO轴的调节，引起月经失调和排卵异常。

三、非经典代谢组织和器官对生殖的影响

（一）胃肠与生殖

1. 胃肠激素的调节 胃肠道除了是一个重要的消化器官外，也是重要的内分泌器官。近年脑-肠轴、肠-胰轴等概念的提出，正反映了肠道激素在代谢中扮演的重要角色。

（1）GLP-1是目前研究最多最广的胃肠激素，这一"明星激素"在妇科内分泌和生殖方面都有重要作用。动物

实验显示 GLP-1 受体敲除的小鼠出现发育延迟,动情周期紊乱和生育能力下降。临床研究发现对于肥胖的 PCOS 患者,GLP-1 受体激动剂可以减轻体重、降低雄激素水平,改善排卵障碍、提高自然妊娠率等有益的作用。26 周的利拉鲁肽治疗,可以显著减少肝脂肪含量及腹内脂肪(VAT)和脂肪肝的发病风险。动物研究显示 GnRH 神经元有 GLP-1 受体的表达,大鼠脑池内注射 GLP-1 可以增加 LH 的浓度。体外实验也证实 GLP-1 可以刺激 GnRH 的释放。在卵巢,GLP-1 受体激动剂利拉鲁肽经(PI3K)/AKT 信号通路介导,调节 Foxo1 的磷酸化,参与大鼠卵泡发育的调节。艾塞那肽可以恢复卵巢形态,减少卵泡数目,增加颗粒细胞层。

(2) GIP 是另一个广泛参与代谢的胃肠激素,动物实验发现,大鼠脑室内给予 GIP 抑制 FSH 的分泌;在颗粒细胞中,GIP 通过调节骨形成蛋白 6(BMP-6),抑制 FSH 诱导的孕酮合成。推测 GIP 通过上调大鼠颗粒细胞 BMP 受体信号通路,调节卵巢类固醇激素的合成。和在脂肪组织一样,升高的 GIP 通过抑制 11β-HSD1,导致 PCOS 的排卵障碍。有研究发现不排卵的 PCOS 患者皮质醇-皮质酮代谢异常。提示 11β-HSD1 表达或活性下降。推测雄激素的代谢产物抑制了 11β-HSD1 的活性,或者细胞内高胰岛素和高雄激素抑制卵泡细胞内 11β-HSD1 的表达,而糖皮质激素失活(皮质醇代谢为皮质酮)的下降与 PCOS 窦卵泡发育障碍和不排卵显著相关。

(3) 临床研究发现血浆 PYY 的浓度在 PCOS 患者中显著下降。我们的研究发现:PCOS 患者空腹和餐后 GLP-1 水平均升高;而 PYY 虽然在 PCOS 患者中未见升高,但把 PCOS 患者分成肥胖和非肥胖 2 组时,肥胖组的 PYY 显著低于非肥胖组。PCOS 中的二甲双胍治疗可增加 PYY 水平,程度与胰岛素敏感性的改善平行。PYY 和其他胃肠激素一样,除了参与食欲、胃肠功能的调节以外,在中枢或卵巢参与内分泌与生殖的调节。可见脑-肠轴的调节异常也影响性腺轴的功能,如导致高雄和卵泡发育障碍,直接或间接的参与 PCOS 的发生。

(4)临床研究发现在肥胖的 PCOS 患者中胃促生长素水平下降,和雄激素水平显著负相关。经降雄治疗后胃促生长素水平显著增加,这些均表明胃促生长素同时参与能量平衡和生殖的调节。另一个胃肠激素 CCK,在 PCOS 患者中浓度下降,尤其是具有高雄激素血症的肥胖型 PCOS 患者 CCK 水平更低。相关性分析也显示餐后 CCK 水平与睾酮水平负相关。到目前为止,关于 CCK 与 PCOS 的机制研究相对较少。

2. 肠道菌群　肠道菌群失调,如假丝酵母菌、葡萄球菌、链球菌产生的毒素会影响肠道黏膜屏障的完整性。黏膜的通透性改变会使更多的内毒素,如脂多糖(LPS)进入血液循环,激活人体的免疫系统导致炎症。这种慢性炎症经 NF-kB 信号通路,影响 IRS-1 的磷酸化,使胰岛素信号通路受损,继而诱发胰岛素抵抗/高胰岛素血症,如经前述的途径导致高雄和卵泡发育障碍。人体血清连蛋白可以通过调节肠道细胞间的紧密连接,可逆性地调节肠道的通透性。在来曲唑诱导的 PCOS 大鼠模型中,乳酸杆菌、瘤胃球菌、梭状芽孢杆菌减少,普氏菌增多;而且肠道菌群的变化与 PCOS 表型相关,如肠道 AKK 菌和瘤胃球菌与性激素水平呈负相关。来曲唑诱导的小鼠模型中,也存在菌群的改变,如拟杆菌的数量减少,厚壁杆菌增加。肠道菌群的改变会影响雄激素的水平,如乳酸杆菌喂养的小鼠睾酮水平升高。另有研究发现,将雄性小鼠的菌群移植到雌性小鼠体内,雌性小鼠的睾酮水平增加。Zhang 等研究发现 PCOS 患者的血清连蛋白显著升高,且与胰岛素抵抗、月经紊乱等相关,这些结果提示 PCOS 患者存在肠道通透性的改变。在PCOS 患者中,高糖饮食诱导的氧化应激过程中产生的炎症介质,除了参与慢性炎症外,也刺激卵巢分泌更多的雄激素。

(二) 骨骼与生殖

在 PCOS 患者中,ucOCN 显著高于正常对照,且与胰岛素敏感性、FAI 和卵巢形态等相关,是 PCOS 的预测因子之一。但是否与体脂含量相关仍有争议。壳硬蛋白属 DAN家族成员,主要由成骨细胞分泌,参与骨转换的调节。它通过抑制 Wnt 信号通路抑制成骨细胞的分化,防止骨形成异常增加。在男性中的浓度约为女性的 2 倍。目前关于壳硬蛋白与 PCOS 的研究极少,仅有一篇研究发现 PCOS 患者中壳硬蛋白的浓度与患者的营养状态和胰岛素敏感性相关,未发现与性激素存在显著相关性。

(单畅 李圣贤)

参·考·文·献

[1] Bacopoulou F, Athanasopoulos N, Efthymiou V, et al. Serum irisin concentrations in lean adolescents with polycystic ovary syndrome[J]. Clin Endocrinol (Oxf), 2018, 88(4): 585 – 591.

[2] Beall C, Hanna L, Ellacott KLJ. CNS Targets of Adipokines[J]. Compr Physiol, 2017, 7(4): 1359 – 1406.

[3] Bednarska S, Fryczak J, Siejka A. Serum beta-Klotho concentrations are increased in women with polycystic ovary syndrome[J]. Cytokine, 2020, 134: 155188.

[4] Bruning JC, Gautam D, Burks DJ, et al. Role of brain insulin receptor in control of body weight and reproduction[J]. Science, 2000, 289(5487): 2122 – 2125.

[5] Cai J, Wu CH, Zhang Y, et al. High-free androgen index is associated with increased risk of non-alcoholic fatty liver disease in women with polycystic ovary syndrome, independent of obesity and insulin resistance[J]. International journal of obesity (2005), 2017, 41(9): 1341 – 1347.

[6] Cani PD, Possemiers S, Van de Wiele T, et al. Changes in gut microbiota control inflammation in obese mice through a mechanism involving GLP-2-driven improvement of gut permeability[J]. Gut, 2009, 58(8): 1091 – 1103.

[7] Cekmez F, Cekmez Y, Pirgon O, et al. Evaluation of new adipocytokines and

insulin resistance in adolescents with polycystic ovary syndrome[J]. Eur Cytokine Netw, 2011, 22(1): 32 - 37.

[8] Chen W, Wang L, You W, et al. Myokines mediate the cross talk between skeletal muscle and other organs[J]. Journal of cellular physiology, 2021, 236(4): 2393 - 2412.

[9] Corkey BE. Banting lecture 2011: hyperinsulinemia: cause or consequence? [J]. Diabetes, 2012, 61(1): 4 - 13.

[10] Deligeoroglou E, Vrachnis N, Athanasopoulos N, et al. Mediators of chronic inflammation in polycystic ovarian syndrome [J]. Gynecol Endocrinol, 2012, 28(12): 974 - 978.

[11] Demir I, Guler A. Association of decreased myonectin levels with metabolic and hormonal disturbance in polycystic ovary syndrome[J]. Gynecol Endocrinol, 2020, 36(11): 947 - 950.

[12] Diamanti-Kandarakis E, Dunaif A. Insulin resistance and the polycystic ovary syndrome revisited: an update on mechanisms and implications[J]. Endocr Rev, 2012, 33(6): 981 - 1030.

[13] Diamanti-Kandarakis E, Livadas S, Katsikis I, et al. Serum concentrations of carboxylated osteocalcin are increased and associated with several components of the polycystic ovarian syndrome[J]. J Bone Miner Metab, 2011, 29(2): 201 - 206.

[14] Diaz M, Gallego-Escuredo JM, Lopez-Bermejo A, et al. Low-Dose Spironolactone-Pioglitazone-Metformin Normalizes Circulating Fetuin-A Concentrations in Adolescent Girls with Polycystic Ovary Syndrome[J]. Int J Endocrinol, 2018, 2018: 4192940.

[15] Dunaif A. Perspectives in Polycystic Ovary Syndrome: From Hair to Eternity[J]. J Clin Endocrinol Metab, 2016, 101(3): 759 - 768.

[16] el-Roeiy A, Chen X, Roberts VJ, et al. Expression of the genes encoding the insulin-like growth factors (IGF-I and II), the IGF and insulin receptors, and IGF-binding proteins-1-6 and the localization of their gene products in normal and polycystic ovary syndrome ovaries[J]. J Clin Endocrinol Metab, 1994, 78(6): 1488 - 1496.

[17] Escobar-Morreale HF, Luque-Ramirez M, Gonzalez F. Circulating inflammatory markers in polycystic ovary syndrome: a systematic review and metaanalysis[J]. Fertil Steril, 2011, 95(3): 1048 - 1058, e1041 - 1042.

[18] Frossing S, Nylander M, Chabanova E, et al. Effect of liraglutide on ectopic fat in polycystic ovary syndrome: A randomized clinical trial[J]. Diabetes Obes Metab, 2018, 20(1): 215 - 218.

[19] Garvey WT, Mechanick JI, Brett EM, et al. American Association of Clinical Endocrinologists and American College of Endocrinology Comprehensive Clinical Practice Guidelines for Medical Care of Patients with Obesity[J]. Endocr Pract, 2016, 22 Suppl 3: 1 - 203.

[20] Goodarzi MO, Erickson S, Port SC, et al. beta-Cell function: a key pathological determinant in polycystic ovary syndrome [J]. J Clin Endocrinol Metab, 2005, 90(1): 310 - 315.

[21] Gorar S, Culha C, Uc ZA, et al. Serum fibroblast growth factor 21 levels in polycystic ovary syndrome[J]. Gynecol Endocrinol, 2010, 26(11): 819 - 826.

[22] Gulhan I, Bozkaya G, Oztekin D, et al. Serum Fetuin-A levels in women with polycystic ovary syndrome[J]. Arch Gynecol Obstet, 2012, 286(6): 1473 - 1476.

[23] Homburg R, Pariente C, Lunenfeld B, et al. The role of insulin-like growth factor-1 (IGF-1) and IGF binding protein-1 (IGFBP-1) in the pathogenesis of polycystic

ovary syndrome[J]. Hum Reprod, 1992, 7(10): 1379-1383.

[24] Jamal M, Gunay Y, Capper A, et al. Roux-en-Y gastric bypass ameliorates polycystic ovary syndrome and dramatically improves conception rates: a 9-year analysis[J]. Surg Obes Relat Dis, 2012, 8(4): 440-444.

[25] Li R, Zhang Q, Yang D, et al. Prevalence of polycystic ovary syndrome in women in China: a large community-based study[J]. Hum Reprod, 2013, 28(9): 2562-2569.

[26] Lin K, Sun X, Wang X, et al. Circulating Adipokine Levels in Nonobese Women With Polycystic Ovary Syndrome and in Nonobese Control Women: A Systematic Review and Meta-Analysis[J]. Front Endocrinol (Lausanne), 2020, 11: 537809.

[27] Lin T, Li S, Xu H, et al. Gastrointestinal hormone secretion in women with polycystic ovary syndrome: an observational study [J]. Hum Reprod, 2015, 30(11): 2639-2644.

[28] Liu Q, Jiang J, Shi Y, et al. Apelin/Apelin receptor: A new therapeutic target in Polycystic Ovary Syndrome[J]. Life Sci, 2020, 260: 118310.

[29] Liu S, Hu W, He Y, et al. Serum Fetuin-A levels are increased and associated with insulin resistance in women with polycystic ovary syndrome[J]. BMC Endocr Disord, 2020, 20(1): 67.

[30] Markle JG, Frank DN, Mortin-Toth S, et al. Sex differences in the gut microbiome drive hormone-dependent regulation of autoimmunity[J]. Science, 2013, 339(6123): 1084-1088.

[31] Martos-Moreno GA, Chowen JA, Argente J. Metabolic signals in human puberty: effects of over and undernutrition[J]. Mol Cell Endocrinol, 2010, 324(1-2): 70-81.

[32] McCartney Ch R, Marshall JC. Polycystic Ovary Syndrome[J]. N Engl J Med, 2016, 375(14): 1398-1399.

[33] Moffett RC, Naughton V. Emerging role of GIP and related gut hormones in fertility and PCOS[J]. Peptides, 2020, 125: 170233.

[34] Olszanecka-Glinianowicz M, Madej P, Wdowczyk M, et al. Circulating FGF21 levels are related to nutritional status and metabolic but not hormonal disturbances in polycystic ovary syndrome[J]. Eur J Endocrinol, 2015, 172(2): 173-179.

[35] Pepene CE. Serum under-carboxylated osteocalcin levels in women with polycystic ovary syndrome: weight-dependent relationships with endocrine and metabolic traits [J]. J Ovarian Res, 2013, 6(1): 4.

[36] Perry RJ, Samuel VT, Petersen KF, et al. The role of hepatic lipids in hepatic insulin resistance and type 2 diabetes[J]. Nature, 2014, 510(7503): 84-91.

[37] Poutahidis T, Springer A, Levkovich T, et al. Probiotic microbes sustain youthful serum testosterone levels and testicular size in aging mice. [J] PLoS One, 2014, 9(1): e84877.

[38] Rak A, Mellouk N, Froment P, et al. Adiponectin and resistin: potential metabolic signals affecting hypothalamo-pituitary gonadal axis in females and males of different species[J]. Reproduction, 2017, 153(6): R215-R226.

[39] Roche J, Rame C, Reverchon M, et al. Apelin (APLN) and Apelin Receptor (APLNR) in Human Ovary: Expression, Signaling, and Regulation of Steroidogenesis in Primary Human Luteinized Granulosa Cells [J]. Biol Reprod, 2016, 95(5): 104.

[40] Targher G, Rossini M, Lonardo A. Evidence that non-alcoholic fatty liver disease and polycystic ovary syndrome are associated by necessity rather than chance: a novel hepato-ovarian axis? [J]. Endocrine, 2016, 51(2): 211-221.

[41] Thierry van Dessel HJ, Lee PD, Faessen G, et al. Elevated serum levels of free insulin-like growth factor I in polycystic ovary syndrome[J]. J Clin Endocrinol Metab, 1999, 84(9): 3030–3035.

[42] Turkmen S, Andreen L, Cengiz Y. Effects of Roux-en-Y gastric bypass surgery on eating behaviour and allopregnanolone levels in obese women with polycystic ovary syndrome[J]. Gynecol Endocrinol, 2015, 31(4): 301–305.

[43] Vrbikova J, Bendlova B, Hill M, et al. Insulin sensitivity and beta-cell function in women with polycystic ovary syndrome[J]. Diabetes Care, 2002, 25(7): 1217–1222.

[44] Wang H, Wang X, Zhu Y, et al. Increased androgen levels in rats impair glucose-stimulated insulin secretion through disruption of pancreatic beta cell mitochondrial function[J]. The Journal of Steroid Biochemistry and Molecular Biology, 2015, 154: 254–266.

[45] Weston CJ, Shepherd EL, Claridge LC, et al. Vascular adhesion protein-1 promotes liver inflammation and drives hepatic fibrosis[J]. J Clin Invest, 2015, 125(2): 501–520.

[46] Wyskida K, Franik G, Owczarek AJ, et al. Plasma sclerostin levels are associated with nutritional status and insulin resistance but not hormonal disturbances in women with polycystic ovary syndrome[J]. Arch Gynecol Obstet, 2020, 302(4): 1025–1031.

[47] Zhang D, Zhang L, Yue F, et al. Serum zonulin is elevated in women with polycystic ovary syndrome and correlates with insulin resistance and severity of anovulation[J]. Eur J Endocrinol, 2015, 172(1): 29–36.

[48] Zhang J, Chen L, Ye J. Correlation analysis of myonectin levels with metabolic and hormonal disorders in patients with polycystic ovary syndrome[J]. Ann Palliat Med, 2021, 10(3): 3404–3409.

第二章

多囊卵巢综合征

第一节·概　述

一、多囊卵巢综合征的认识发展史

PCOS 是育龄妇女常见的生殖内分泌代谢疾病,发病率为 5%~10%,临床常表现为月经异常、不孕、多毛/痤疮、卵巢多囊样表现等,可伴有肥胖、胰岛素抵抗(IR)、血脂异常等代谢异常。PCOS 也是 2 型糖尿病、心血管疾病和子宫内膜癌发病的高危因素。对 PCOS 的认识过程也反映了人们对 PCOS 病理生理的逐步认识,以及医疗技术的逐步发展和应用。按照人类对 PCOS 认识的发展过程,大致可以分为描述性时代、内分泌时代和代谢时代。

(一)描述性时代

对于 PCOS 的描述最早可以追溯到公元前 5 世纪的古希腊,现代西方医学之父希波克拉底曾描述过这样一群特殊的女性群体:“这些女性,月经少于三天,量还少,她们健壮,肤色健康,看起来很男人,她们不会生育孩子,也不会怀孕。”到了文艺复兴时期,法国的外科和产科医生 Ambroise Paré ,也曾记录过:“很多不孕的女性,月经不规律,她们矮壮,声音洪亮,看起来像男人,甚至会长胡子。”到了 1721

年,意大利药物学家、物理学家、自然学家 Antonio Vallisneri 对这类女性的描述开始涉及卵巢形态的改变:"年轻农妇中度肥胖、不孕,手术中发现双侧卵巢增大,表面凹凸不平,像鸽子蛋一样色白且发亮。"1844 年 Achille Chereau 也描述了这种卵巢形态学上的改变:"患者卵巢增大、小囊泡增多。"关于卵巢形态的改变,1904 年 Freindley 提出了"硬化囊性卵巢"的概念,之后到 1921 年,Achard 和 Thiers 描述中首次将 1 例多毛的糖尿病妇女的高雄激素血症和胰岛素联系到了一起。至此,人们认识到卵巢的这些形态改变与激素相关。Stein 和 Leventhal 采用充气造影术或剖腹探查发现了增大的硬化囊性卵巢,并藉此及伴有无排卵或多毛症来诊断这种疾病。1935 年 Stein 和 Leventhal 联合发表的论文中,报道 7 例双侧卵巢多囊性增大的病例及卵巢的病理学改变。此后双侧卵巢囊性增大合并闭经或月经稀发、与慢性无排卵相关的不孕、男性型多毛、肥胖等这些临床表现的疾病被称为 Stein-Leventhal 综合征。他们首次将"卵巢增大、多毛、月经稀发/闭经、肥胖"等特征结合起来,他们还提出,这些病理改变与激素变化有关,腺垂体参与其中。至此,人们对 PCOS 的认识进入了内分泌时代。

(二) 内分泌时代

到了 20 世纪,随着检查手段和激素检测技术的蓬勃发展,PCOS 的诊断也取得了很大的进展。从前只能通过反复阴道及直肠检查,但这并不能有效地发现多囊卵巢。

20 世纪 50 年代,美国医学物理学家 Yalow 开发了多肽类激素的放射免疫分析法,并因此获得诺贝尔生理学或医学奖。随着放射免疫分析法的发展,更便捷、准确的激素检测技术加快了人们对疾病的认识。1957 年,Keettel 用生物学测定方法测定尿 LH 水平发现,在 11 例 Stein-Leventhal

综合征患者中有 10 例患者的 LH 水平显著增加。1958 年，McArthur 等报道双侧多囊卵巢表现的妇女尿 LH 水平增高。此后人们开始注意到这群患者中促性腺激素分泌异常的现象，并将之纳入 Stein-Leventhal 综合征的诊断标准中。1962 年 Goldzicher 和 Green 总结文献发现该病存在非典型表现，如部分患者不出现多毛或具有排卵功能，提出改名为"多囊卵巢综合征"。1970 年 Yen 等人对 PCOS 的发病提出了肾上腺初现过度学说，并且将具有较高敏感性和特异性的检测技术用于循环中雄激素水平的测定，由此，高雄激素血症成为 PCOS 诊断标准中最重要的内容之一。20 世纪 70 年代之后，随着无创性、简单可反复操作的盆腔超声的出现，其逐渐成为 PCOS 诊断的有效工具。Eden 等用腹腔镜检查结果作为对照，超声检查敏感性 97%，特异性 100%，利用盆腔超声，可以观察到卵巢表面下卵泡结构以及致密增厚的间质。并且人们发现，多囊卵巢(PCO)可出现在正常女性和下丘脑性闭经、肾上腺增生的患者中，因此应将排卵正常、无其他典型内分泌疾病特征，有 PCO 现象与 PCOS 做区别。

(三) 代谢时代

1980 年，Burghen 等观察到了一部分 PCOS 患者中存在高胰岛素血症和胰岛素抵抗的现象，并认为胰岛素促进雄激素的合成。此后胰岛素活性的测定也被纳入 PCOS 的检查项目之中。1982 年，Cotrozzi G 等发现 PCOS 患者存在高胰岛素血症及胰岛素抵抗增加，Wild RA 在 1985 年的报道中发现 PCOS 患者中血脂升高，心血管疾病风险增加。伴随着医疗技术的进步和检测手段的不断发展，人们逐步认识到 PCOS 不仅仅是一个单纯的临床表现，其诊断需要结合临床表现、实验室生化检查及体格检查。PCOS 不仅是一个影响生育的疾病，更是一种内分泌代谢性疾病，糖脂代谢和心血管均会受到影响,其病理影响贯穿女性的青春期、育龄期和绝经期。

二、多囊卵巢综合征不仅是生育问题

PCOS 是育龄期妇女高发的一种复杂的内分泌代谢及生殖异常疾病。在女性人群中患病率 5%～15%,通常患者以月经不调、痤疮、不孕来就诊,往往会忽略生育以外的临床特征。PCOS 以高雄激素和高胰岛素血症/胰岛素抵抗为主要病理核心,而胰岛素抵抗是机体产生代谢紊乱的基础,最新的研究提示高雄激素亦可通过作用于胰岛素作用的靶器官产生一系列不良的代谢影响。

PCOS 是导致育龄期女性无排卵性不孕的最常见原因。但 PCOS 不仅仅只是简单地影响女性的生育健康,更会导致代谢失调如胰岛素抵抗、糖脂代谢紊乱、高血压、非酒精性脂肪肝,对心血管疾病、子宫内膜、乳腺、皮肤、骨骼甚至心理健康产生重大的影响。因此,PCOS 是一种需要多学科协作管理的疾病。

(一) PCOS 与青春期健康

PCOS 多在青春期起病,给许多青春期女性的生理及心理造成伤害。近年来,青春期 PCOS 的患病率逐渐升高,发病年龄逐渐提前,患者多因月经稀发、不规则阴道出血、多毛及肥胖等原因就诊。青春期是女性生理和心理的过渡时期,青春期正处于女性性腺发育阶段,各器官系统功能尚处于发育完善阶段,下丘脑-垂体-卵巢轴功能的不稳定导致激素及月经模式的变化,而这些变化与成人 PCOS 的诊断依据互相重叠,导致青春期 PCOS 诊断困难。但早期诊断青春期 PCOS 可以改善患者远期生殖、代谢、心血管及心理疾病的预后。

《多囊卵巢综合征中国诊疗指南》指出,对于青春期PCOS的诊断必须同时符合以下3个指标,包括:① 初潮后月经稀发持续至少2年或闭经;② 高雄激素临床表现或高雄激素血症;③ 超声下卵巢多囊表现。同时应排除其他导致雄激素水平升高的病因(包括先天性肾上腺皮质增生、库欣综合征、分泌雄激素的肿瘤等)及其他引起排卵障碍的疾病(如高催乳素血症、卵巢早衰或下丘脑-垂体闭经及甲状腺功能异常)。

青春期PCOS以对症治疗为主,通过治疗改善患者多毛、痤疮、月经异常、肥胖等临床症状,提高患者的生活质量,并减少糖尿病、代谢综合征等远期并发症的发生。生活方式干预是青春期PCOS患者的一线治疗,尤其是对于超重及肥胖的青春期PCOS患者,生活方式的干预显得尤为重要。研究表明减重可以明显改善肥胖青春期PCOS患者的月经周期及代谢紊乱,并降低雄激素水平和心血管危险因素。

药物治疗主要包括联合口服避孕药、孕激素、雌孕激素周期疗法、胰岛素增敏剂、抗雄激素治疗等,根据患者不同情况制订个体化治疗方案,可单独或联合用药。联合口服避孕药是治疗青春期PCOS月经失调及痤疮的首选药物,二甲双胍是青春期PCOS患者另一种常用药物,二甲双胍联合口服避孕药是治疗肥胖性青春期PCOS的最佳治疗方法之一。

青春期PCOS患者的诊断具有其独特性,对于青春期PCOS的诊断需格外谨慎,避免将症状忽视为正常青春期的一部分。对于青春期PCOS,应进行早期诊断和个体化治疗,通过药物和非药物治疗有效地改善患者的临床症状,减轻青春期患者的生理及心理负担。

(二)PCOS与胰岛素抵抗

胰岛素抵抗是PCOS的一大特征,PCOS患者中合并胰岛素抵抗的患者比例为 40%～70%，IR 是胰岛素靶器官如脂肪组织、骨骼肌、肝脏等对胰岛素敏感度降低的一种状态，在这种状态下，胰岛素调节葡萄糖摄取、产生及脂解等代谢作用的能力降低。

胰岛素信号通路异常被认为是 PCOS 患者发生胰岛素抵抗的重要因素，主要包括胰岛素受体（INSR）、胰岛素受体底物（IRS）、葡萄糖转运蛋白（GLUT）等。胰岛素通过结合位于细胞表面的 INSR 发挥作用，INSR 具有蛋白质酪氨酸激酶活性，能由配体介导发生自磷酸化。与对照组相比，PCOS 组的脂肪组织中胰岛素受体数量及亲和力并无差异，但 INSR 的丝氨酸磷酸化显著增加，提示丝氨酸磷酸化抑制了正常的受体信号。GLUT 作为胰岛素代谢通路中葡萄糖跨膜转运的载体，其表达量下降导致机体外周组织对葡萄糖摄取障碍，PCOS 患者脂肪细胞中 GLUT-4 密度显著降低可导致胰岛素反应性改变，进而导致 IR。而采用孕期高雄激素法构建的 PCOS 大鼠模型表现出卵巢内 GLUT-4 的表达量较对照组显著下降。

近年来，慢性炎症与 IR 的关系及其在 PCOS 中的作用机制成为研究热点。大量研究发现，与年龄和 BMI 匹配的对照组相比，PCOS 患者循环中多项炎症标志物如 C 反应蛋白（CRP）、IL-1β、IL-6、IL-18、TNF-α 和白细胞计数（WBC）等均显著升高，即 PCOS 患者处于一种慢性低度炎症状态，并且这种炎症状态与 IR 的发生、发展有关，炎性因子能够参与胰岛素信号通路干扰其信号转导从而诱导胰岛素抵抗。

CRP 是 IL-6 和 TNF-α 刺激后由肝脏产生的一种急性期蛋白，也可由脂肪组织直接产生。Escobar 等通过荟萃分析证明患有 PCOS 的女性 CRP 平均较对照组高 96%（95%CI 71%～122%），且 CRP 与 IR、体重和脂肪含量呈正相关。TNF-α作为一种促炎性细胞因子,主要由脂肪组织的巨噬细胞产生,随着内脏脂肪组织的增加,作为内分泌器官的脂肪组织会增加脂肪因子的产生和TNF-α的分泌。TNF-α除了直接干扰胰岛素信号通路,还可通过改变脂质代谢间接诱导IR的发生。

胰岛素除了在调节机体代谢中发挥重要作用,同样与排卵和卵子质量密切相关,PCOS患者卵巢局部也存在IR。研究显示,PCOS患者卵巢颗粒细胞对胰岛素刺激的合成糖原能力显著下降,IRS-1和IRS-2出现表达及功能异常。此外,PCOS患者排卵障碍的原因被认为与卵泡液中胰岛素水平升高有关,胰岛素与LH协同作用,导致卵巢颗粒细胞早熟分化和卵泡发育停滞。

饮食和运动等生活方式的改变是改善腹型肥胖PCOS患者IR的关键方式,减脂增肌锻炼可以改善PCOS患者的代谢、激素和生殖指标。另有临床研究及文献表明,胰岛素增敏剂如二甲双胍、吡格列酮等可降低血清胰岛素水平,增加胰岛素敏感性,改善PCOS患者的糖脂代谢紊乱,同时能够降低循环中雄激素水平,并恢复月经周期,有效提高PCOS患者排卵率和妊娠率。

(三) PCOS 与脂代谢异常

脂代谢异常是PCOS中最普遍的代谢异常之一,根据美国国家胆固醇健康计划指南,约70%PCOS患者伴有血脂异常。最常见的表现为典型动脉粥样硬化性血脂异常,即高甘油三酯血症,HDL水平降低和LDL水平升高。通过脂质组学方法研究PCOS患者的血脂谱,发现无论胖或瘦的PCOS患者磷脂酰胆碱,FFA和PUFA代谢产物水平均异常。

PCOS患者易发生腰臀比增加,即腹型肥胖,内脏脂肪蓄积能够促进葡萄糖和脂质代谢紊乱的发展。Yildirim等纳入 30 例非肥胖 PCOS 患者和 30 例健康对照,发现在非肥胖 PCOS 患者中,内脏脂肪的累积也会导致脂代谢紊乱,血清甘油三酯水平与内脏脂肪和腹膜前脂肪厚度呈正相关,HDL 水平与内脏脂肪和腹膜前脂肪厚度负相关。

脂代谢异常与胰岛素抵抗、高雄激素血症共同存在于 PCOS 中,且相互作用。据研究发现,PCOS 伴胰岛素抵抗的患者中,有 65%~81% 存在脂代谢紊乱,胰岛素抵抗会增加 VLDL 的肝脏分泌,减少循环中 VLDL 和乳糜微粒的清除,并增加载脂蛋白 a 的清除率,进一步增加了心血管疾病的风险。因此,早期发现 PCOS 患者的血脂异常有助于改善其代谢健康。

(四)PCOS 与心血管疾病

PCOS 患者心血管疾病危险已被大量研究证实显著增高,且部分患者在年轻时便存在明显的早期动脉粥样性改变。根据最新发布的国际 PCOS 循证指南,应常规评估 PCOS 患者疾患心血管疾病的风险,包括血脂异常、胰岛素抵抗、糖尿病、高血压、超重/肥胖、代谢综合征。

颈动脉内膜中层厚度与心血管疾病的发生风险密切相关。一项纳入 19 项研究的荟萃分析表明 PCOS 患者的平均颈动脉内膜中层厚度显著更高,而颈动脉内膜中层厚度的升高可归因于总胆固醇、甘油三酯、低密度脂蛋白、胰岛素水平升高以及腹型肥胖。在普通人群中,颈动脉内膜中层厚度平均每增加 0.1 mm,中风的危险就增加 18%,心肌梗死的危险增加 15%。丹麦一项大型国家注册研究纳入中位数年龄 29 岁的 PCOS 患者,并且随访 11 年后发现,丹麦 PCOS 患者脑血管疾病(CVD)的总发生率为 22.6/1 000,而对照组则为 13.2/1 000 人。这些研究共同支持了患有 PCOS 的年轻女性患有心血管疾病的风险增加。

PCOS 患者慢性低度炎症同样与心血管疾病风险息息

相关。研究表明,无论 PCOS 患者肥胖与否,CRP 水平均有升高,该研究还发现 PCOS 患者的氧化应激标记物丙二醛水平也有所升高,因氧化应激与血管张力、内皮功能、炎症反应等均有密切关系,所以及早对 PCOS 患者进行抗炎与抗氧化治疗,对防治心血管疾病的发生有重要意义。

无论 BMI 如何,PCOS 都是心血管疾病的重要危险因素。但是在评估这些患者的心血管疾病风险时,应充分考虑 PCOS 的表型。因为 PCOS 的临床表现和 PCOS 诊断所赋予的罹患心血管病风险均存在异质性。研究表明,与诊断为非经典 PCOS(表型 C 和 D)的女性相比,经典 PCOS(表型 A 和 B)的患者月经异常,雄激素过多,伴有腹部肥胖,胰岛素抵抗更为明显,且具有更严重的 T2DM 和心血管疾病危险因素。

(五) PCOS 与癌症风险

《子宫内膜癌筛查规范建议》指出,PCOS 患者属于子宫内膜癌风险增加人群。根据与雌激素的关系,子宫内膜癌被分为雌激素依赖型(Ⅰ型)与非雌激素依赖型(Ⅱ型)。Ⅰ型为子宫内膜癌的主要发病类型(>85%),与子宫内膜因雌激素长期刺激而发生增生、不典型增生密切相关,PCOS 与Ⅰ型子宫内膜癌具有明显相关性。

由于 PCOS 女性以雄激素过多及稀发排卵或无排卵为特征,无排卵导致长期无孕激素对抗的雌激素刺激,加之高 LH 分泌和高胰岛素血症,PCOS 女性的子宫内膜高度增生,PCOS 患子宫内膜癌的可能性是其他女性的 3 倍。一项大型荟萃分析纳入了 11 项研究,发现 PCOS 女性患子宫内膜癌的风险显著高于非 PCOS 女性(OR = 2.79),且对于 54 岁以下的女性,OR 值高达 4.05。

胰岛素抵抗与子宫内膜癌的发生密切相关。高胰岛素血症和胰岛素抵抗抑制细胞凋亡、促进细胞增殖,胰岛素样生长因子在子宫内膜癌患者的内膜组织中大量表达,激活下游信号通路,诱导子宫内膜细胞过度生长甚至恶变。研究发现,伴有胰岛素抵抗的 PCOS 患者子宫内膜中性激素结合球蛋白水平下降,导致雌激素活性增强,促进子宫内膜增生。因此,定期进行子宫内膜的检查,积极纠正高胰岛素血症和高 LH 血症非常必要。

关于 PCOS 与乳腺癌之间相关性的流行病学证据尚无定论。根据雌激素受体(ER)的存在,乳腺癌可分为 ER 阳性和 ER 阴性,这两种类型具有不同的人口分布、用药、预后和预期寿命。近期 Yaokai Wen 等采用孟德尔随机(MR)方法研究了遗传预测的 PCOS 与乳腺癌风险之间的因果关系,发现遗传预测的 PCOS 与总体乳腺癌风险增加有因果关系(OR = 1.07, 95%CI 1.02 ~ 1.12, $P = 0.005$);根据免疫组织化学进行亚组分析,进一步表明遗传预测的 PCOS 与 ER 阳性乳腺癌的风险增加相关(OR = 1.09, 95%CI 1.03 ~ 1.15, $P = 0.002$),但与 ER 阴性乳腺癌没有相关性(OR = 1.02, 95%CI 0.96 ~ 1.09, $P = 0.463$)。

(六) PCOS 与心理健康

尽管 PCOS 最主要的特征是生殖与代谢紊乱,但心理健康问题在 PCOS 患者中日益凸显。虽然尚无证据表明 PCOS 与焦虑症或抑郁症发病在病理生理学机制上直接相关,但是 PCOS 给患者造成的代谢、生育和外观方面的影响却是直观的。目前,主要有三个方面的问题被认为对 PCOS 患者的心理健康产生了负面影响,并降低了她们与健康相关的生活质量(HRQOL):① 身体健康问题:如腹部脂肪积累、糖尿病,代谢综合征、月经异常和不孕症;② 审美问题:如痤疮、多毛症、雄激素性脱发,肥胖;③ 心理问题:如抑郁、焦虑、身体形象、饮食紊乱等。

一项纳入 30 个横断面研究的荟萃分析指出,与健康人群相比,PCOS 患者出现任何抑郁症状(OR 3.78; 95%CI 3.03~ 4.72)和中度/重度抑郁症状(OR 4.18; 95%CI 2.68~6.52)的概率增加;出现任何焦虑症状(OR 5.62;95%CI 3.22~ 9.80)和中度/重度焦虑症状(OR 6.55;95%CI 2.87~14.93)的概率同样增加。当受试者按 BMI 进行匹配时,患有 PCOS 女性患抑郁症(OR 3.25;95%CI 1.73~6.09)和焦虑症状(OR 6.30,95%CI 1.88~21.09)的概率仍然较高。

针对 PCOS 患者首选的非药物治疗——生活方式干预,被认为可一定程度改善患者的抑郁或焦虑状态。Conte 等概述表明,PCOS 患者在进行运动后,其生存质量、抑郁、焦虑症状均得到改善。另一项针对肥胖 PCOS 患者(BMI 27~42 kg/m^2)的随机对照试验(RCT)研究指出,16 周的强化生活方式干预或 16 周的口服避孕药(oral contraceptive pill, OCP)治疗可显著改善患者的生存质量、焦虑症及抑郁症,而强化生活方式干预与 OCP 联合治疗效果更佳。

由于抑郁和焦虑症近年来逐渐出现高发病率的情况,对 PCOS 患者并发抑郁和焦虑症的预防和治疗也应引起社会的广泛关注和重视,从而进一步提高患者生活质量,减轻患者家庭和社会负担。

（七）PCOS 与围绝经期健康

围绝经期作为一种生理过程随着年龄的增大逐渐发生,而 PCOS 的临床和生化表现也随着年龄的不同而发生改变。随着女性年龄的增长,雄激素的产生显著下降,40 岁以后月经周期逐渐规律,AMH 和卵巢体积也相对下降,使得处于围绝经期中的女性患有的 PCOS 的表现型难以确定。

在围绝经期,PCOS 患者内分泌代谢问题逐渐突出。与其他绝经后的女性相比,患有 PCOS 且绝经后的女性具有更高的心血管疾病、糖尿病、肥胖、代谢综合征发生率。Cindy

Meun 等纳入 200 名年龄大于 45 岁的 PCOS 患者及 200 名年龄匹配的对照组,研究发现 PCOS 患者腰围、体重指数较对照组显著增加,高血压的患病率(48.2% vs 26.5%)也显著增加。

围绝经期会促使体重增加,而且体内整体脂肪含量与内脏脂肪组织中的脂肪含量都会上升。体重增加本身就会提高心血管疾病患病风险,而由 PCOS 引起的代谢紊乱可能会进一步提高这一患病风险。围绝经期也是女性情绪障碍发生的关键时期,围绝经期女性出现抑郁和焦虑症状的风险增加。一项为期 15 年的随访研究发现,患有 PCOS 的女性在 31 岁和 46 岁时抑郁和焦虑评分与对照组相比均显著增加,这表明 PCOS 患者情绪障碍的症状一直持续至围绝经期。

PCOS 已经成为影响妇女身心健康和生命质量最常见和最重要的疾病之一。PCOS 在青春期下丘脑-垂体-卵巢轴成熟时开始出现临床表型,影响妇女一生健康,因此,需要长期甚至终身医疗和保健。PCOS 的病因尚未阐明,随着基础研究和临床实践的深入,目前认为 PCOS 是一种具有遗传易感性,并受多种环境因素影响的复杂疾病,其临床异质性极强。

三、多囊卵巢综合征的流行病学

(一)患病率

PCOS 的患病率与不同时期的诊断标准、种族、地区、调查对象的选择有关,其高发年龄段为 20~35 岁。按照 1990 年 NIH 标准,美国育龄妇女中 PCOS 的患病率为 6.5%~8%,其中白种人约为 7.1%,东南部黑种人约为 8.0%。按照 2003 年鹿特丹标准,我国育龄期妇女 PCOS 的患病率约为 5.6%;

2011年上海交通大学医学院附属仁济医院中育龄护士的 PCOS 患病率为 11.1%。2017 年对全球 197 个国家的研究显示,全球 PCOS 年龄标准化发病率为 82.44/10 万人。

(二) 不同临床表型所占比例

鹿特丹标准将 PCOS 分为 4 个临床亚型:Ⅰ型,多囊卵巢(PCO)表现+高雄激素临床或生化特征+稀发/无排卵;Ⅱ型,高雄激素临床或生化特征+稀发/无排卵;Ⅲ型,PCO+高雄激素临床或生化特征;Ⅳ型,PCO+稀发/无排卵。PCOS 各亚型所占比例存在很大的种族差异,一般而言,Ⅰ型占比例最大,为 44%~56%。我国高雄激素表型的 PCOS 所占比例较欧美地区偏低,稀发排卵/无排卵所占的比例偏高。2013 年乔杰教授牵头的一项流行病学调查显示,我国女性 PCOS 的患病率为 5.6%,其中Ⅰ型占 29%,Ⅱ型占 37%,Ⅲ型占 19%,Ⅳ型占 15%。

(三) 代谢综合征及其组分的患病率

代谢综合征(metabolic syndrome, MS)是由肥胖、糖耐量异常、脂代谢异常和高血压组成的一组疾病。PCOS 是许多代谢紊乱疾病的高危因素,包括 2 型糖尿病、高血压、肥胖、血脂异常、血管内皮功能紊乱和心脏疾病等。

1. *代谢综合征*　按国际糖尿病联盟(IDF)诊断标准,我国社区 PCOS 人群调查结果显示,肥胖型 PCOS 患者代谢综合征的患病率为 34.09%,明显高于单纯肥胖人群。按照 2005 年成人治疗小组标准Ⅲ(modified adult treatment panel Ⅲ criteria, ATP Ⅲ),我国香港地区 24.9% 的 PCOS 妇女患有代谢综合征,其中 30 岁以下患者的患病率为 16.7%,40 岁以上患者的患病率为 53.3%,肥胖型 PCOS 患者的患病率为 41.3%,非肥胖型 PCOS 患者的患病率为 0.9%;加拿大地区为 29.5%,为年龄匹配正常妇女的 6 倍;捷克 PCOS 妇女代谢综合征的患病率为 1.6%;意大利为 8.2%;美国为 43%。

2. 糖耐量受损（IGT）和 2 型糖尿病（T2DM） 国外数据显示，31%~35% 的 PCOS 患者合并糖耐量受损，7.5%~10% 符合 WHO 对糖尿病的诊断标准，远远高于同年龄段女性糖耐量受损（1.6%）和 2 型糖尿病（2.2%）的患病率。而且，在青春期 PCOS 女孩中糖耐量受损和 2 型糖尿病的患病率也升高，分别为 29.6% 和 7.4%。我国 PCOS 患者糖代谢异常的患病率为 20.5%，低于美国 PCOS 患者的 31%。

3. 脂代谢异常 国内外研究显示，约 70% 的 PCOS 患者存在脂代谢异常，主要表现为 TG、LDL 水平升高及 HDL 水平下降。伴有肥胖者血脂异常更加明显。

4. 肥胖 肥胖是女性月经不规则、高雄激素血症、多毛的高危因素。PCOS 患者中肥胖的发生率因种族和饮食习惯的不同而不同，总体来说，PCOS 患者肥胖的患病率为 30%~60%。在美国，有 50% 的 PCOS 患者存在超重或肥胖，我国有 35% 的 PCOS 患者合并肥胖。

5. 心血管疾病 PCOS 患者患心血管疾病的风险随年龄的增加而增加，在 40~49 岁时发生心肌梗死的相对危险性比正常人增加 4 倍，在 50~60 岁时增加 11 倍，伴有肥胖者则风险更高。在住院 PCOS 患者中，高血压、心肌缺血性心肌病或其他心脏疾病的年龄累积发病率分别为 3.8%、0.8% 和 1.7%，均高于年龄匹配的正常人群。

（蔡洁　陶弢　朱雨宸）

第二节·病因及发病机制

一、病因学研究

（一）遗传因素

1. 家系研究 国内外研究表明，PCOS 具有明显的家族聚集性,提示其可能具有遗传基础。进一步的家系分析发现,PCOS 相关特征呈常染色体显性遗传或 X 染色体连锁显性遗传。已报道的 PCOS 相关遗传特征包括多囊卵巢形态、秃顶、月经稀发/闭经、高雄激素血症和多毛症,其一级亲属中患病率高达 51%~67%,外显率高达 90%。家系研究还表明,PCOS 患者的一级亲属更容易出现胰岛素抵抗、血脂异常等内分泌紊乱及心血管疾病危险因子表达升高,提示 PCOS 患者的生殖障碍和代谢异常均具有遗传性。父母的疾病状态与 PCOS 患者首发症状的发生密切相关,如PCOS 患者最初的体重增加主诉与父母的糖尿病风险显著相关,而最初的月经不规律主诉与父母的高血压风险相关。一项针对荷兰 3 100 余对双胞胎的调查发现,单卵双胎PCOS 的相关系数达 0.72,双卵双胎为 0.382,提示遗传因素在该病中起关键作用。但 PCOS 的遗传并不完全遵循孟德尔遗传定律,且单卵双胎姐妹同时患病的比例不是 100%,提示 PCOS 与遗传相关,但并不仅仅由遗传因素引起。PCOS 的家庭聚集性可能与某些环境因素有关,这些环境因素只存在于受影响的家庭中并可能启动表观遗传机制——即由染色体的变化导致稳定的可遗传表型,而不是 DNA 序列的实际改变。与其他常见代谢性疾病如 2 型糖尿病类似,PCOS 目前被认为是一种复杂的多基因疾病。易感性和保护性遗传变异与强烈的环境因素相互作用,导致不同的PCOS 表型。

2. 候选基因关联研究　家系研究和双生子研究已经表明 PCOS 具有显著的基因相关性和可遗传性。为了阐明与PCOS 相关的基因,研究人员首先转向候选基因分析。候选基因分析采用感兴趣基因中的单核苷酸多态性(SNP)检测或微卫星来确定所研究基因是否与群体或家族中的 PCOS相关,或者是否与选定的 PCOS 性状或表型相关。PCOS 的候选基因一般具有靶向位点,集中于调节:① 类固醇的生物合成和作用;② 促性腺激素的分泌和作用;③ 卵泡形成;④ 体重和能量调节;⑤ 胰岛素的作用。目前已通过 SNP 检测评估了 100 多个 PCOS 患者的易感基因,主要候选基因如下。

(1) 胰岛素受体(INSR)基因:由于在较高胰岛素水平下卵巢间质(如卵泡膜细胞和间质细胞)会分泌雄激素,而且大多数 PCOS 患者都有胰岛素抵抗,因此 INSR 已成为一个自然的候选基因靶点。研究人员在 150 个家系中检测了 37 个与 PCOS 或高雄激素血症连锁和关联的候选基因,其中传递不平衡分析(TDT)最强的是 INSR 区域的二核苷酸重复微卫星标记 D19S884 的等位基因 5。此外,在几项针对高加索人、印度人、韩国人和中国人的队列研究中,特别是在非肥胖的 PCOS 患者中,也发现了 INSR 与 PCOS 之间的关联,这些研究涉及 His1058、+176477 C>T、1 058 位核苷酸多态性和密码子 Cys1008 的 T/C 单核苷酸多态性的变化。

(2) 原纤蛋白-3(FBN3)基因:微卫星标记 D19S884 位于 FBN3 基因的第 55 内含子。原纤蛋白调控转化生长因子 β(TGF-β)的生物活性,后者可刺激成纤维细胞复制和胶原蛋白的产生。原纤蛋白功能障碍可能是 PCOS 患者间质胶原增加和卵巢皮质增厚的原因。在中国汉族妇女中,一项纳入 272 个 PCOS 患者和 271 个健康对照的病例对照研究显示,PCOS 与微卫星 D19S884 的等位基因 7 的分布显著相关;荟萃分析发现等位基因 8 与 PCOS 的易感性增加相关。然而,另一项纳入 173 名 PCOS 患者和 194 名对照的研究并没有观察到微卫星 D19S884 频率的显著差异。总之,FBN3 是否与 PCOS 相关还有待进一步明确。

(3) 肥胖相关基因:尽管许多候选基因研究发现肥胖

基因 *FTO* 和黑色素皮质素 4 受体(MC4R)基因与 PCOS 肥胖相关,但大多数研究并未显示 PCOS 和肥胖相关基因之间存在关联。一项纳入 2 548 名 PCOS 女性的荟萃分析进一步证实了 *FTO* SNP 与 PCOS 体重增加的关联。在 PCOS 队列中,*FTO* 基因型与 BMI 之间的关联比 GWAS 研究中的非 PCOS 女性强 2 倍,这表明 PCOS 与 *FTO* 之间存在相互作用。最近的家系研究发现,在中国汉族人的 PCOS 家族中,褪黑素受体(MTNR)基因与 PCOS 存在关联。

(4) T2DM 相关基因:PCOS 是发生 T2DM 的高危人群,两者具有部分共性的遗传特征,如胰岛素抵抗和高胰岛素血症。转录因子 7 类似物 2 基因(*TCF7L2*)参与胚胎发育、细胞增殖以及胰腺和胰岛的正常发育,*TCF7L2* 的 rs7903146 和 rs12255372 位点被认为与 T2DM 的发生相关。队列研究发现,希腊 PCOS 患者中存在 *TCF7L2* rs7903146 SNP 的 T 等位基因的过表达,*TCF7L2* rs7903146 C>T 基因多态性与高加索和亚洲 PCOS 女性的发病风险显著相关。但其他一些研究未能证实这些 SNP 与 PCOS 之间的关联,且 *TCF7L2* 究竟在多大程度上与 PCOS 相关目前尚不清楚。

3. **全基因组关联研究(GWAS)** 多项经典遗传学研究和基因组学研究表明,遗传因素在 PCOS 的病因中发挥重要作用。GWAS 作为一项重要的基因组学研究工具,已被广泛应用于 PCOS 的病因学研究中。针对 PCOS 患者的 GWAS 研究发现的相关位点上的大多数候选基因与激素、胰岛素抵抗和器官生长有关,这些基因位点可能在 PCOS 的病因学中发挥一定作用。最新的一项针对中国汉族女性的 GWAS 研究报告了 PCOS 的 11 个易感位点(15 个风险变异),包括 *INSR*、*THADA*、*LHCGR*、*FSHR*、*C9orf3*、*DENND1A*、*YAP1*、

RAB5B、*HMGA2*、*TOX3* 和 *SUMO1P1*；其中基因型-表型研究提示 *THADA*、*INSR*、*TOX3* 和 *DENND1A* 可能通过代谢紊乱相关途径在 PCOS 中发挥作用。

（1）与代谢相关的基因位点

1）*Zfp36l2*、*LOC100129726* 和 *Thada*：位于染色体 2p21 上，包括 *Zfp36l2*、*LOC100129726* 和 *Thada* 的 3' 区及 *Thada* 内的其他位点。*Thada* 编码一种甲状腺腺瘤相关蛋白，其功能尚不清楚，目前研究表明它可能与死亡受体途径和细胞凋亡有关。*Thada* 在多个器官中表达，包括胃肠道（胃、小肠和胰腺）、内分泌腺（甲状腺、睾丸、肾上腺髓质和皮质）和淋巴组织（如胸腺）。该基因区域的染色体重排与甲状腺腺瘤相关；在 GWAS 研究中，SNP 变异与患 T2DM 的风险相关。

2）*INSR*：在染色体 19p13.3，其他位点已被定位到 *INSR* 的内含子。

3）*TOX3*：*TOX3* 基因属于高迁移率组（HMG）盒家族的核蛋白。*TOX3* 是一种钙依赖性神经元转录因子，参与保护神经元细胞免于细胞死亡。*TOX3* 可能在癌症的发生和进展中发挥双重作用。目前已有 GWAS 研究报道 *TOX3* 为 PCOS 易感基因，并且发现 rs4784165 的等位基因 G 是 PCOS 的风险等位基因。最近，另一项 GWAS 研究也证实了 *TOX3* 基因与 PCOS 之间的关联。然而，*TOX3* 在 PCOS 中的发病机制和性状中的功能机制尚不清楚。

4）*DENND1A*：在 *DENND1A*（包含 1A 基因的正常和肿瘤性差异表达区域）附近的 9q33.3 位点处发现了两个变异体，分别为 *DENND1A.V1* 和 *DENND1A.V2*。*DENND1A* 编码 DENN 结构域（在正常细胞和肿瘤细胞中差异表达的结构域），位于第 9 条染色体上，由 18 号染色体编码。Denn 结构域蛋白可能调节 Rab 介导的膜转运途径。

(2) 与生殖相关的基因位点

1) *GTF2A1L*、*FSHR* 和 *LHCGR*：位于 *GTF2A1L*(通用转录因子ⅡA亚基1类基因)、*FSHR*(卵泡刺激素受体基因)和 *LHCGR*(黄体生成素/绒毛膜促性腺激素受体基因)附近的 2p16.3 位点。*GTF2A1L* 具有生殖细胞特异性,在睾丸生物功能方面可能有重要作用;*GTF2A1L* 的异常表达可能是人类不育的特异性原因。*LHCGR* 编码 LH 的 β 亚基,该基因的变异可能会改变 LH 的生物活性。

2) *ERBB4/HER4*：位于染色体 2q34(Erb－B2 受体酪氨酸激酶 4 基因,又名 *HER4*),提示表皮生长因子受体(EGFR)在 PCOS 的发病机制中发挥作用。

3) *FSHB* 和 ARL14 效应蛋白基因(*ARL14EP*)：位于染色体 11p14.1 附近的 *FSHB* 和 *ARL14EP* 编码卵泡促性腺激素 β 多肽,*ARL14EP* 编码 ARL14 效应蛋白,控制含 MHCII 类小泡的运动。*FSB* 基因多态性与 FSH 水平降低、LH 水平升高和 LH/FSH 值升高有很强的相关性。*FSHB* SNP rs12294144 与 PCOS 相关。

4) *GATA4*、*NEIL2* 和 *FDFT1*：位于 8p32.1 的 *GATA4* 编码调节性腺发育和类固醇生成的锌指转录因子;*NEIL2* 编码一种参与 DNA 损伤修复的 DNA 糖基化酶;*FDFT1* 编码法尼基二磷酸法尼基转移酶,这是胆固醇生物合成途径中的第一种特异性酶。

5) *C9orf3* 和范科尼贫血互补 C 组基因(*FANCC*)：染色体 9q22.32 位点位于 *C9orf3*、*FANCC* 和各种 microRNA 基因附近。*C9orf3* 基因编码一种依赖锌的金属肽酶,该酶催化蛋白质或肽氨基末端氨基酸的去除,并可能在血管紧张素Ⅳ的生成中发挥作用。

6) *RAB5B* 和 *Suox*：在染色体 12q13.2 上,*RAB5B* 和 *Suox* 之间的基因间隔区已被确定为 1 型糖尿病的易感基因位点。*RAB5B* 是 *RAS* 癌基因家族中的一个基因。它可能与 Denn 结构域相互作用,参与 PI3K、PKB 和 MAPK/ERK 信号成分的产生。Suox 由 *Suox* 编码,是一种亚硫酸盐氧化酶-线粒体蛋白质,催化硫氨基酸蛋氨酸和蛋氨酸亚硫酸盐氧化成硫酸盐。

7) *HMGA2*:位于染色体 12q14.3 的基因座定位于 *HMGA2* 的内含子区域,该区域编码一种具有结构 DNA 结合域的蛋白质,起转录调节因子的作用,既往被认为与成人身高、血管肿瘤和 T2DM 有关。

8) 其他:位于 5q31.1,靠近 Rad50 的 SNP,它编码一种参与 DNA 双链断裂的蛋白质。位于 *KRR1* 附近的 12q21.2 位点,编码核糖体组装因子;11q22.1 编码 YAP1;20q13.2 编码 SUMO1P1。

(二)环境因素

1. 饮食和运动 生活方式与人的心理和生理健康密切相关,也与许多疾病的发生、发展相关。大量的研究证实童年和青春期的不良生活方式和饮食及肥胖是成年慢性疾病的危险因素。研究表明,不恰当的饮食习惯如摄入过多的油腻和高糖食品、高纤维食品摄入不足,以及运动减少与 PCOS 密切相关。尽管 PCOS 的诊断标准未涉及肥胖,但它参与了 PCOS 发生和发展。有 30%~60% 的 PCOS 患者合并肥胖。肥胖会加重 PCOS 患者的胰岛素抵抗。肥胖会加重 PCOS 的代谢和生殖异常的临床表现;减重可以显著改善糖代谢异常,降低雄激素,并改善排卵。研究发现,健康的青春期女孩比青春期 PCOS 患者进行了更多的运动。适当的饮食包含碳水化合物、多不饱和及单不饱和脂肪酸、高纤维、瘦肉蛋白质对 PCOS 妇女的健康参数都有益处。日常生活中增加运动对改善 PCOS 的临床表现也有积极作用。

2. 环境内分泌干扰物 环境中持续存在内分泌干扰物(endocrine disrupting chemicals, EDC),它是一类能改变内分泌系统功能,进而对生物体整体、后代及种群造成负面影响的外源性物质。WHO 对 EDC 的定义为:能改变机体内分泌功能,并对生物体、后代或种群产生不良影响的外源性物质或混合物。EDC 具有一定的生物富集作用,在人体内的含量相对较高,可通过饮食摄入、吸入、皮肤接触等不同途径进入人体。EDC 具有类似激素的功能,进入人体后会与人体内生激素竞争激素受体,形成环境内分泌干扰物-受体复合物,从而改变细胞的正常功能。

(1) 空气颗粒物质(PM):是大气中固体和液体颗粒物的总称,按照其颗粒直径的大小可以分为粗分散系(颗粒直径>10 μm)和胶体分散系(0.01~10 μm),其中胶体分散系为可吸入颗粒物。现今我们最关注的可吸入颗粒物为 PM2.5,PM2.5 为空气中直径<2.5 μm 的颗粒物质,又称为细颗粒物,可以富集、携带多种有害元素和化合物,来源于汽车尾气、树木和煤炭焚烧以及工业生产。PM2.5 能导致糖代谢及脂代谢的异常。

(2) 双酚 A(bisphenol A, BPA):是一种具有激素活性的内分泌干扰物,可以通过与机体内雌激素受体结合的方式,发挥拟雌激素的作用,长期接触 BPA 会导致机体内与激素代谢相关系统的功能异常,如胰岛 β 细胞功能损伤、糖代谢异常、肝脏受损、甲状腺功能异常及肥胖等。BPA 是生产聚碳酸酯(PC)和环氧树脂的重要原料,在婴儿奶瓶、餐具及食品饮料包装的材料中都含有该种物质,以 BPA 为原料制成的树脂还可以用作牙齿填充物。BPA 是一种与 PCOS 关系十分密切的 EDC:大鼠在新生儿时期暴露于高剂量的 BPA 会导致成年后睾酮和雌二醇水平升高,HPG 轴功能受损;血 BPA 水平与 BMI、雄激素水平密切相关,

PCOS 患者血 BPA 水平较对照组明显升高。

（3）多氯联苯（PCB）：是一种有机污染物，可以干扰机体内分泌系统功能，导致糖代谢异常及脂肪组织的胰岛素抵抗。

3. **表观调控**　表观遗传是指 DNA 序列不发生变化但基因表达却发生了可遗传的改变。表观遗传学主要通过 DNA 修饰、蛋白质修饰与非编码 DNA 调控三个层面调控基因表达。在胚胎发育过程中，雄激素及其代谢产物可以非常有效地调控 DNA 甲基化，在不同器官系统和组织中实现表型性分化。DNA 甲基化的增加或减少可分别降低或增加遗传基因变异的 mRNA 转录。研究表明，PCOS 患者的许多器官系统中 DNA 都被差异甲基化。LHCGR 被报道在 PCOS 女性血细胞、卵巢颗粒细胞和皮下脂肪中呈现低甲基化，伴随 LHCGR mRNA 表达增加。如果类似的 LHCGR DNA 低甲基化发生在 PCOS 卵泡膜细胞中，可能会增加 LH 脉冲引起的雄激素分泌，导致或加重卵巢高雄。PCOS 女性差异甲基化的基因可能导致细胞功能和过程改变，包括免疫应答通路、卵巢类固醇激素合成和代谢功能。而且部分 PCOS 风险基因，如 *LHCGR*、*RAB5/SUOX*、*AMH/AMHR2* 和 *INSR*，也是 PCOS 患者的差异甲基化基因。

二、发 病 机 制

（一）肾上腺起源

1970 年 Yen 等人提出了 PCOS 起源于青春期的肾上腺功能初现（adrenarche）亢进学说，即胎儿期的肾上腺发育不良经过发育的调节后导致后期放大的肾上腺功能初现，而随之扩大的雄激素池产生一系列生理学变化，形成一个促使 PCOS 发生的环路。经典的肾上腺初现亢进理论认为,肾上腺初现期过高的血雄激素水平会引起性腺轴的反馈异常,雄激素在外周脂肪、组织中转化为雌激素,导致中枢 GnRH 过度释放,引起垂体 LH 水平过高和 FSH 水平过低。

PCOS 的高雄激素血症由卵巢源性和肾上腺源性雄激素增多及外周组织的性激素转化增加共同导致。有研究表明,20% ~ 33% PCOS 患者存在脱氢表雄酮(DHEA)及硫酸脱氢表雄酮(DHEAS)升高,可能与 PCOS 患者肾上腺中合成类固醇激素的关键酶活性增加、肾上腺对 ACTH 刺激的敏感性增加及功能亢进有关。肾上腺皮质功能初现提前(prematual adrenarche, PA)是肾上腺过早成熟的继发表现,PA 女性存在肾上腺皮质 P450c17a 酶活性亢进,进而使孕烯醇酮和孕酮向 17 羟孕烯醇酮和 DHEA 转化增加,导致尿 17 -酮类固醇和血清双氢睾酮、DHEA 及 DHEAS 显著增加,而束状带产生的雄烯二酮和网状带产生的 11 -羟雄烯二酮并不增加。PA 的主要特征与 PCOS 相似,如多毛、肥胖、黑棘皮症、高胰岛素血症和胰岛素抵抗等。多项研究提示 PA 女性的胰岛素/IGF 系统失调,表现为高胰岛素血症和 IGFBP - 1 水平下降,IGF - 1 生物活性增强,导致 ACTH 刺激的雄激素分泌增多,并使月经初潮后发生卵巢雄激素过多症的风险增加。GnRH 也可在一定程度上影响肾上腺皮质对快速 ACTH 刺激的应答,用长效 GnRH - a 对 DHEAS 升高的 PCOS 患者卵巢功能进行抑制后,其 DHEAS 可下降 20% ~ 25%。卵巢性激素可能通过增加肝或肾上腺 DHEA -硫转移酶(DHEA - ST)的活性影响 DHEAS 水平。另外,作用于肾上腺的外源性因素包括 PRL、表皮生长因子、前列腺素、血管收缩素、GH、促性腺激素、β 促脂解素,β 内啡肽和肾上腺 CRH 等,其中 ACTH 和 CRH 作为双重调节机制也可能促进肾上腺源性雄激素的分泌。Mill 和 Gmmbach 提出有一种"类 ACTH"因子可刺激肾上腺源性雄激素的分泌。因此,有学者推测 PA 可能是发生 PCOS 的前兆,而部分表型的 PCOS 可能是 PA 过程的延续。

(二) 中枢起源

GnRH 神经元散布在哺乳动物的前脑中,是调控生殖功能的复杂神经网络的最终共同输出神经元。GnRH 神经元的活动和 GnRH 脉冲性分泌模式高度依赖于大脑中性腺类固醇激素信号的动态平衡反馈。最新的研究提示 PCOS 患者性腺和中央大脑回路之间的稳态反馈机制受到损害,PCOS 患者需要更高浓度的外源性雌二醇和孕酮来减缓其高频脉冲性 LH 释放。GnRH 神经回路上游过度活跃,导致了 PCOS 患者脑和神经内分泌生殖轴的改变。

PCOS 患者下丘脑 GnRH 脉冲性释放频率增加,使垂体 LH - β mRNA 表达水平升高,同时抑制 FSH - β mRNA 表达,最终导致垂体分泌 LH 的频率和 24 h 累积 LH 浓度显著升高。LH 对募集和选择阶段的窦卵泡有重要生理意义,它可与窦卵泡上的 LH 受体结合,形成 LH 受体复合物后诱导卵泡膜间质细胞合成甾体激素。高水平的 LH 在促进雄激素合成的同时,抑制雄激素转化为雌激素,导致雄激素水平升高。LH/FSH 值的增加和卵巢对 FSH 敏感性的降低进一步增强了卵泡膜细胞中雄激素的高分泌,从而导致卵泡发育停滞,并减少了孕酮对 GnRH 脉冲频率的抑制,进一步促进了 PCOS 表型的发展。

1. 高雄激素对 PCOS 相关大脑回路的影响 大多数与 PCOS 生殖缺陷相关的脑回路改变发生在弓状核的神经元。目前比较受关注的两个弓状核群分别是表达吻素(kisspeptin,简称 Kp)/神经激肽 B(NKB)/强啡肽(dynorphin)的 KNDy 神经元和弓状核 GABA 能神经元。

（1）高雄激素可能通过 KNDy 神经元影响类固醇激素的反馈调节：Kp 由 *kiss - 1* 基因编码，通过其 G 蛋白偶联受体 54(GPR54)促进 GnRH 神经元释放 GnRH。临床研究表明 PCOS 女性患者血清 Kp 水平升高，与血清 LH 水平成正相关，且 Kp 波的频率与 LH 波的频率呈正相关。女性下丘脑中表达 Kp 的神经元主要位于室旁前核(AVPV)与弓状核(ARC)，与 GnRH 神经元有突触联系。在参与性激素负反馈的 ARC 区域，Kp 神经元高表达 Kp、强啡肽和 NKB，通常被称为 KNDy 神经元。研究表明，KNDy 途径在 GnRH 分泌中起核心作用，作为下丘脑-垂体-性腺轴主要调节因子的 Kp 在 NKB 和强啡肽的刺激下直接向 GnRH 神经元传递信号，控制 GnRH 脉冲性释放，调节 LH 的脉冲频率与分泌。ARC 区的 KNDy 神经元均表达 ER - β、PR 和 AR，生理作用下，雌、孕激素作用于 ARC 区 KNDy 神经元，抑制 KNDy 神经元分泌 Kp，进而抑制 GnRH 神经元活性，负反馈调控 GnRH/LH 分泌。此外，雌二醇可作用于室旁前核的类固醇激素受体，诱导下丘脑孕酮受体的表达，接受类固醇激素信号，从而控制排卵周期和 GnRH 释放。研究表明，在 PCOS 的产前雄激素暴露(PNA)模型中观察到下丘脑 ARC 区 Kp/NKB 细胞数量增加，Kiss/Tac2 mRNA 表达增加或 Dyn 细胞数量减少，可能是 PCOS 中 GnRH 神经元活性及 LH 分泌增加的潜在原因。

（2）雄激素可能通过 GABA 能神经元影响 GnRH 神经元活性：研究表明，PNA 可使小鼠 GnRH 神经元的 GABA 信号增加、GnRH 神经元放电频率增加以及 GnRH 神经元的 GABA 神经支配显著增加，其中增加的 GABA 神经支配大部分来自弓状核的 GABA 能神经元。尽管 GABA 在成人大脑中通常为抑制性神经递质，但 GABA 可通过其 A 型受体激活 GnRH 神经元。因此，PCOS 中 GABA 信号的增加可能是导致 GnRH/LH 系统过度活跃及其卵巢形态和功能改变的原因。研究发现,与对照组女性相比,PCOS 女性脑脊液中 GABA 水平升高。最近对产前雄性小鼠的研究也证明 GnRH 神经元的 GABA 信号在小鼠 3 周龄时即显著增加,提示 GnRH 信号的调节出现在青春期开始和 PCOS 表型发育之前。

尽管 GnRH 神经元的 GABA 神经支配和活性增强在胎儿期雄激素化的小鼠出现高雄激素血症之前就已经存在,但成年后的 GnRH 神经元回路异常依赖于雄激素信号,而且在特定情况下可以逆转。已有动物研究提示从成年早期开始长期服用雄激素受体(AR)阻滞剂氟他胺可以恢复正常的 GABA 能突触输入和卵巢形态,并且可挽救动情周期。但这种逆转是否是永久性的还有待确定,这提示了 AR 阻滞剂早期干预对 PCOS 治疗的潜力。

2. 高水平的 AMH、神经内分泌驱动的高雄激素与 PCOS 发生和发展之间的联系 AMH 属于 TGF-β 超家族,女性体内的 AMH 主要由生长的窦前卵泡及小窦卵泡的颗粒细胞产生。AMH 可影响卵巢的内分泌功能,抑制芳香化酶活性,进而抑制雌激素合成,最终影响卵泡发育成熟。研究表明,PCOS 女性血清中 AMH 含量显著高于非 PCOS 女性;即使在瘦弱 PCOS 女性中,AMH 在妊娠期仍处于升高状态。已有研究表明,人和小鼠的 GnRH 神经元都表达 AMH 受体,AMH 可以直接刺激 GnRH 神经元的放电活动,增加 GnRH 依赖的 LH 分泌。这些发现提示,AMH 升高可能不仅仅是 PCOS 卵泡发育异常的结果,还可能是中枢病理生理过程中的一个潜在参与因素。

已有研究提示,母体 AMH 升高是导致子代高雄激素血症的上游致病因素,过量的 AMH 暴露造成母体的高雄激素环境,随后导致胎儿大脑程序性改变,暴露的子代可出现一系列类似 PCOS 的生殖和神经内分泌特征。然而,与产前暴露于非芳香化雄激素 DHT 的雌性后代相比,暴露在 AMH 诱导的母体高雄激素环境下的雌性后代,在调节生殖的性别二态性脑区显示出明显的男性化,包括前腹侧脑室周围核(AVPV)中的 Kp 神经元;而 AMH 与 GnRH 拮抗剂共治疗可阻止这些 PCOS 样神经内分泌特征的发展。这些发现进一步支持了神经内分泌功能紊乱在 PCOS 发病中的关键作用。

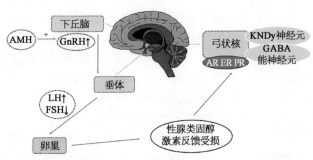

图 2-1 PCOS 的潜在神经内分泌机制。PCOS 患者 LH/FSH 值升高可能反映 GnRH 神经元活性和分泌增加。LH 脉冲释放增加是导致 PCOS 卵巢病理改变的重要原因,包括膜细胞增生和雄激素分泌增加。性腺类固醇激素负反馈敏感性受损提示 GnRH 神经元的调节存在脑特异性损伤

(三) 肠道菌群起源

肠道是体内细菌定植的主要场所,肠道定植的细菌具有数量巨大、多样化、复杂性和动态性的特点,构成了人体的肠道菌群。肠道菌群通过与外界环境相互作用促进新陈代谢、免疫反应并改善肠道结构。因其数量庞大,生理作用广泛,肠道菌群基因又被看作"人类第二基因组",与人体基因组一起通过与环境条件的相互作用,影响人体的生理代谢和病理过程。2012 年,Tremellen 等人提出肠道

菌群导致 PCOS 代谢和生殖异常的理论。在人类研究和啮齿动物模型中,大量证据表明肠道微生物失调与 PCOS 之间存在联系。肠道微生物与代谢组织和生殖轴三者之间交互对话驱动 PCOS 发展。肠道微生物代谢底物从饮食进入宿主肠道,产生代谢产物,这些代谢产物包括次级胆汁酸、短链脂肪酸(SCFA)和三甲胺(TMA),通过与各种组织中的相关受体(包括 FXR)结合,可能直接作用于肠道或进入循环作用于 PCOS 患者卵巢、骨骼肌、肝脏和脂肪组织。与此同时,骨骼肌、肝脏和脂肪等代谢组织产生进入肠道的代谢物,如共轭的初级和次要胆汁酸、氧化三甲胺(TMAO)、乳酸和葡萄糖,并可通过作为底物改变肠道细菌的组成,从而为某些菌株的细菌提供比其他菌株更具选择性的优势。进入循环的菌群代谢产物通过影响 HPO 轴改变性激素的合成与分泌。在 PCOS 中,雄激素水平的升高可能会改变肠道微生物群落的组成。PCOS 患者肠道菌群生物多样性包括 α 多样性和 β 多样性均显著下降。

1. *肠道菌群与肥胖* 人体肠道中定植着大量微生物,由超过 3 500 种细菌组成,主要来自 9 个菌门,其中绝大多数归入厚壁菌门、拟杆菌门、变形菌门和放线菌门。肠道菌群在能量代谢,尤其是脂肪代谢的过程中起着重要的调节作用。在饮食诱导的肥胖模型中,高脂/高糖饮食可增加肠道厚壁菌门和减少拟杆菌门的数量,高脂/高热量饮食导致的肥胖很可能是通过改变肠道菌群来实现的,肠道菌群作为环境因素,可能在 PCOS 的肥胖、胰岛素抵抗的发生中发挥着非常重要的作用。

肠道菌群可能通过发酵宿主自身不能消化分解的食物成分,并将其转化为短链脂肪酸,促进脂肪合成和储存,作为重要的信号分子减慢肠道蠕动,促进营养成分吸收,从而通过过度能量储存导致代谢性疾病的发生。肠道菌群失调导致肥胖的机制可能为:下调肠上皮细胞产生的禁食诱导脂肪细胞因子(FAIF)的表达,促进 LPL 的表达,促进脂肪细胞中三酰甘油的合成;降低肝脏和肌肉中的磷酸腺苷活化蛋白激酶(AMPK)活性,从而抑制依赖 AMPK 的脂肪酸氧化作用;上调肝脏糖类反应元件结合蛋白(ChREBP)和固醇调节元件结合蛋白-1(SREBP-1)mRNA 的表达,促进糖类在肝脏中积聚。除此之外,肠道菌群还可能影响脂肪存储。2004 年,Gordon 研究小组首次提出"肠道菌群作为一种环境因素调节脂肪存储",认为肠道菌群能帮助机体消化多糖以获得更多能量。

2. 肠道菌群与胰岛素抵抗 肠道微环境发生改变可导致肥胖型 PCOS 患者脂肪酸氧化下降、脂多糖(LPS)和炎症反应增加、脂质合成增加、肠促胰岛素分泌减少、丁酸盐生成减少,这些都会导致胰岛素敏感性下降。存在胰岛素抵抗的患者,其肠道中条件致病菌和硫酸盐还原菌的丰度上升,而产丁酸盐细菌的丰度下降,肠道菌群的氧化应激及还原硫酸盐的能力增加,产生丁酸盐的能力下降,这使机体的氧化应激增加、炎症程度加重、巨噬细胞侵袭增加。

3. 肠道菌群与性激素 肠道菌群在下丘脑-垂体-性腺轴上发挥重要的作用,会调节神经发育、影响大脑的功能,影响人的情绪,其中的机制尚不清楚,可能与交感神经、免疫信号和有活性的代谢物的生成参与菌群-肠道-大脑的沟通有关。研究发现,来曲唑诱导 PCOS 大鼠肠道内乳酸杆菌、瘤胃球菌及梭状芽孢杆菌减少,普氏菌增多与其发情周期异常密切相关;而肠道嗜黏蛋白阿克曼(AKK)菌及瘤胃球菌丰度与体质量、性激素水平和脑肠肽水平呈负相关,提示肠道菌群的失调与 PCOS 表型改变密切相关;2018 年

Torres 等人在 PCOS 和正常妇女中的研究发现随着睾酮水平增加和多毛,肠道菌群的 α 和 β 多样性均减少,PCOS 患者的 IR、月经失调与其体内肠道通透性增加有密切关系;而 Zhang 等进一步证实了肠道通透性的改变导致肠内炎症及肠道绒毛破坏,进而影响肠壁细胞间的连接,导致脂多糖从革兰阴性菌进入体循环的进程加快,引起体内抗原-抗体反应,从而激活免疫系统和慢性炎症,妨碍胰岛素受体功能,使血清中胰岛素水平进一步升高,导致卵巢产生更多的雄激素并干扰正常卵泡发育。因此,肠黏膜屏障受损、肠道通透性增加导致的内毒素血症可能是诱导 PCOS 的重要因素,其可能直接或间接引起高雄激素血症、IR、慢性炎症及代谢综合征。

(四) 胚胎起源

胚胎发育过程中的各种环境因素会导致表观遗传学的持续变化,从而导致机体组织结构和功能发生永久性变化,进而演变为成年期疾病。其中孕期过量生殖激素暴露和宫内营养状态紊乱被认为是 PCOS 的危险因素。

1. 孕期过量生殖激素暴露　研究发现,许多生殖激素都能通过胎盘屏障,意味着在孕期胎儿暴露于生殖激素非常常见。过量的生殖激素暴露除对母亲自身的影响外,也会影响子代的生长发育。虽然具体暴露途径和激素来源还不清楚,但由于生殖激素的靶器官效应,其最直接影响的就是胎儿的生殖内分泌系统。随着研究的深入,孕期妇女生殖激素暴露可能会增加女性子代罹患 PCOS 的风险逐渐被认识。

(1)雄激素:70%以上的 PCOS 患者具有高雄激素血症,研究表明宫内处于高雄激素环境的雌性胎儿,包括先天性 21-羟化酶缺乏症、先天性肾上腺增生和肾上腺分泌雄性激素肿瘤的女性,在成年期易罹患 PCOS。最新研究认为,孕妇产前雄激素暴露导致的宫内高雄激素状态,容易诱发子代罹患 PCOS,不利于胎儿在生命早期建立正常卵巢储备。

胎儿期过量雄激素暴露诱导成年后罹患 PCOS 的潜在机制并未完全阐明。有学者提出女性围生期发育过程中的雄激素水平升高可能导致大脑程序性改变,从而导致青春期 PCOS 发病。GnRH 的性别差异性分泌模式在胎儿和围生期的发育过程中逐渐建立,此阶段雄激素决定了 GnRH 神经元的发育方向。进一步研究表明,雄激素可在胎儿期通过激活雄激素受体(AR)来重新编程下丘脑视前区神经元,使其对雌二醇诱导孕酮受体增加的敏感性永久降低,从而改变 GnRH 的分泌模式。此外,表观遗传学作为近年的研究热点,能将遗传因素和环境因素良好地联系起来,一些学者认为 PCOS 可能的致病机制是由于子宫内过量的雄激素产生了表观遗传效应。雄激素作用于调控卵巢类固醇激素生成、卵泡发育、促性腺激素释放和胰岛素抵抗的基因,通过影响这些基因的表达,最终有效地诱导雌性胎儿在成年期发展为 PCOS。

(2) AMH: AMH 属于 TGF-β 超家族,女性体内的 AMH 主要由卵泡颗粒细胞产生,从青春期开始,血清 AMH 水平随时间慢慢降低,到更年期基本无法测到。PCOS 患者卵巢中有更多的窦前卵泡和窦卵泡,因此其血清中的 AMH 含量显著高于非 PCOS 妇女。除此之外,PCOS 的严重程度也与血清中 AMH 的升高程度有关,这表明 AMH 不仅是诊断 PCOS 的实验室指标,也可能是与发病机制相关的潜在因素。动物实验表明将 AMH 经腹腔注射给已孕的非 PCOS 大鼠,其雌性大鼠子代的生殖和神经内分泌方面出现了类 PCOS 表型,如男性化、排卵减少和生育力下降等。但母体血液中高浓度的 AMH 如何对胎儿产生影响以及何时开始对其产生影响目前尚不清楚。有研究表明,胎盘中含有的高水平 P450 芳香化酶(P450arom)可将雄激素转化为雌激素,这一直被认为是使胎儿免受高雄激素影响的保护机制。AMH 可以通过阻断胎盘 P450arom 活性,增加胎儿雄激素暴露的概率,从而增加其罹患 PCOS 的可能性,同时降低 E_2 含量,使卵泡发育停止,阻碍优势卵泡形成,导致卵巢排卵周期延长。AMH 对 P450arom 的这种阻断作用最终导致了胎儿成年期 PCOS 的发生。AMH 含量越高,对 P450arom 的这种阻断作用就越明显,子代罹患 PCOS 的可能性就越大。

(3)双酚 A(BPA):BPA 是一种常见的雌激素类似物,是环境内分泌干扰物(EDC)的代表物。包括 BPA 在内的主要 EDC 都能顺利穿过胎盘屏障,在胎儿生殖器官的发育过程中,肝脏还没有成熟到能对这些物质进行解毒,此时 EDC 对胎儿的危害会更加明显。越来越多的证据表明,BPA 可能在 PCOS 的发病机制中发挥着重要作用,而女性在孕期接触 BPA 可能具有跨代效应,从而使子代也易于罹患 PCOS。尽管目前人群方面研究尚不足,但动物实验已经证实,围产期小鼠暴露于 BPA 时,即使是低剂量也可以扰乱子代动情周期,破坏雌性子代卵泡生成,促进其成年后类 PCOS 的发生。

目前认为 BPA 导致子代罹患 PCOS 的机制是多途径的,因 BPA 结构与雌激素相似且结合雌激素受体的能力更强,BPA 可与 E_2 竞争性结合 SHBG 受体,置换出与 SHBG 结合的性激素,从而使血清中 E_2 及睾酮含量升高。一定剂量的 BPA 可促进下丘脑脉冲式释放促性腺激素,引起下丘脑-垂体-性腺(HPG)轴功能改变,干扰 HPG 轴激素的分泌及在它们在靶器官上的效应。BPA 还可以通过破坏细胞骨架动力、表观遗传学修饰和诱导细胞自噬等多种方式抑制卵母细胞的成熟,并通过调控血管内皮生长因子来改变卵巢形态。综上可见,BPA 主要通过作用于 HPG 轴尤其是卵巢来直接或间接影响生殖系统功能。

2. 胎儿营养紊乱 已有证据表明胎儿营养不良是代谢综合征及相关心血管疾病在成年期发生的重要因素。低出生体重同样可能是 PCOS 胎儿起源的重要风险因素,但目前尚未达到共识。一些研究支持胎儿营养不良与随后 PCOS 发生和发展之间的联系。有回顾性研究及队列随访研究发现,胎儿营养不良与宫内发育受限、PCOS 特征和胰岛素抵抗有关。也有研究表明,无论胎龄如何,低出生体重都与 PCOS 特征和胰岛素抵抗相关。澳大利亚一项纳入 2 199 名女性的队列随访研究发现出生体重和身长与 PCOS 的发生风险呈显著负相关。然而,与这些研究相反,北欧较大规模的纵向研究或回顾性研究却表明,出生体重与 PCOS 症状之间没有关系。关于胎儿营养与 PCOS 发生风险之间的关系仍需大规模研究进一步阐明。

(五) 精神与心理

下丘脑是调控人体内分泌和情感的中枢神经,所以精神高度紧张、外界应激时间刺激、情绪巨大起伏等都会影响内分泌系统的正常运作。荟萃分析结果显示,PCOS 患者的心理健康问题和情绪问题(抑郁、紧张及忧虑)等评分均低于健康女性,而这些社会心理因素可能通过影响其生活行为(如暴饮暴食、酗酒等)导致肥胖加重,扰乱内分泌系统功能,从而使 PCOS 临床症状恶化。情绪障碍如焦虑、抑郁和进食障碍是 PCOS 患者最常见的心理问题,应激是其最重要的诱因。应激可以通过神经内分泌受损影响到人体健康。遇到应激事件时人体的皮质醇、肾上腺素和去甲肾上腺素水平会上升,长期升高的应激相关激素水平在神经内分泌通路紊乱中起着重要作用,会加速 PCOS 的发生。青春期阶段的心理应激非常常见,如在学校或家庭遇到困难、自卑或者受到欺负,会导致神经激素(如 AMH、雄激素、雌激素、胰岛素和胃饥饿素)的表观遗传失调,影响 HPG 轴功能,进而导致 PCOS 的发生。进食障碍如反复暴饮暴食会增加胰岛素水平,降低 SHBG 水平,进而导致游离睾酮水平升高,影响卵泡成熟和排卵。

(单畅 蔡洁 蒋敩弘 陶弢)

第三节·临床表现及相关辅助检查

一、生殖异常

(一)月经异常

初潮是女性成熟的开始,但初潮并不意味着已经建立稳定的下丘脑-垂体-卵巢轴功能。初潮后容易出现无排卵的功能性子宫出血,临床上表现为月经不规律——稀发、频发,甚至闭经,且长期无排卵或极少排卵。不规律的子宫出血可以是雌激素突破性出血,也可以是雌激素撤退性出血。前者是受雌激素长期刺激过度增生或结构脆弱的子宫内膜局灶性脱落而形成,表现为出血不规则且难以预测;后者是由于卵泡闭锁致雌激素突然降低而引起子宫出血。随着青春期进展,有排卵的月经频率增加,大部分女孩约需 5 年的时间建立成熟的排卵性月经。青春期内分泌成熟的最终标志为雌激素对垂体和下丘脑形成正反馈,促进 LH 峰的形成,从而引发排卵。少数 PCOS 患者也可有规律月经及规律的排卵。

(二)高雄激素

多毛是高雄激素的主要表现,在 PCOS 女性中的发生率为 17%~18%,以性毛(阴毛和腋毛)浓密为主,尤其是阴毛,呈男性型分布,甚至下延至腹股沟、肛周,上腹及腹中线。粗硬的毛发也可分布于口周、下颌、乳晕周围、胸背部等处。

痤疮也是高雄激素的主要表现,过多的雄激素转化为活性更强的双氢睾酮后,刺激皮脂腺分泌过盛,可出现痤疮,不少患者因此而就诊。PCOS患者痤疮的特点为:① 发病年龄偏小;② 病情严重,除皮肤油腻、毛孔粗大外,有较多炎症性丘疹、脓疱和囊肿,属重度痤疮,病程持续时间很长;③ 好发于颜面部下1/3,特别是鼻部及周围皮肤;④ 对口服或外用传统治疗痤疮的药物反应不良。

女性高雄激素还可导致脱发,主要表现为头顶部,向前可延伸至前头部,但不侵犯发际,向后可延伸到后头部,但不侵犯后枕部,只是头顶部毛发弥散性稀少、脱落,它既不会侵犯发际,也不会秃头。

另外,患者还可有阴蒂肥大、乳腺萎缩等表现,极少数病例出现男性化体征,如声音低沉、喉结突出。

(三)卵巢多囊

卵巢多囊样改变,是指超声表现为一侧或双侧卵巢中直径为2~9 mm的卵泡个数≥12个或卵巢体积≥10 mL,则可诊断为卵巢多囊样改变,需要在早卵泡期或无优势卵泡状态下行超声检查,如果有一个主卵泡直径大于1 cm,或者有黄体存在,应该在下一个周期再重新评估,最好做阴道超声(未婚女性可做肛门超声检查)。除多囊卵巢综合征外,诸多因素都可以引起来卵巢多囊样改变,比如卵巢早衰、甲状腺功能异常、库欣综合征、口服避孕药、高催乳素血症等影响生殖内分泌轴功能的疾病,都可以导致卵巢形态学发生改变。需注意的是,卵巢多囊样改变会出现在20%~30%的健康人群中,但除卵巢形态学变化外,没有临床症状,性激素也不会发生改变。

二、代谢紊乱

(一)腹型肥胖

肥胖是女性月经不规则、高雄激素血症、多毛的高危因素。PCOS 患者中肥胖的发生率因种族和饮食习惯不同而不同,总体来说,PCOS 患者肥胖的患病率为 30%~60%。在美国,有 50% 的 PCOS 患者存在超重或肥胖,我国有 35% 的 PCOS 患者合并肥胖。其他国家的多囊卵巢综合征患者也表现为肥胖患病率增高。

肥胖型 PCOS 患者血睾酮水平高于非肥胖患者,腹部脂肪堆积的 PCOS 患者(包括非肥胖型 PCOS)较体重匹配的妇女存在更高的游离雄激素,且常合并雌激素的升高,由于肥胖型 PCOS 循环中性激素结合球蛋白下降,游离型雌激素的浓度进一步上升,患者子宫内膜长期受雌激素单一的刺激,发生过度增生、不典型增生的危险增加。

肥胖型 PCOS 患者的 GH、LH、LH/FSH 值及 E_2/T 值均低于非肥胖患者。非肥胖型 PCOS 患者 24 h GH 脉冲幅度均值较正常人升高约 30%,与 LH 的分泌亢进相平行。而肥胖型 PCOS 患者 24 h GH 脉冲幅度均值却较正常人降低 50%,这说明了肥胖对 PCOS 患者 GnRH 的分泌脉冲幅度有负面的影响,这可使肥胖患者 LH 水平正常不升高。表现为腹型肥胖的 PCOS 较周围型肥胖存在更高的雌酮水平。

肥胖型 PCOS 患者有 53% 存在胰岛素抵抗,非肥胖型 PCOS 患者有 26% 存在胰岛素抵抗,肥胖型 PCOS 患者较非肥胖型 PCOS 患者有着更明显的胰岛素抵抗和高胰岛素血症,其口服葡萄糖耐量试验中各点的胰岛素水平、所有的糖代谢指标均明显高于非肥胖患者,这提示肥胖可以加重 PCOS 患者的胰岛素抵抗程度。肥胖型 PCOS 患者空腹、服糖后 120 min 血糖及胰岛素水平、HOMA‐IR 均明显高于非肥胖型 PCOS 患者,肥胖型 PCOS 患者 IGT、2 型糖尿病的患病率也明显高于非肥胖型 PCOS 患者,提示肥胖会加重 PCOS 的糖代谢异常。

肥胖除了对 PCOS 的表型有显著影响外,还与患者的不孕相关,也增加了 PCOS 患者发生代谢综合征及心血管疾病的危险性。

(二) 血脂紊乱

PCOS 患者血脂异常的发生率为正常人的 2.5～3 倍。多数伴有血脂异常的 PCOS 患者无任何特殊症状和异常体征,常于进行血液生化检查时被发现。与健康人群相比,PCOS 患者主要表现为 HDL‐C、ApoAⅠ水平降低,三酰甘油、LDL‐C 水平升高,ApoB 及 ApoB/ApoAⅠ水平增加。在表现为血脂紊乱的 PCOS 患者中,有 5.58% 表现为高三酰甘油血症,7.02% 表现为高胆固醇血症,0.01% 表现为 HDL 异常,12.69% 表现为 LDL‐C 异常。

有血脂紊乱的 PCOS 患者,随着其脂代谢紊乱的恶化,胰岛素抵抗、糖代谢异常的程度加重。PCOS 患者的 HDL 水平与睾酮水平呈负相关,HDL‐C 水平与雄激素呈负相关,高雄激素血症、高胰岛素血症和脂代谢异常三者会互相影响,导致恶性循环。除此之外,血脂紊乱对 PCOS 患者的危害还体现在其增加了患者发生动脉粥样硬化等心血管疾病的风险。脂质在血管内皮下沉积可引起动脉粥样硬化,引起早发性和进展迅速的心脑血管和周围血管病变。

(三) 糖调节异常

国外数据显示,31%～35% 的 PCOS 患者合并糖耐量受损,7.5%～10% 的 PCOS 患者合并糖尿病高于同年龄段女性糖耐量受损(1.6%)和 2 型糖尿病(2.2%)的患病率。而且,在青春期 PCOS 女孩中糖耐量受损和 2 型糖尿病的患病率也升高,分别为 29.6% 和 7.4%。我国 PCOS 患者糖代谢异常的患病率为 20.5%,低于美国 PCOS 患者的 31%。

胰岛素抵抗是 PCOS 重要的病理生理核心之一,也是 PCOS 患者发生糖代谢异常的主要原因。PCOS 患者中空腹血糖受损的发生率约为 10%,糖耐量受损约为 20%,在伴有肥胖的糖耐量受损的 PCOS 患者中患病率更高,可达40%。PCOS 中 2 型糖尿病的患病率较正常人增高 35% ~ 40%。PCOS 患者常常需要经过口服 75 g 葡萄糖耐量试验来筛查糖耐量受损,否则将有 30% 的糖耐量受损甚至糖尿病患者被漏诊。

糖调节异常是代谢综合征的组成部分。在糖代谢方面,合并代谢综合征的 PCOS 患者糖耐量减低的发生率为38%,而不合并代谢综合征的 PCOS 患者糖耐量减低的发生率只有 19%,即代谢综合征使 PCOS 患者糖代谢异常的发生率升高。合并代谢综合征的患者空腹、餐后 2 h 胰岛素水平与 HOMA - IR 明显高于不合并代谢综合征的患者,即代谢综合征会使 PCOS 的胰岛素抵抗和高胰岛素血症程度加重。

PCOS 不同类型糖代谢异常的患病率与年龄无关,但随着糖代谢状态的恶化,BMI 明显上升,月经紊乱程度开始加重,但是卵巢多囊表现所占的比例有所降低,雄激素水平没有相应的升高,反而有所下降,且 LH/FSH 值逐渐下降。与正常人相比,PCOS 患者在进行口服葡萄糖耐量试验(OGTT)时,随着糖代谢状态的恶化,各时相的血葡萄糖水平逐渐升高,血胰岛素水平也逐渐升高,两者的变化基本平行,但糖负荷后 2 h 的胰岛素分泌量较糖负荷后 1 h 明显增加,这说明了 PCOS 患者的糖代谢异常还表现在胰岛素分泌相的延迟上。

糖代谢未受损或表现为受损不严重的空腹血糖受损（IFG）的 PCOS 患者主要以下 HPO 轴异常的生殖障碍为主，此时的临床表现以卵巢多囊样改变、月经稀发、不排卵或稀发排卵、高雄激素血症及高雄激素症状为主要表现。当 PCOS 患者出现比较明显的糖代谢受损甚至 2 型糖尿病时，主要临床表现为超重或肥胖、胰岛素抵抗和高胰岛素血症、血脂代谢紊乱，心血管疾病的发病率明显升高。

（四）非酒精性脂肪性肝病

NAFLD 是指排除酒精和其他明确的肝损因素所致的、以肝细胞内脂肪过度沉积为特征一组疾病，包括单纯性脂肪肝（NAFL）、非酒精性脂肪性肝炎（NASH）及 NASH 相关肝硬化。肥胖、胰岛素抵抗、糖耐量异常、血脂异常、代谢综合征等是 PCOS 和 NAFLD 之间的潜在关联因素。

PCOS 患者中 NAFLD 的患病率为 15%～55%。不论 PCOS 患者的 BMI 值为多少，其 NAFL 的患病率均较一般人群高，在胰岛素抵抗和肥胖症患者中的患病率更高。已有研究显示，中心型肥胖和胰岛素抵抗是 NAFLD 与 PCOS 之间的重要关联因素。PCOS 和 NAFLD 两个疾病互相关联，互相影响。合并 NAFLD 的 PCOS 患者较无 NAFLD 的 PCOS 患者具有更明显的代谢综合征的特征，且随着肝脂肪含量的增加，PCOS 患者的胰岛素敏感性下降，即 NAFLD 会进一步促进 PCOS 患者体内糖代谢的紊乱。小样本研究显示，NAFLD 增加了 PCOS 患者患代谢综合征的风险。

PCOS 患者中 NAFL 进展至脂肪肝性肝硬化的机会高于非 PCOS 患者。伴有 NAFLD 的 PCOS 患者睾酮水平较不伴 NAFLD 的 PCOS 患者高，游离睾酮水平也升高，而性

SHBG 水平降低,且雄激素水平的升高与肝脂肪含量的增加密切相关。PCOS 患者的高雄激素水平可以独立于高胰岛素/胰岛素抵抗推动 NAFLD 的发生与发展,而高雄激素对肝内脂肪沉积可能具有双相调节的作用。

(五)嘌呤代谢紊乱

高尿酸血症是代谢综合征的固有组分之一。近年研究表明,高尿酸血症与 PCOS 的胰岛素抵抗和糖代谢关系密切,尿酸(UA)基础水平高预示发生 2 型糖尿病的风险增加 2 倍,它是高胰岛素血症的始动因素和独立预测因子。还有研究发现,UA 能通过阻碍一氧化氮(NO)的生物学作用,进而干扰内皮功能,并在胰岛素抵抗的发病机制中发挥重要作用。反过来,PCOS 患者的高胰岛素状态也是诱发 UA 升高的原因之一,胰岛素可以促进肾对尿酸的重吸收,使尿酸排泄减少,此外受胰岛素调控三磷酸甘油醛脱氢酶在高胰岛素状态下活性下降,从而导致 UA 和三酰甘油水平升高。因此,尽早干预患者 UA 水平,对改善胰岛素抵抗、控制和延缓 PCOS 患者 MS 的发生和发展有利。由于进食荤菜或高嘌呤食物、饮酒以及剧烈运动会影响 UA 水平,需在抽血测定 UA 前一晚注意饮食,抽血前不要奔跑或快速登楼梯等;另外,一些影响尿酸排泄的药物,如水杨酸类药物阿司匹林、降血压药、利尿剂等也影响检测结果,需提前 3 日停用。

(六)高血压

PCOS 患者高血压的患病率为 5.5%,随着 BMI 的增加,高血压的患病率随之增加,肥胖型 PCOS 患者较相同体重的正常人发生高血压的风险增加 2.5 倍。高 BMI 和高雄激素水平是血压升高的危险因素,除此之外,血管内皮功能障碍是 PCOS 血压升高的重要潜在因素。PCOS 患者中血压上升的主要特点为收缩压升高,伴有胰岛素抵抗的

PCOS 患者其收缩压上升更明显,血压的升高和胰岛素抵抗、糖代谢障碍的严重程度呈正比。超过 50% 合并高血压的 PCOS 患者,其生理性睡眠时血压降低的现象消失。血压升高会增加 PCOS 患者发生动脉粥样硬化、脑血管等疾病的远期风险。

(七)心血管病变

与年龄 BMI 匹配的非 PCOS 患者相比,PCOS 妇女的心血管病变主要表现在:① 颈动脉内膜中层增厚;② 导管动脉的大血管、阻力血管的微血管均存在内皮功能损伤;③ 冠状动脉钙化及轻度主动脉钙化更为显著;④ 心脏等容松弛时间(IVRT)延长,早期左心室舒张功能不良,并且可导致心脏血流动力学改变和心肌细胞重构的病理学改变。PCOS 患者患心血管疾病的风险随年龄的增加而增加,在 40~49 岁时发生心肌梗死的相对危险性比正常人增加 4 倍,在 50~60 岁时增加 11 倍,伴有肥胖者则风险更高。一项为期 10 年的病例对照随访研究显示,以 NIH 诊断标准诊断的高加索 PCOS 患者的心血管事件 OR 值为 5.91。死的相对危险性比正常人增加 4 倍,在 50~60 岁时增加 11 倍,伴有肥胖者则风险更高。

三、体 征

(一)高雄体征

1. 多毛评分 雄激素对人体不同部位毛囊的作用是不同的。上唇、下唇、腋下、胸中线、腹中线和外阴等部位的毛发发育依赖于雄激素的刺激作用,在青春期之前,这些部位的毳毛细软、直立,皮脂腺未充分发育;青春期时,雄激素水平升高,这些部位的毳毛在雄激素作用下转变为粗硬、卷曲、黑色的终毛。身体其他部位(如四肢和躯干)

的毛发发育受雄激素影响较小,雄激素主要影响其皮脂腺的大小。

PCOS 患者多毛以性毛增多为主,如阴毛分布常延及肛周、腹股沟或上至腹中线,但多属女性型分布;尚有眉毛及腋毛浓密,前臂及小腿毛发增多,上唇或乳晕周围长毛等。多毛症的严重程度与血液循环中雄激素浓度之间并非呈正相关,即使重度高雄激素血症的 PCOS 患者也可能不发生多毛。雄激素对毛发和毛囊的作用与局部雄激素浓度、雄激素受体数量、雄激素生物合成和代谢所需酶的活性等有关,同时,胰岛素抵抗和高胰岛素血症也共同影响了多毛的发生。

多毛症患者要评估毛发的生长情况(数量和分布),雄激素增多所致的多毛症(hirsutism)是面颊、上唇、胸腹部中线区域、大腿内侧、下背部中线区域、乳晕、阴部等处存在类似男性毛发的分布特征,不同于四肢毛发增多的毛发过多症(hypertrichosis),后者多见于肾上腺疾病、甲状腺疾病、苯妥英钠等药物影响所致。评价女性多毛症的方法有多种,目前大多采用 Ferriman-Gallway 评分法,简称 F-G 评分法,此方法将人体分为 11 个部位,按每个部位的毛发量进行评分,其中两个部位小腿和前臂被一些研究者认为临床意义不大,之后又提出了改良的 F-G 评分法(mFG),去除了小腿和前臂(对低雄激素浓度也很敏感)部分的评分,对身体的 9 个部位进行评分。若在检查部位无终毛(长度超过0.5 cm,且通常有色素沉着的毛)生长,则评分为 0;极少量终毛评分为 1 分;生长的毛发增多,但未相当于成年男性毛发,则评分为 2 分;如毛发和非极多毛男性一致,则评分为 3 分;如毛发呈典型的健康成年男性特征,则评分为 4分。此评分方法总分为 0~36 分,多毛症的常规分级水平如下:轻度,0~15 分;中度,16~25 分;重度,在 25 分以上。

F-G评分设计多为目测和主观评价,因而不可能完全消除观察者之间的差异,如果由接受过培训的医师来进行评分,不同观测者间的一致性可明显提高。在F-G评分前需注意询问:① 患者在检查前3个月内是否使用激光或电解进行脱毛,4周内是否拔毛或使用拔毛蜡,5日内是否剃毛;② 对检查者进行统一培训,使用统一的F-G评分系统图解。当前,很多临床医师将F-G评分≥8分确定为多毛症的标准。另外,F-G评分系统是身体毛发总量的评估,无法体现局部毛发过多的情况,如一些患者仅少数部位(尤其是面部)毛发生长过多,其多毛症评分并不会超过8分。

2. 痤疮评分 痤疮是青春期常见的慢性炎症性皮肤病,如果痤疮发生早(9~13岁)、症状重且持续时间长,好发于颜面下1/3处,特别是鼻部及其周围,需要除外PCOS,观察患者的月经情况、雄激素水平和卵巢形态。痤疮好发于面颊、额部,其次是胸部及背部,多为对称性分布,常伴有皮脂溢出。初发损害为与毛囊一致的圆锥形丘疹,如白头粉刺(闭合性粉刺)及黑头粉刺(开放性粉刺),白头粉刺可挤出白黄色豆腐渣样物质,而黑头粉刺系内含脂栓氧化所致;皮损加重后可形成炎性丘疹,顶端可有小脓疱;继续发展可形成大小不等的暗红色结节或囊肿,挤压时可有波动感,经久不愈可化脓形成脓肿,破溃后常形成窦道和瘢痕。各种损害大小深浅不一,常以其中一两种损害为主。痤疮一般无自觉症状,炎症明显时可有疼痛,病情严重者缓解后可遗留或多或少的色素沉着、肥厚性或萎缩性瘢痕。

痤疮的分级是痤疮治疗及疗效评价的重要依据,无论是按照皮损数目进行分级的国际改良分类法,还是按照强调皮损性质的痤疮分级法对痤疮进行分级,其治疗方案的

选择基本上是相同的。目前,临床多用的痤疮评分法有
Pillsbury 四级改良评分法(表2-1、图2-2)。

表2-1　Pillsbury 四级改良痤疮分级法

病情分级	症　状
Ⅰ度(轻度)	以粉刺为主,少量丘疹和脓疱,总病灶数<30 个
Ⅱ度(中度)	有粉刺,中等量丘疹和脓疱,病灶数为31~50 个
Ⅲ度(中度)	大量丘疹和脓疱,偶见大的炎性皮损;分布广泛,病灶数为51~100 个,结节<3 个
Ⅳ度(重度)	结节/囊肿性痤疮或聚合性痤疮,伴有疼痛并形成囊肿,病灶数>100 个,结节/囊肿>3 个

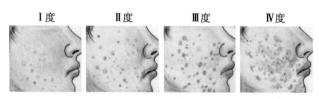

图2-2　痤疮分级

3. 脱发　高雄激素血症是 PCOS 患者脱发的主要原
因,所以称其为女性雄激素性秃发(female androgenetic
alopecia, FAGA),既往称雄激素性秃发为脂溢性脱发或早
秃,是一种发生于青春期和青春期后的毛发进行性减少的
一种疾病。PCOS 患者脱发表现为从前额两侧头发开始变
为纤细而稀疏,逐渐向头顶延伸,头顶头发也逐渐开始脱
落,但前额发际线不后移。脱发处皮肤光滑,可见纤细的毳
毛,常无自觉症状或脱发处有微痒。脱发的进程一般很慢,
其程度因人而异。1977 年,Ledwig 提出了女性雄激素性脱
发的分型:1 型,为头顶部毛发弥漫性稀少,毛发变细,头皮
稍有裸露;2 型,为头顶部及头前部毛发稀少,毛发变细,圣
诞树样分布,头皮裸露稍加明显;3 型,为前头部、头顶部弥

漫性脱发,头发明显稀疏,头发变细,但发际线仍存留,不向上退缩,虽然头皮裸露明显,但不会像男性脱发那样发生全光头和谢顶(图2-3)。

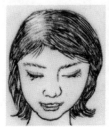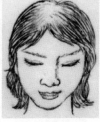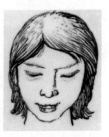

图2-3 女性雄激素性秃发

(二)代谢异常相关体征

1. 黑棘皮症 高胰岛素相关的皮肤表现为黑棘皮症。黑棘皮症是一种皮肤改变,特点为皮肤表面绒毛状灰棕色色素沉着,中央增厚,边缘较薄,扪之柔软,组织学显示角化过度,表皮乳头瘤变和着色过深。本症常发生于皮肤弯曲处,包括颈部、腋窝、腹股沟以及乳腺下方。黑棘皮症的诊断与分类标准为:0度,无黑棘皮症;1度,颈部和腋窝有细小的疣状斑块,伴有或不伴有受累皮肤的色素沉着;2度,颈部和腋窝有粗糙的疣状斑块,伴有或不伴有受累皮肤的色素沉着(图2-4)。

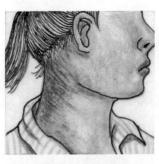

图2-4 黑棘皮症

2. 体脂改变 肥胖型PCOS患者的脂肪分布呈现男性型脂肪分布特点,即躯干脂肪层增厚,而大腿脂肪层变薄,苹果形肥胖。顾名思义,苹果形肥胖者状似苹果,细胳膊细腿大肚子,又称腹部型肥胖、内脏型肥胖,属于男性型肥胖。这种肥胖,脂肪主要沉积在腹部皮下及腹腔内。由于脂肪常包围在心脏、肝脏、胰腺等重要器官周围,且腹部脂肪新陈代谢比其他部位的脂肪活跃,容易进入血液循环,所以,患高血压、冠心病、脂肪肝和糖尿病的危险要大得多。即使是体重正常的患者也可能在腹部、上臂、腰部呈现脂肪的过度蓄积现象。

而非肥胖型 PCOS 患者的脂肪分布持续处于"孩童样"特点(类似 7~11 岁的孩子,在性别特征还没有出现前的脂肪分布特点),而没有向正常女性型分布发展。

3. 骨骼肌改变 　PCOS 病理生理机制中,首要的是高雄血症和胰岛素抵抗。胰岛素抵抗主要和超重有关,但非超重 PCOS 患者中胰岛素抵抗的发生率也高于非超重的正常妇女。这些非超重 PCOS 患者为何更容易发生胰岛素抵抗呢?我们常把人体成分划分为瘦体重和体脂肪两部分,瘦体重最多的成分是肌肉和骨骼,而体脂肪和肌肉在血糖和胰岛素代谢中均起着重要的作用。非肥胖型 PCOS 患者虽然体重指标在正常范围内,但是腹部皮下脂肪、肝前脂肪、内脏脂肪等超声测量指标大于非 PCOS 患者;非肥胖型患者中 IR 组的躯干脂肪百分比、腹区脂肪百分比均高于无 IR 组;非肥胖患者的 HOMA－IR 和肌肉质量呈负相关。糖代谢异常程度与体脂率、内脏脂肪指数呈正相关,与骨骼肌率呈负相关。另外,我国大都市的现代生活方式的特点是快节奏、低运动,容易造成肌肉软弱无力。某些女性仅依靠节食减肥,却懒得运动,容易使体重减轻的同时肌肉消耗。所以,对有胰岛素抵抗的非超重型 PCOS 患者来说,最好的建议是增加运动,包括无氧运动,减脂同时增加骨骼肌重量,减轻胰岛素抵抗。同时及时采取积极措施减少内脏脂肪,如多摄入纤维素、增加腹部运动、少吃饱和脂肪酸等。

四、辅 助 检 查

(一) 激素相关检测

1. 性激素　对于有月经来潮的患者,性激素测定需在月经第3~5日抽血检测,闭经者则可随时抽血检测。

(1) FSH 和 LH: PCOS 患者的 FSH 水平常在正常范围之内,血 FSH 水平过高或者过低需要排除其他疾病,LH 水平较正常妇女高,LH/FSH 值常大于2,这一比值在临床中能够作为 PCOS 诊断参考的指标及疗效监测的指标。

(2) 雄激素: 主要包括 DHEAS、DHEA、雄烯二酮(AD)、睾酮和双氢睾酮(DHT)。睾酮和 DHT 与雄激素受体结合,促进基因转录改变。DHEA、DHEAS 和 AD 被认为是激素原,不与雄激素受体结合。

1) 睾酮: 女性睾酮有三个来源,即卵巢、肾上腺皮质和腺外组织转化。PCOS 患者体内过多的睾酮主要来源于卵巢。正常绝经前女性的血睾酮水平为 0.35~2.6 nmol/L,其值与月经周期无关,若只单独测量血睾酮水平,则无须选择月经第3~5日。当血睾酮水平>2.71 nmol/L 时,诊断为高雄激素血症。大多数患者血睾酮水平仅轻度升高,一般不超过 5.21 nmol/L,若超过 5.21 nmol/L,应考虑分泌雄激素的肿瘤和 21-羟化酶缺陷症等其他疾病。

2) AD: 女性体内雄烯二酮一半为卵巢来源,另一半为肾上腺来源,正常女性血雄烯二酮水平为 0.3~3.5 ng/mL,但由于雄烯二酮必须转化为睾酮才能发挥生物学效应,所以临床测量此值的意义有限。

3) DHEAS: 女性体内的 DHEAS 约 95% 来源于肾上

腺,此值被视为肾上腺皮质分泌雄激素的生化指标,血 DHEAS 水平升高意味着肾上腺皮质分泌雄激素过多,如 DHEAS 水平>7 μg/mL,则提示肾上腺肿瘤的可能。

4) SHBG 和 FT:血中睾酮绝大多数与 SHBG 结合,不能发挥生物学效应,不与后者结合的游离睾酮才是发挥主要生物学效应的雄激素类型。因此,游离睾酮水平是诊断高雄激素血症的最佳指标,但由于直接测量血游离睾酮的技术较复杂,所以临床上常通过测定 SHBG 和睾酮,计算游离雄激素指数(FAI)= 血睾酮水平(ng/mL)/血 SHBG 水平(nmol/L)×100,来间接了解血游离睾酮水平。

(3) 17‑OHP:是一种内源性孕激素,由肾上腺皮质及性腺产生,其孕酮活性很低。17‑OHP 具有与皮质醇一致的昼夜节律变化,育龄妇女 17‑OHP 的浓度随月经周期变化,黄体期浓度高于卵泡期。PCOS 患者的 17‑OHP 往往在正常范围。如果卵泡期 17‑OHP 基础值<4.5 nmol/L,可排除先天性肾上腺皮质增生症(CAH);对于>4.5 nmol/L 的患者,需进一步做 ACTH 兴奋试验,如刺激后 17‑OHP 水平急剧升高(常在 10~33 nmol/L),则需考虑 CAH 可能。

(4) PRL:多数 PCOS 患者的 PRL 在正常范围之内,部分患者的 PRL 水平可能轻度升高,可能与体内过多的雌酮有关,若患者血 PRL 水平异常升高,需考虑下丘脑疾病、垂体疾病、甲状腺功能异常、药物性、全身性疾病等引发的高催乳素血症。

(5) AMH:女性 AMH 主要由卵巢颗粒细胞产生,从青春期开始,血清 AMH 水平随着时间慢慢降低,到更年期基本无法测到。测量 AMH 可选择月经 3~5 日取静脉血,月经周期正常的女性整个周期内血清 AMH 水平无显著波动。AMH 是测定卵巢储备功能的良好指标,也可用于预测卵巢反应性、卵巢过度刺激风险、卵巢早衰等。

2. 肾上腺激素 为了排除皮质醇增多症引起的高雄激素血症,可以测定血 ACTH 及皮质醇水平和节律,必要时还可行地塞米松抑制试验以明确诊断。ACTH 和皮质醇的分泌呈现明显的昼夜节律变化,上午 8:00 浓度最高,午夜 0:00 浓度最低,两者的比值>2,若两者水平或节律异常,可进一步行地塞米松抑制试验(见动态试验部分)。先天性肾上腺增生也可以引起高雄激素血症,通过 ACTH 兴奋试验来检测(见动态试验部分)。

3. 甲状腺激素 有研究提示,PCOS 可能是一种自身免疫性疾病,与自身免疫性甲状腺病(autoimmune thyroiditis diseases, AIT)密切相关,其 AIT 的发病率较正常女性显著升高。如果患者甲状腺功能异常(无论是甲亢或甲减)也直接影响女性生殖系统的正常功能和雄激素代谢,与闭经、月经量减少和高雄激素血症有关。因此,在 PCOS 患者中应常规监测并评价甲状腺功能及自身抗体,包括促甲状腺激素(TSH)、游离 T_3(FT$_3$)、游离 T_4(FT$_4$)、抗甲状腺球蛋白抗体(TGAb)、抗甲状腺过氧化物酶自身抗体(TPOAb)和抗促甲状腺激素受体抗体(TRAb),及时纠正异常的甲状腺功能,对治疗 PCOS 是有帮助的。在大多数甲状腺自身免疫性疾病的诊断中,TPOAb 和 TGAb 联合检测具有更高的临床价值。

(二)代谢相关评估

1. 糖代谢及胰岛素抵抗在 PCOS 患者中,无论有无肥胖,胰岛素抵抗都非常常见,胰岛素抵抗是 PCOS 发生和发展的重要的病理生理机制,也使得这些患者成为 2 型糖尿病、心脑血管疾病等的高危人群。因此,评估患者的糖代谢及胰岛素抵抗水平对病情的判断、代谢综合征的风险预测及治疗方案的制定具有非常重要的意义。

(1)临床评分法:根据临床征象可以用评分法来判断

患者是否存在胰岛素抵抗：① 有 2 型糖尿病，2 分；② 有高血压、心肌梗死家族史，2 分；③ 脂肪分布呈现男性型（以颈部、躯干、腹部为主，四肢分布少），1 分；④ 有高血压，1 分；⑤ 有高脂血症，1 分；⑥ 有高尿酸血症，1 分；⑦ 有脂肪肝，1 分。总分值<3 分可以不考虑胰岛素抵抗，总分值≥3 分为胰岛素抵抗可疑患者，可做 OGTT，若 OGTT 结果为糖耐量受损或糖尿病，则可判定为胰岛素抵抗。此外，伴严重的胰岛素抵抗的 PCOS 患者常存在明显的黑棘皮症，若患者有黑棘皮症，应考虑存在胰岛素抵抗。

（2）实验室测定法：

1）稳态模型评估（HOMA）和胰岛素抵抗指数（HOMA－IR）：稳态模型评估为临床上广泛用于评估胰岛素敏感性的方法，此方法操作简单，取血少，其与金标准——钳夹试验有很好的相关性，这种良好的相关性在正常糖耐量、糖耐量受损及糖尿病患者中均存在。HOMA－IR = 空腹血糖（mmol/L）×空腹胰岛素水平（mU/L）÷22.5，取自然对数值。WHO 规定正常值的 75% 位点为切割点，HOMA－IR>2.25，表示存在胰岛素抵抗。

2）钳夹试验：仅用于科研，公认的评估胰岛素抵抗的金标准是高胰岛素-正常血糖钳夹试验，但此法操作复杂，需要多次抽血，患者依从性较差，因此只适用于小样本的科研研究，不适用于临床。

高胰岛素-正常血糖钳夹技术：这一技术通过测定胰岛素介导的葡萄糖代谢率[M/I，M 为外源性葡萄糖输入率，单位为 mg/(kg·min)，I 是稳态状况下平均胰岛素浓度]来评价胰岛素的敏感性。葡萄糖的输入率越小，胰岛素抵抗程度越严重，换言之，维持正常血糖的葡萄糖滴注速率越大，则靶细胞对胰岛素作用越敏感。

高糖钳夹技术：此试验反映葡萄糖刺激后的胰岛 β 细

胞分泌胰岛素的能力,亦可评价胰岛素对葡萄糖的作用。高糖钳夹前10 min的血胰岛素浓度主要反映胰岛素的第一时相分泌,达到稳态时的平均血胰岛素浓度反映的是最大胰岛素分泌量。此外,高浓度葡萄糖输入可完全抑制内源性葡萄糖的产生,所以M值等于周围组织的葡萄糖代谢率,可作为评估胰岛素敏感性的指标。

3) 胰岛素耐量试验(insulin tolerance test, ITT):在注射外源性胰岛素的情况下,肝脏葡萄糖的输出被抑制,此时动脉葡萄糖下降是胰岛素刺激外周组织吸收葡萄糖的结果,故可以用葡萄糖下降速率来判断外周组织胰岛素敏感指数(ISI)。ITT简单、安全,优点在于在某种程度上纠正了胰岛素缺乏对胰岛素敏感性的影响,缺点是不能反映胰岛素水平的正常生理变化和胰岛 β 细胞的功能变化,且易导致患者低血糖。

4) 空腹胰岛素(FINS):在非糖尿病人群中,FINS是很好的胰岛素抵抗指标,FINS水平高于15 mU/mL认为存在胰岛素抵抗。FINS与高糖钳夹技术测定的M值密切相关。但在胰岛 β 细胞功能失代偿的情况下,FINS会将胰岛素缺乏错误判断为胰岛素敏感,所以FINS不适用于胰岛 β 细胞胰岛素分泌功能有缺陷的人群,如糖尿病患者。

5) OGTT及胰岛素激发试验:是目前公认的诊断糖尿病的金标准,也可用于评估胰岛素的敏感性。此方法更适用于大规模人群调查,可以了解 β 细胞分泌和外周胰岛素作用的情况。空腹血糖在6.1~7.0 mmol/L为空腹血糖受损,餐后2 h血糖在7.8~11.1 mmol/L为糖耐量减低,若空腹血糖>7.0 mmol/L和(或)餐后2 h血糖>11.1 mmol/L即为糖尿病。临床常用空腹血糖(mmol/L)/空腹胰岛素(μU/ml)和OGTT血糖曲线下面积/胰岛素曲线下面积作为胰岛素抵抗的评价指标,但美国著名糖尿病专家Caro指出,此指标不适用于胰岛 β 细胞分泌功能有缺陷的人群,如糖尿病,即使胰岛 β 细胞分泌功能正常的人使用此指标也有可能判断错误,此指标不是一个可靠的评价胰岛素敏感性的指标。

6)微小模型(minimal model):静脉给受试者连续输注 10% 葡萄糖,多次取血测定血糖和胰岛素,通过数学模型计算相应指数评估胰岛素抵抗。此方法与钳夹一样复杂且昂贵,准确性受胰岛 β 细胞功能的影响,在胰岛素分泌功能障碍的人群中会高估胰岛素的敏感性。

2. 脂代谢 脂代谢异常是 PCOS 患者最常见的代谢异常。PCOS 患者血脂异常主要表现为:血三酰甘油、低密度脂蛋白-胆固醇(LDL - C)、极低密度脂蛋白(VLDL - C)、载脂蛋白 C Ⅲ、总胆固醇等浓度升高,而高密度脂蛋白-胆固醇(HDL - C)、ApoA Ⅰ 浓度则降低。

约 70% 的 PCOS 患者易出现高三酰甘油血症,发生率为正常人的 2.5~3 倍。PCOS 患者存在胰岛素抵抗,脂肪组织可释放大量非酯化脂肪酸进入血液,这些非酯化脂肪酸经肝生成三酰甘油,引起高三酰甘油血症。同时,PCOS 患者的脂蛋白脂肪酶(水解三酰甘油的关键酶)活性降低,也是三酰甘油水平增高的原因之一。

胆固醇酯转移蛋白(CETP)的活性受三酰甘油调控,由于 PCOS 患者体内三酰甘油水平升高,所以 CETP 的活性也相应升高,从而导致 VLDL 向 HDL - C 传递的三酰甘油增多,HDL 中的三酰甘油大量水解,形成大量小而密的 HDL,这种小而密的 HDL 的肾脏清除速率明显加快,这样就导致 PCOS 患者 HDL 数量减少。除此之外,PCOS 患者的高雄激素血症及高胰岛素血症会导致 HDL 降低。无胰岛素抵抗的 PCOS 患者的 HDL - C 水平也与胰岛素水平呈负相关。ApoA 是 HDL 的主要结构蛋白,其水平可以直接反映 HDL 水平,与 HDL 一样可以预测和评价冠心病的危险性。

LDL－C 水平也是受 CETP 活性影响的,PCOS 患者 CETP 的活性强、转运速率快,LDL－C 含量就高,致动脉粥样硬化作用就强。血清中 ApoB 主要反映 LDL－C 水平,与 LDL－C 呈显著正相关。流行病学和临床研究的数据显示,PCOS 患者 ApoB 水平升高,而高 ApoB 是冠心病的危险因素,降低 ApoB 可以减少冠心病的发生,促进粥样斑块的消退。

FFA 是胰岛素抵抗和动脉粥样硬化的发病机制中的相关因素,它可诱导炎症因子的表达,与 HOMA－IR 和内皮活化因子相关联,对 PCOS 患者慢性炎症状态、胰岛素抵抗和血管内皮损伤发生的风险预测有一定的临床意义。

3. 嘌呤代谢　高尿酸血症是代谢综合征的固有组分之一。近年研究表明,高尿酸血症与 PCOS 的胰岛素抵抗和糖代谢关系密切,UA 基础水平高预示发生 2 型糖尿病的风险增加 2 倍,它是高胰岛素血症的始动因素和独立预测因子。还有研究发现,UA 能通过阻碍 NO 的生物学作用,进而干扰内皮功能,并在胰岛素抵抗的发病机制中发挥重要作用。反过来,PCOS 患者的高胰岛素状态也是诱发 UA 升高的原因之一,胰岛素可以促进肾对尿酸的重吸收,使尿酸排泄减少,此外受胰岛素调控三磷酸甘油醛脱氢酶在高胰岛素状态下活性下降,从而导致 UA 和三酰甘油水平升高。因此,尽早干预患者 UA 水平,对改善胰岛素抵抗、控制和延缓 PCOS 患者 MS 的发生和发展有利。由于进食荤菜或高嘌呤食物、饮酒以及剧烈运动会影响 UA 水平,需在抽血测定 UA 前一晚注意饮食,抽血前不要奔跑或快速登楼梯等;另外,一些影响尿酸排泄的药物,如水杨酸类药物阿司匹林、降血压药、利尿剂等也影响检测结果,需提前 3 日停用。尿酸浓度有时呈波动性，故可多次检查来确定。

4. 胆汁酸代谢　胆汁酸作为胆固醇在肝脏代谢的终产物，在肠道内可以起到促进脂质物质吸收，参与胆固醇代谢等作用，进入肠道的胆汁酸在肠道菌群的作用下，进一步发生多级代谢。胆汁酸的生物合成途径主要有经典（中性）和替代（酸性）途径两种：前者为胆汁酸合成的主要途径，生成胆酸（cholic acid, CA）和鹅去氧胆酸（chenodeoxycholic, acid, CDCA）；替代途径主要生成 CDCA，约占人体合成总胆汁酸的 10%，但替代途径会在经典途径发生障碍时被上调。近年的研究发现，胆汁酸合成和代谢失调与人类和啮齿动物的代谢异常密切相关，在肥胖、糖尿病、非酒精性脂肪性肝炎（NASH）等代谢性疾病中，血清总胆汁酸水平均显著升高，各组分胆汁酸在疾病中也发生显著变化，肥胖患者的 CA 水平升高较为显著，且 CA 和 CDCA 与胰岛素抵抗呈正相关。PCOS 与胆汁酸代谢之间的可能联系也引起了越来越多的关注。2019 年，朱大龙教授团队报道了 37 例 PCOS 患者与 35 例年龄、BMI 匹配的正常对照人群研究，结果显示在 PCOS 人群中初级结合胆汁酸水平与高雄激素血症呈正相关。另外，在 2019 年，乔杰教授团队发现与健康女性相比，多囊卵巢综合征患者的肠道拟杆菌属显著升高，而血清和粪便中的甘氨脱氧胆酸（GDCA）和牛磺熊去氧胆酸（TUDCA）水平的显著降低。GDCA 和 TUDCA 可以通过增加 GATA3 表达诱导肠道 3 型天然淋巴细胞分泌 IL-22。提示在 PCOS 患者中胆汁酸代谢异常影响到疾病的发生和发展。

5. 骨代谢　维生素 D（VD）是一种脂溶性维生素，参与骨代谢和钙磷代谢的平衡，促进胚胎的生长发育，调节细胞增殖、分化，主要有存在 2 种形式：维生素 D_3 和维生素 D_2。

1,25-$(OH)_2D_3$作为VD的活性形式。维生素D受体(VDR)广泛分布于卵巢、胎盘和睾丸等生殖器官中,1,25-$(OH)_2D_3$刺激卵巢组织中21%雌酮、9%雌二醇及13%孕激素的生成。近年来研究发现,VD与肿瘤、心血管疾病以及妇科疾病如PCOS等均存在一定相关性。VD通过其受体的介导影响LH、SHBG和睾酮水平,从而参与了PCOS的发病过程,研究显示,PCOS患者普遍缺乏VD。Glintborg等发现,多毛症患者血清VD水平显著低于BMI匹配的对照组,同时多毛症患者的血清维生素D水平也显著低于无多毛症状的患者;多毛一般意味着雄激素水平增高,这提示VD和高雄激素血症之间的相关性。研究表明,PCOS患者的25(OH)D水平与SHBG水平呈正相关,与多毛的程度、FAI、总睾酮水平及DHEAS呈负相关。Jamilian等在90例PCOS女性中,12周内补充VD (4 000 IU/d)组与补充VD (1 000 U/d)组和安慰剂组比较,总睾酮水平、FAI、多毛的程度均显著降低,SHBG平均水平显著升高。

血清骨转换标志物:如I型前胶原氨基末端延长肽(PINP),I型胶原羧基端肽β特殊序列(β-CTX),骨钙素(OC),国际骨质疏松基金会(IOF)推荐使用PINP和β-CTX作为骨转换的生化标志物。PINP是成骨细胞释放的前胶原蛋白的水解产物,为骨胶原的主要组成成分(约占97%),通过监测血清PINP水平可直接反映骨形成的速度。β-CTX是I型胶原降解的特异性产物,其水平增高提示骨吸收程度增加。骨钙素是由成骨细胞分泌的非胶原蛋白,可在一定程度上反映骨形成的情况,但骨钙素不仅参与骨代谢,还与糖脂代谢、胰岛素抵抗及生殖功能密切相关。

6. 炎症因子

(1) 超敏CRP:CRP是一种急性时相反应蛋白,是机体受微生物入侵或组织损伤等炎症性刺激后几小时内由肝细胞合成的。新的检测技术大大提高了分析的灵敏度（0.1~10 mg/L），因而命名为超敏 CRP。很多研究证实，CRP 为慢性炎症的重要标志物。Bannigida 等的研究发现，PCOS 患者的 CRP 水平显著高于健康对照组。然而，随着对 PCOS 及炎症因子的研究不断深入，有学者认为 PCOS 与 CRP/白蛋白值有更强的相关性。Kalyan 等选取 200 例 PCOS 患者和 119 例健康妇女作为研究对象，结果显示，与对照组相比 PCOS 患者的 CRP 水平显著升高；此外，在 PCOS 患者中，与单独的 CRP 相比，CRP 与白蛋白的比值升高更显著，并且独立于 BMI。CRP 作为反映胰岛素抵抗水平重要的炎症标志物，可能是连接 PCOS 患者体内炎症过程与胰岛素抵抗的重要细胞因子。CRP 水平在一定程度上能反映出 PCOS 患者血糖代谢紊乱的程度，但 CRP 是否可作为预测 PCOS 患者发生 2 型糖尿病的危险因子尚有待临床验证。在 PCOS 患者中，血清 CRP 水平升高同样与心血管疾病的发生密切相关。无论是肥胖还是非肥胖 PCOS 患者，CRP 水平的增高都会增加心血管疾病的风险，而降低 CRP 水平则可减少 PCOS 患者罹患心血管疾病的风险系数。

（2）白细胞介素：IL 是一类主要由淋巴细胞和巨噬细胞产生的炎症因子，在炎症反应中具有十分重要的作用，可调节炎症级联反应、促进其他细胞因子生成，还可诱导慢性炎症发生。有研究表明，PCOS 患者体内的 IL-6、TNF-α 水平显著升高。Zangeneh 等测量了 85 例 PCOS 患者和 86 例健康妇女的 IL 水平，发现 PCOS 患者血清 IL-la、IL-6 水平显著高于对照组，表明 PCOS 是一种炎症相关的疾病。在 Fox 等在大鼠细胞研究中发现，与对照组相比 IL-6 的刺激使大鼠的雄烯二酮水平升高，雄激素合成基因的表达增加,此外,卵泡膜细胞的数量也显著增加。而卵泡膜细胞是卵巢雄激素合成的主要场所,卵泡膜细胞的增殖,可引起雄激素水平的升高,高雄激素水平是 PCOS 患者的一个重要特征,主要表现为多毛、痤疮等症状。雄激素水平过高在 PCOS 形成的过程中,发挥了重要作用。IL-6 通过上调雄激素合成基因的表达,刺激卵泡膜细胞增殖,增加雄激素水平,进而诱导 PCOS 的形成。Eser 等对 36 例肥胖 PCOS 患者、40 例正常体重 PCOS 患者和 27 例健康妇女进行研究,结果显示,PCOS 患者 IL-la,IL-6 水平显著高于对照组,而肥胖 PCOS 患者的 IL-la,IL-6 水平高于正常体重 PCOS 患者,表明 PCOS 患者与炎症密切相关,并且肥胖可以增加 PCOS 和炎症的相关性,使其之间关系更加密切。

7. 尿微量白蛋白 指尿中白蛋白含量超出健康人参考范围,但不能用常规的方法检测出。研究表明,微量白蛋白尿与全因死亡率和心血管疾病发病率的增加相关,这种相关独立于肾脏功能、高血压及糖尿病。尿微量白蛋白的出现可能原因有:首先,在 IR 状态下,高胰岛素血症和胰岛素介导的扩张血管作用减弱致血管舒缩功能失调。肾小球出球小动脉过度收缩,导致肾小球血流量增加,肾小球毛细管静水压升高,处于高灌注状态,使尿白蛋白排出增多;其次,高胰岛素血症还可选择性增加肾小球滤过膜的通透性,使白蛋白滤过增多,还可降低肾近曲小管对白蛋白重吸收的饱和阈值,使白蛋白重吸收减少,尿白蛋白排出增多;再次,胰岛素还可以通过影响茶酚胺、血管紧张素Ⅱ、胰升糖素活性和钠离子的潴留等间接改变肾小球内血流动力学,使肾小球内压增高等。

8. 体脂测定 过量积聚的脂肪组织可通过分泌脂肪因子、激活前炎症细胞因子等多条途径降低机体对胰岛素的敏感性。60%~75%的PCOS患者存在IR,后者不仅会加剧内分泌紊乱、加重高雄激素血症、影响卵泡的选择和发育,而且极大地增加了PCOS患者患糖尿病和心血管疾病的远期风险。尤其是脂肪组织在腹腔内脏部位的聚集,可释放大量游离脂肪酸进入肝脏,从而诱发肝脏IR。目前用于测定人体脂肪含量的方法较常用的是生物电阻抗法(bioelectrical impedance analysis, BIA),其具有成本较低、操作简捷和无辐射等特点,适用于大规模人群检测。BIA技术利用电阻抗值来测量体液量,再结合身体各组分的水含量、身体密度等特性推算体成分。近年来出现的分段多频BIA利用极高和极低的电流频率,测量身体各节段电阻抗差值,可区分细胞内、外水分,准确性相比早期的单频BIA有所提高。

(三)影像学检查

1. 垂体MRI 据报道,PCOS患者中催乳素(PRL)水平升高约7%~52%,可能与异常的激素环境和多巴胺相对缺乏有关。高PRL血症在育龄妇女中也很常见,其临床表现也可与PCOS相似,所以排除催乳素瘤引起的高PRL血症等垂体疾病在PCOS诊断中尤为重要。催乳素瘤是非产褥期内源性高催乳素血症最常见的原因,占所有垂体腺瘤的40%。PRL水平>10 nmol/L高度提示存在催乳素瘤,但在排除其他导致催乳素血症的原因后,PRL轻度至中度升高的患者仍可能患有催乳素瘤。磁共振成像(MRI)是诊断垂体腺瘤的首选方式,特别是微腺瘤。然而,尚未证实高催乳素血症性PCOS患者是否应该根据血清PRL浓度进行垂体MRI以排除催乳素瘤。一项研究提示,PCOS患者中,PRL水平超过3.40 nmol/L高度提示催乳素瘤,需要行垂体MRI检查;PRL轻度升高,LH水平较低的年轻PCOS患者也可考虑垂体MRI检查。垂体微腺瘤MRI显示优于

CT,平扫可见垂体内小的异常信号灶,增强早期常显示为边界清楚的低信号灶;垂体大腺瘤在 T1W1 上呈稍低信号,T2W1 上呈等或高信号;增强检查有明显均匀或不均匀强化。

2. 肾上腺 CT/MRI　PCOS 患者常表现为高雄激素血症,除了卵巢,肾上腺可分泌多种雄激素如睾酮、雄烯二酮、DHEAS、17-羟孕酮等。若 PCOS 患者睾酮或 DHEAS 水平明显升高,应进行肾上腺 CT 检查以排除肾上腺肿瘤。肾上腺皮质瘤 CT 影像表现为肾上腺单侧小圆形、椭圆形肿块,边缘光滑,密度均匀,直径常<3 cm,增强扫描有轻度强化,部分病例中肿物显示边缘强化;肾上腺腺瘤组织细胞胞质内富于类脂质,故其平扫 CT 值较低。

3. 子宫附件 B 超　超声为评估卵巢形态提供了一种无创技术,其对 PCOS 的诊断与腹腔镜、组织学等检查手段的一致性较高。2018 年《多囊卵巢综合征诊治内分泌专家共识》中指出卵巢多囊的诊断标准为:一侧或双侧卵巢内直径 2~9 mm 的卵泡数 ≥12 个/卵巢,和(或)卵巢体积 ≥10 mL[卵巢体积按 0.5×长径×横径×前后径(cm)计算]。

典型的多囊卵巢超声图像特征为:① 双侧卵巢均匀性增大;② 卵巢包膜增厚;③ 卵巢皮质内有大量无回声小囊性结构,直径一般为 2~9 mm,小卵泡常呈规律分布,排列在卵巢的包膜下方,呈项圈征,形成低回声带,与高回声的包膜形成鲜明的对比,偶可见小卵泡分散在卵巢皮质内;④ 卵巢间质因充血水肿以及细胞增生而回声增强。卵巢中卵泡数量增加是多囊卵巢的重要形态学特征。组织学观察发现,PCOS 患者卵巢中各种成熟卵泡(从初级卵泡阶段到第三卵泡阶段)的平均数量比对照卵巢增加 2~3 倍。超声成像可识别卵巢无回声囊性结构,但随着分辨能力的提高,现代超声设备可以显示出直径小于 2 mm 的窦状卵泡,这导致了更多的窦状卵泡计数,从而使多囊卵巢在正常人群中增加。2014年指南建议将每个卵巢的卵泡数(FNPO)阈值提高到25个,并采用最佳分辨率技术(主要是传感器频率≥8 MHz)。尽管更新阈值的准确性有待进一步验证,但它可能为将来的PCOS研究提供一个新的起点。需要强调的是,随着超声技术和分辨率的不断提高,FNPO阈值本身可能会不断更新,不可能通过单一的阈值来明确地定义卵巢为"正常"或"多囊"。卵巢体积是PCOS的诊断标准之一,一项研究指出卵巢体积为10 cm^{3}的患者诊断PCOS的敏感性和特异性分别为81%和84%,并不是所有的多囊卵巢都会增大到这个大小或更大的。如果超声图像质量不允许使用FNPO,可以保守地使用现有的体积阈值>10 mL。此外,定义多囊卵巢时需要考虑卵巢体积随年龄的变化,因此使用>10 mL诊断青春期PCOS或40岁以上的女性时应慎重考虑。

另外,有研究认为PCOS患者的卵巢间质面积、间质/总面积值(S/A)、卵巢间质体积和间质/总卵巢体积比均显著高于对照组,S/A值与睾酮、雄烯二酮水平呈正相关。同样,间质/总卵巢体积比被报道为高雄激素血症和多毛症最准确的预测因子。以 S/A>0.34 为参考值,其灵敏度为100%。

目前基于二维超声技术的标准为临床诊断PCOS提供了一种有效而实用的方法,但二维超声可能存在某些诊断局限性。三维超声作为一种先进的成像方法,具有提高诊断准确性的潜力,它为卵泡计数、卵巢体积计算和间质血管分布评估提供了新的方法。三维超声提供了两种窦卵泡计数方法:三维多平面观察法和超声自动容积测量(SonoAVC)。采用三维多平面观察法可以同时显示存储卵巢体积数据集中的三个正交平面,并可对每个平面与其他两个平面进行交叉检查,该方法显著提高了观察者间的可靠性;SonoAVC是一种软件程序,可自动识别和测量3D体积内的卵泡,提高卵泡评估的效率。使用虚拟器官计算机辅助分析(VOCAL)成像程序对卵巢进行体积计算,但由于实践过程的复杂,3D方法与2D超声相比并没有明显的优势。

虽然卵巢多囊的外观是最初疾病描述的一部分,但它并非PCOS特异性表现,也可以在其他内分泌疾病中看到。此外,卵巢多囊常见于年轻健康女性,36岁以下女性的多囊卵巢患病率为20%~30%。随着影像学技术的进步,多囊卵巢形态的超声标准也将会不断完善。

4. 颈动脉B超 PCOS患者常伴有肥胖、胰岛素抵抗、脂代谢紊乱等多种心血管疾病的危险因素,可能导致早发亚临床动脉粥样硬化。对PCOS患者进行颈动脉超声检测,测量其颈动脉内中膜厚度,可监测早期动脉粥样硬化的发生,并给予及时的治疗。颈动脉内中膜厚度<0.9 mm为正常值;颈动脉内膜增厚,内-中膜厚度≥1.0 mm;斑块,局限性内-中膜厚度≥1.5 mm。

5. 双能X线吸收测定法(DXA) 是利用高低两种能量的X线透过人体时的能量衰减来计算扫描区域中骨矿物质含量和软组织成分的一种方法。由于骨骼和软组织成分的衰减系数不同,DXA扫描可区分全身和局部骨骼及软组织成分。DXA测量身体成分分为3种类型:脂肪质量(fatmass, FM)、瘦体质量(lean mass, LM)和骨矿物质含量,具有成本低、精准度高和辐射剂量低等优势。

6. 磁共振波谱成像(MRS) 磁共振技术具有安全无创、准确性高、稳定性好、可重复等优点,诸多研究证实了其在肝脂肪变性评估与定量中的作用。欧洲肝病学会也肯定了磁共振波谱成像、MRI质子密度脂肪分数(PDDF)与组织活检的一致性。已有研究证实[1]H - MRS所测得肝内脂肪含量与病理检测脂肪肝程度呈高度相关性,且^1H-MRS检测甘油三酯含量具有低变异性和高度相关性,结果不受高脂饮食的影响,在成人测量用^1H-MRS肝内脂肪含量已取代组织活检而成为一项无创性"金标准"。

(四)内分泌功能评估实验

1. 快速 ACTH 兴奋试验

试验目的:评估肾上腺储备功能。

试验对象:怀疑肾上腺皮质功能不足,先天性肾上腺皮质增生(CAH)患者。

试验方法:本试验可在一天内任意时间内进行。生理盐水 20 mL+ACTH 50 U 1 min 内推完,测推注前及推注后60 min 血皮质醇、孕酮、17-OHP、DHEAS、AD。

结果分析:推注后血 60 min 皮质醇小于 496.6 nmol/L(18 μg/mL),确诊肾上腺皮质功能不足;17-OHP 小于30.3 nmol/L,排除 21α-OHD,45.4 nmol/L 以上可考虑该诊断;孕酮明显升高而 17-OHP 低于正常考虑 17α-OHD。

注意事项和影响因素:服用糖皮质激素。ACTH 兴奋试验不适用于近期手术或脑梗导致的继发性肾上腺皮质功能减退。

2. 小剂量地塞米松抑制试验 地塞米松是人工合成的糖皮质激素中生物作用最强的激素,仅很小的量就能达到与天然皮质醇相似的作用,因其量小,分布在循环中的浓度很低,难以用常规放射免疫定量测定法测出,故对测定自身皮质醇分泌量几乎无影响。地塞米松抑制试验利用了地塞米松的这一特性,通过其对垂体-下丘脑分泌的促肾上腺皮质激素和促肾上腺皮质激素释放激素的抑制作用,了解下丘脑-垂体-肾上腺轴功能是否高于正常,可能发生的病变在哪个器官。

试验方法:① 过夜地塞米松抑制试验,测定第 1 日(对照日）早上 8 时的皮质醇和 ACTH 水平，夜间 12 时口服 1 mg 地塞米松，测次日早上 8 时的皮质醇和 ACTH 水平。结果分析：服药后尿游离皮质醇水平应控制在<69 nmol/24 h，血皮质醇水平应控制在<82.8 nmol/L。临床意义：服药后血皮质醇水平>82.8 nmol/L，提示皮质醇增多症，应进一步做小剂量地塞米松抑制试验；② 小剂量抑制试验（2 mg 法）：口服地塞米松 0.5 mg，q6 h，共 2 日（每日 2 mg），服药前和服药第 3 日留 24 h 尿查尿游离皮质醇，并于早上 8 时抽血测定促肾上腺皮质激素和皮质醇。临床意义：如血皮质醇、尿游离皮质醇不被抑制，则提示存在皮质醇增多症；③ 大剂量抑制试验（8 mg 法）：口服地塞米松 2 mg，q6 h，共 2 日（每日 8 mg），留尿、血标本方法同小剂量地塞米松抑制试验。

结果分析：服药后，血、尿皮质醇值降至服药前水平的 50%以下为有反应。

注意事项及临床意义：库欣综合征患者因肾上腺皮质肿瘤引起的高皮质醇血症已在很大程度上抑制了垂体 ACTH 的分泌，如再给予小剂量外源性糖皮质激素，也不会对 ACTH 分泌有多大影响，血、尿皮质醇亦变化不大。而大剂量地塞米松对垂体病变引起的库欣综合征会有一定抑制作用，使垂体 ACTH 分泌减少，皮质醇分泌也相应减少，抑制率多能达到>50%。

3. 戈那瑞林（GnRH）兴奋试验

（1）GnRH 兴奋试验

试验目的：评估下丘脑-垂体-性腺轴功能，评估垂体储备功能。

试验对象：有疑似下丘脑功能不全、垂体功能不全患者。考虑特发性低促性腺激素性腺功能减退症（IHH）患者，鉴别 IHH 和体质性的青春延迟，拟带 GnRH 泵患者。

试验方法：禁食过夜，卧床、禁烟，在 30 s 内静脉注射 2 mL 生理盐水+戈那瑞林（男性 100 μg，女性 25 μg），分别于 0、25、45、90、180 min 测 FSH 及 LH。

结果分析：

1）正常反应：注入后 25~45 min LH 上升至基值 3 倍以上，FSH 增加 2 倍以上。或看绝对值，LH6 IU/L，FSH 8 IU/L。

2）延迟反应：峰值出现在 120~180 min，提示为下丘脑病变。

3）低弱反应：峰值 LH 仅达 2 倍或不足 2 倍基值。

4）无反应：注入后 LH 峰值不变，提示为垂体 LH/FSH 储备功能减退。

注意事项和影响因素：

1）GnRH 兴奋试验不能鉴别下丘脑性和垂体性性腺功能减退症。

2）月经周期影响 LH 结果，注入后 25~45 min，LH 女性卵泡期可增加 3~4 倍，排卵前增加 3~5 倍，黄体期增加 8~10 倍。月经周期不影响 FSH。

3）若基础 LH 绝对值<1，兴奋后>1 以上可试戴 GnRH 泵；若绝对值>1，兴奋后可看倍数，2 倍以上可试戴泵。IHH 患者 LH 绝对值显著低于正常人，峰值只升高 2 倍左右。

4）长期 GnRH 缺乏可引起垂体对 GnRH 的敏感性下降（垂体惰性），单次 GnRH 兴奋试验常不能鉴别下丘脑或垂体性性腺功能减退，必须行静脉滴注 GnRH 兴奋试验（戈那瑞林250 μg 8 h）。其正常反应为：滴注 30~45 min LH 上升（第一次上升反应），60~90 min 下降，在 2~4 h 内出现第二次上升，可维持 4 h。垂体疾病引起的 LH/FSH 储备功能完全缺乏者无反应；LH/FSH 储备功能部分缺乏者存在第一次上升反应，但第二次上升反应消失。下丘脑病变者无第一次上升反应,而有可有第二次上升反应(延迟反应)。因长期下丘脑病变者而导垂体惰性者对 GnRH 静滴也不出现延迟反应,须做 GnRH 延长兴奋试验。

(2) GnRH 延长兴奋试验

试验目的:鉴别下丘脑功能不全和垂体功能不全。

试验方法:每日肌注 GnRH 400 μg,共 5 天;或每天静脉滴注 GnRH 250 μg(8 h 滴完),连续 3 天。后重复 GnRH 兴奋试验步骤。

结果分析及注意事项:垂体病变引起的继发性性腺功能减退者 LH 无明显反应,而由下丘脑病变引起者 LH 有反应。

(郑俊 蔡洁 刘文 陶弢)

第四节 · 诊　断

一、诊断标准

(一) 诊断标准的演变

在早期人们对卵巢形态及大小的评价依靠手术直视下观察或者气腹成像法(pneumography)进行。1990 年最早的 NIH 标准以慢性无排卵、高雄激素血症的临床表现或生化表现作为 PCOS 的诊断标准,并需排除其他可能引起慢性无排卵和高雄激素血症的疾病,并未将 PCO 作为诊断的主要指标。20 世纪 90 年代,随着超声技术的发展,尤其是经阴道超声技术的发展,使得对卵巢形态的评估变得简单无创,并且客观、可靠。2003 年欧洲人类生殖与胚胎学会/美国生殖医学会(ESHRE/ASRM)联合资助的 Rotterdam 会议中制定的 PCOS 诊断标准中纳入了超声对卵巢形态的检查。按照 Rotterdam 标准,PCOS 的诊断需满足 3 条标准中的任意2条：① 稀发排卵或无排卵；② 临床或生化高雄激素；③ 超声下卵巢呈PCO，并且需要排除导致高雄激素或排卵障碍的其他原因。强调了排除其他病因作为诊断的重要内容，增加了诊断的灵活性，减少漏诊和误诊，因此应用普遍。根据Rotterdam标准，诊断为PCOS的患者又可细分为4种不同的亚型，研究显示不同亚型之间代谢并发症及远期并发症风险存在异质性。2006年美国内分泌学会（AES）提出的诊断标准中规定高雄激素表现是诊断PCOS的必需条件，同时符合稀发排卵或卵巢PCO中任意1条或2条，并排除导致高雄激素或排卵障碍的其他原因。AES诊断标准的建立是为了区别具有高雄激素症状的患者其生殖方面及代谢方面的风险明显高于无高雄激素表现的患者，强调应该关注并发症风险高的PCOS患者。中国的人群大样本流行病学数据显示，月经异常是中国PCOS患者最常见的临床表现和就诊原因。周期的改变及排卵功能障碍导致的不孕为大多数患者的第一主诉，因此NIH和AES标准将无排卵伴PCO而雄激素正常型的患者排除在外则相对过于严格。而高雄激素和卵巢多囊样改变均不是患者就诊的主要诉求，其与代谢异常也并无绝对联系。因此，对于其在PCOS诊断中的价值则相对有限，特别是对于高雄激素发生率及程度均相对较低的亚洲女性来说。由此可见，Rotterdam标准又过于宽泛了。2011年，中国卫生部正式发布了我国PCOS诊断标准。提出月经稀发为PCOS诊断的必要条件，同时高雄激素和卵巢多囊样改变满足其一即可，并排除其他引起排卵功能障碍和雄激素升高的疾病。PCOS的诊断标准中月经异常为必要条件，并且代谢异常在其中也发挥了重要作用，2018年，中华医学会妇产科学分会内分泌学组及指南专家组和中华医师学会内分泌代谢科医师分会分别发布了《多囊卵巢综合征中国指南》和《多囊卵巢综合征诊治内分泌专家共识》,根据亚洲人 PCOS 的特点,按照不同的年龄分段,即孕龄期和青春期分别诊断,强调了月经异常在诊断中的重要性。

(二) 国内和国际通用诊断标准

1. 国内 PCOS 诊断标准

(1) 育龄期 PCOS 的诊断

1) 疑似 PCOS:月经稀发或闭经或不规则子宫出血是诊断的必需条件。另外,再符合下列 2 项中的 1 项:① 高雄激素表现或高雄激素血症;② 超声表现为 PCO。

2) 标准的评估方法:① 月经稀发,月经周期 35 天~6 个月;闭经:继发性闭经(停经时间超过 6 个月)常见;原发性闭经(16 岁尚无月经初潮)少见;不规则子宫出血,月经周期或经量无规律性;② 高雄激素表现包括痤疮(复发性痤疮,常位于额、双颊、鼻及下颌等部位)、多毛(上唇、下颌、乳晕周围、下腹正中线等部位出现粗硬毛发);高雄激素血症依据总睾酮的测定,睾酮水平与临床高雄激素症状的程度无相关关系;③ PCO 诊断标准:一侧或双侧卵巢内直径 2~9 mm 的卵泡数大于 12 个/卵巢,和(或)卵巢体积大于 10 mL[卵巢体积按 0.5×长径×横径×前后径(cm)计算]。

3) 排除诊断:排除其他类似的疾病是确诊 PCOS 的条件。部分 PCOS 患者可伴有催乳素轻度升高,但如果催乳素水平升高明显,应排除垂体催乳素瘤;对稀发排卵或无排卵患者,应测定 FSH 和雌二醇水平以排除卵巢早衰和中枢性闭经,测定甲状腺功能以排除甲减/甲亢引发的月经紊乱;如高雄激素血症或明显的高雄激素临床表现,应排除非典型性肾上腺皮质增生(NCAH)、皮质醇增多症、分泌雄激素的卵巢肿瘤等。

4) 确诊 PCOS:具备上述疑似 PCOS 诊断条件后还必

须逐一排除其他可能引起高雄激素的疾病和引起排卵异常的疾病才能确诊。

2. 国外 PCOS 的诊断标准

（1）NIH 标准：1990 年 4 月，在 NIH 的资助下，专家组第一次对 PCOS 的诊断做出定义。NIH 标准提出 PCOS 诊断需满足以下条件：① 稀发排卵或无排卵；② 高雄激素的临床和（或）生化表现；③ 排除可引起排卵障碍或高雄激素的其他已知疾病如高催乳素血症、库欣综合征、先天性肾上腺皮质增生症等。该标准主要关注的是卵巢源性雄激素过量及其对排卵的影响，而对于卵巢的超声改变由于备受争议而未列入标准之中。

（2）鹿特丹标准：在 2003 年鹿特丹会议中 ESHRE/ASRM 对 PCOS 的诊断标准重新进行了定义。会议指出，PCOS 是一种卵巢功能异常性疾病，其核心特点为高雄激素和卵巢多囊样改变——PCO。PCOS 的主要临床表现包括月经失调、雄激素过量和肥胖，而且与 2 型糖尿病风险增加关系密切。对于卵巢功能障碍和高雄激素两者只占其一而同时伴有 PCO 表现的患者也应涵盖在 PCOS 的范畴之内。即其诊断只需满足卵巢功能异常、高雄激素和 PCO 3 条中的 2 条即可确立诊断。并且需要排除导致高雄激素或排卵障碍的其他原因。

（3）AES 标准：部分学者对于鹿特丹标准较 NIH 标准所增加的患者群是更准确地反映了该病的真实发病率还是仅仅是一种过高的估计还存在争议。基于此，AES 通过查询 MEDLINE 数据库，对已发表的相关医疗文献进行系统性回顾，找出有关 PCOS 流行病学或表型方面的研究，并根据调查结果进行统计分析后做出了报告。该报告的原则性结论为 PCOS 应首先是一种雄激素过量性疾病或雄激素过多症。如不存临床或生化雄激素过多症（未经过治疗),不管是否存在排卵功能障碍、月经失调或 PCO,都不足以诊断为 PCOS。即高雄激素是诊断的必要条件。AES 标准满足以下条件即可确诊:多毛和(或)高雄激素血症,稀发排卵或无排卵和(或)PCO,并且排除其他引起高雄激素血症疾病(如 CAH、分泌雄激素肿瘤、库欣综合征等)。

(三)特殊人群诊断标准

1. 青春期 PCOS 的诊断　PCOS 的临床表现最早于青春期出现,但它实则是从围青春期,甚至胎儿期就开始发生和发展的疾病。如果能在疾病的早期阶段明确诊断并进行干预,对于防止远期代谢和生殖并发症具有重要意义。

青春期 PCOS 的诊断一直具有争议且富于挑战,因为 PCOS 的主要临床特征与青春期的正常生理改变十分相似:青春期女孩的下丘脑-垂体-性腺轴的功能还不稳定,月经稀发对于青春期女孩来说不具有特异性;青春期痤疮非常常见,无法单独作为高雄激素的临床表现;在雄激素的生化指标中,目前缺乏明确的青春期的标准范围;卵巢多囊样变可能是生殖器官成熟的正常过程,而且多卵泡卵巢会随着规律月经周期的建立而消退,所以从卵巢多囊的形态上很难对青春期患者进行评估。此外,世界卫生组织(WHO)把"青春期"定义为年龄在 10~19 岁。目前,国内外对于青春期 PCOS 的诊断尚无统一标准。

针对青春期 PCOS 的起病特点,国内有专家提出,如果月经初潮 2~3 年后月经仍不规则的青少年,同时具有以下的高危因素,应该进行 PCOS 的相关筛查:① 家族史(PCOS、男性型秃顶、糖尿病、高血压、肥胖等);② 青春期前肥胖;③ 胎儿时生长受限、出生后快速生长或出生体重过高;④ 肾上腺皮质功能早现或阴毛提早出现;⑤ 超重或肥胖;⑥ 月经初潮提早;⑦ 代谢综合征;⑧ 持续无排卵;

⑨ 高雄激素血症;⑩ 不同疾病情况下的高胰岛素血症,包括胰岛素受体的基因缺陷、先天性脂质营养失调的基因缺陷,因患糖原贮积症而接受口服高剂量葡萄糖治疗的患者和 1 型糖尿病患者。

2018 年由中国医师学会内分泌专科委员会起草的《多囊卵巢综合征诊治内分泌专家共识(草案)》和 2018 年由中华医学会妇产科学分会内分泌学组及指南专家组起草的《多囊卵巢综合征中国诊疗指南》中都指出,对于青春期 PCOS 的诊断必须同时符合以下 3 个指标,包括:① 初潮后月经稀发持续至少 2 年或闭经;② 高雄激素血症或高雄激素的临床表现;③ 超声下卵巢多囊样改变或体积增大(>10 mL);同时应排除其他疾病。

2013 年美国内分泌学会 PCOS 诊断标准中对青春期 PCOS 诊断进行了描述:对于青春期女孩,PCOS 诊断应基于临床和(或)生化高雄激素表现,及持续性月经稀发。无排卵症状和多囊卵巢形态不足以列入青春期诊断标准,因其是生殖系统成熟过程中的正常阶段。

2020 年《基于国际循证依据的青春期 PCOS 指南》为了提高诊断的准确性、避免过度诊断,对青春期 PCOS 诊断列出以下标准:① 月经不规则,并对月经不规则进行了详细定义(表 2-2);② 高雄激素表现,指多毛症、严重痤疮和(或)经高质量检测方法证实的生化高雄激素血症(包括计算所得的游离睾酮、游离睾酮指数、具有生物活性的睾酮水平);③ 月经初潮后 8 年内的盆腔超声结果不推荐用于青春期 PCOS 诊断;④ AMH 水平不推荐用于青春期 PCOS 诊断;⑤ 排除和 PCOS 表现类似的其他疾病。同时,该指南将具有 PCOS 特征+月经不规则或高雄但不符合 PCOS 诊断标准的青春期女孩列为"风险增加人群",予以适当的对症治疗并定期随访。

表2-2　不同初潮后时间对应的月经周期不规则定义

月经初潮后时间	月经周期不规则定义
<1年	月经周期不规则是正常青春期过渡
>1年~<3年	<21天或>45天
>3年	<21天或>35天或<8个周期/年
>1年	任一周期>90天 原发性闭经指15岁或乳房发育3年后月经仍未来潮

　　总之,对于青春期PCOS的高风险人群(如肥胖、月经不规则、多毛症、痤疮)需要进行全面评估和筛查,做到不漏诊、不延误诊断;对于具有PCOS特征但不符合PCOS诊断标准的青春期女孩做好定期随访和评估;同时也要防止过度诊断,避免过度治疗并增加患者心理负担。

　　2. 围绝经期PCOS的诊断　2013年美国内分泌协会首次对围绝经期和绝经后PCOS诊断给出了建议:育龄期有长期月经稀发和高雄激素表现可作为围绝经期和绝经后PCOS的诊断依据;超声提示卵巢多囊样改变可作为额外支持性证据,尽管在绝经后女性中很少出现。PCOS的临床和生化表现会随着年龄的不同而发生改变,处于围绝经期的PCOS患者的表现型也是不确定的。研究表明,随着年龄增长,典型的PCOS表现包括月经不规则、高雄激素血症和卵巢多囊样变会得到改善。如果绝经后妇女突然出现高雄激素表现(包括痤疮),或高雄症状加重,则需排除分泌雄激素的肿瘤和卵巢卵泡膜细胞增生症。

二、临床分型

　　PCOS是一种复杂的临床综合征,由于其具有高雄激素和高胰岛素血症两大病理核心,所以临床表现多样,个体差异极大。不同表型的 PCOS 患者其临床特征、生化特点、药物反应、疾病进展以及远期代谢并发症的风险差异较大,因此如何进行合理的分型,对患者进行个体化精准治疗和长期管理是十分有必要的。

多囊卵巢综合征的分型通常是基于不同诊断标准进行的分型。不同的国际和国内诊断标准的 PCOS 分型是有所差别的。首先,根据目前国际最为广泛使用的 2003 年鹿特丹诊断标准:在排除其他已知疾病(如先天性肾上腺皮质增生、分泌雄激素的肿瘤和库欣综合征等)后,符合以下 3 项中任意 2 项,则可确诊为 PCOS:① 稀发排卵和(或)无排卵(OA);② 有高雄激素血症的临床表型和(或)实验室检测结果改变(HA);③ 超声检查发现 PCO。通常按此标准诊断的 PCOS 患者的分型就是将其临床特征进行排列组合,分为 OA+PCO、OA+HA、HA+PCO、OA+HA+PCO 四种亚型。而不同的亚型具有不同的临床特点,同时具有 OA+HA 两项表现的经典型 PCOS 患者(OA+HA 和 OA+HA+PCO),具有 LH 升高、高雄激素临床和生化表现、胰岛素抵抗、血脂异常等,其临床特点最为显著,故通常认为这两个亚型的 PCOS 患者病情最为严重。在进行生殖改善过程中,该表型的 PCOS 患者促排失败率高,IVF/ICSI 辅助生殖治疗的累计活产率最低;而 HA+PCO 表型的 PCOS 患者内分泌和代谢异常次之;OA+PCO 表型的非高雄型 PCOS 患者病情最轻,甚至有些研究中,非高雄型 PCOS 的 BMI、HOMA-IR、脂代谢水平等指标与正常女性相比差别不大。根据 1990 年 NIH 标准:在排除其他可引起慢性无排卵和高雄激素血症的疾病之后,符合以下两条:① 慢性无排卵;② 高雄激素血症的临床表现和(或)生化改变,即可诊断为 PCOS,而不一定需要超声显示 PCO 的形态学改变。根据该标准将 PCOS 患者分为了高雄亚型和无排卵型。2006 年

AES提出的标准强调了高雄激素作为必要条件,而OA和PCO只需满足其一即可,该分型包括HA+OA、HA+PCO、HA+OA+PCO型。2011年中国的标准针对亚洲人的代谢特点,以月经异常为必需条件,把稀发排卵/无排卵作为诊断必要条件,考虑到患者的预后和长期管理,国内的PCOS分型就更侧重于患者的代谢情况,在诊断的基础上还提出了临床分型,即:① 有无肥胖及中心性肥胖;② 有无糖耐量受损、糖尿病、代谢综合征;③ 有无高雄激素,即是否属于经典型。

此外,目前根据BMI进行PCOS分型也是比较常用的,根据国内和国际不同的肥胖诊断标准,将PCOS分为肥胖和非肥胖的PCOS。目前认为肥胖和非肥胖的PCOS具有的病理特征是有区别的,在非肥胖的PCOS患者通常表现为原发性的雄激素代谢异常比较严重,所以当内脏脂肪少量聚积即可诱发该疾病的发生,通常此类患者会具有更明显的高雄激素的临床和生化表现,而糖脂代谢紊乱和心血管疾病的发生较肥胖PCOS患者相对较少。而肥胖表型的PCOS患者体内的原发性雄激素代谢异常相对较轻,主要是因为体内内脏脂肪聚积过多导致的胰岛素抵抗增加了高雄激素的紊乱,该表型的患者通常具有比较严重的糖脂代谢紊乱,高血压、脂肪肝及心血管疾病的发生风险相对更高。此种表型在临床上应用比较方便,较好区分。肥胖和非肥胖表型PCOS患者的远期代谢并发症的风险不同,临床助孕的结局亦有差异。

随着对PCOS遗传学研究的深入,越来越多学者认同PCOS是一种遗传异质性疾病,其临床表型的变异代表了不同的遗传异质性。而目前采用的根据1990年NIH和2003年鹿特丹诊断标准进行的PCOS分型经过遗传学研究发现这种分型并不能反映不同亚型间遗传的差异,因此无法识别其在生物学上不同的亚型。Dapas 等通过对欧洲 PCOS 患者大样本的无监督聚类分析结合遗传学检测发现 PCOS 可分为生殖表型（如排卵障碍、高雄激素血症、PCO、LH 分泌增加等）和代谢表型（如肥胖、高胰岛素血症、IR 等）和介于两者当中的中间表型。其中生殖表型的特征在于具有较低的 BMI、血糖和胰岛素水平、LH 和 SHBG 水平。然而生殖表型也并不是完全只出现生殖相关的临床表现，其代谢与内分泌的改变也存在差异。PCOS 患者 LH 诱导的性激素合成反应明显增强，且 LH 反应性时相明显提前，即相对于正常相应阶段卵泡而言，PCOS 卵泡已呈现出老化表现，卵母细胞受精能力低下或受精后着床能力低下，易导致不孕或早期流产，生殖表型的 PCOS 患者卵巢功能障碍可能更明显。代谢表型特点是较高的 BMI、葡萄糖和胰岛素水平，相对较低的 SHBG 和 LH 水平，大部分 PCOS 患者存在超重或肥胖，肥胖、IR、糖脂代谢异常的风险增加。IR 在 PCOS 患者的卵泡发育中也发挥重要作用，高胰岛素亦可通过加重高雄激素血症进一步导致卵泡闭锁。

　　不同分型的 PCOS 临床表现严重程度以及远期代谢并发症的风险有所不同，故个体化的治疗方案的制定和综合管理的侧重有所不同。通过合理的 PCOS 分型可以帮助我们在临床中：① 指导生活方式调整，比如肥胖的 PCOS 患者 MS 发生率明显高于非肥胖 PCOS，因此要重视体重管理。需注意的是，各类型 PCOS 并非完全固定不变，体重变化可显著改变 PCOS 表型；② 不同治疗药物的选择，如代谢表型为主的 PCOS 选择以改善胰岛素抵抗为核心的药物，兼顾减重调脂，而生殖表型为主的 PCOS 患者以促排助孕为主，高雄表型为主的 PCOS 患者以调经降雄为主；③ 预测卵巢反应及助孕治疗结局：不同类型 PCOS 行促排卵

(COH)时的卵巢反应和卵巢过度刺激综合征(OHSS)风险不同。比如无论是在长方案还是拮抗剂方案的 IVF 治疗中,非高雄型 PCOS 的临床妊娠率最高,而高雄表型 PCOS 的流产率增加,活产率下降。推测可能与体内过多的雄激素影响胚胎发育潜能有关;④ 加强孕期随访,例如高雄型 PCOS 患者妊娠期间发生妊娠期糖尿病、妊娠期高血压和相关的母体并发症风险以及早产和小于胎龄儿风险增加更为突出,而非高雄的 PCOS 患者妊娠相关风险则相对较低。

三、鉴 别 诊 断

(一)高雄激素血症的鉴别诊断

1. 先天性肾上腺皮质增生症(congenital andrenal hyperplasia, CAH) 是一组常染色体隐性遗传性疾病,发病率较低。肾上腺激素生物合成工程中由于某种关键酶缺乏,促使皮质醇合成不足,负反馈作用刺激垂体分泌 ACTH 增多,导致肾上腺皮症增生并分泌过多的皮质醇前体物质,如 11 -去氧皮质醇和肾上腺雄酮等。由于累及的关键酶不同,目前能识别的 CAH 分为六型:21 -羟化酶缺陷、11β -羟化酶缺陷、17 -羟化酶缺陷、3β -羟脱氢酶缺陷、皮质酮甲基氧化酶缺陷及先天性类脂质肾上腺增生,其中 21 -羟化酶缺陷型最常见,占 CAH 的大多数。这一型在临床上可分为三个亚型:

(1)单纯男性化型:此亚型占 CAH 的 50% 以上,过量的雄激素在宫内就可影响女性外生殖器始基的正常分化和发育,使女性在出生后有高雄激素的表现,也可导致女性假两性畸形。

(2)失盐型:约占 CAH 的 30%,临床表现最重,除了雄激素过多引起的男性化表现外,有明显的皮质激素分泌异常低下的症状,如食欲差、呕吐、嗜睡、体重增加缓慢等,严重者常在出生 1~4 周出现低钾血症、高肾素血症和低血容量休克等肾上腺危象表现,如果得不到正确、及时的救治,肾上限危象会导致患者死亡。

(3)非经典型:雄激素增高情况不是很严重,生后无明显外生殖器异常,直到儿童期或青春期后,才开始出现高雄激素的表现。鉴别主要依赖基础状态及 ACTH 刺激后 17－OHP 的水平。失盐型 CAH 患者 17－OHP 的基础值常>150 nmol/L;单纯男性化 CAH 患者 17－OHP 的基础值常为 75~150 nmol/L;而非经典型 CAH 患者,服用250 μg 二十四肽促皮质素 60 min 后,17－OHP 水平往往在 15~75 nmol/L。高雄激素血症患者,卵泡期 17－OHP 基础值<4.5 nmol/L,可排除 CAH;对于大于 4.5 nmol/L 的患者,需要进一步做 ACTH 兴奋试验,如刺激后 17－OHP 水平急剧升高(常在 10~33 nmol/L),则需考虑 CAH 可能。

2. 库欣综合征(皮质醇增多症) 是肾上腺皮质分泌过量的糖皮下激素所致,长期应用外源性糖皮质激素或饮用含乙醇饮料等也可引起类似的临床表现。按病因可分为四类:① 医源性皮质醇症,是由于长期大量使用糖皮质激素治疗导致;② 垂体性双侧肾上腺皮质增生;③ 垂体外病变引起的双侧肾上腺皮质增生;④ 肾上腺肿瘤。

临床表现主要是由于皮质醇分泌长期过多引起的蛋白质、脂肪、糖、电解质代谢的严重紊乱及干扰了多种其他激素的分泌,表现为糖代谢障碍、电解质紊乱、高血压、对感染的抵抗力减弱、造血系统及血液改变、性功能障碍、神经精神障碍、皮肤色素沉着等。

对怀疑有库欣综合征者,可使用过夜地塞米松抑制试验筛查,再使用大剂量地塞米松抑制试验确诊。

3. 雄激素相关肿瘤　总睾酮高于正常上限值的2.5倍应考虑卵巢雄激素相关肿瘤,DHEA>800 μg/dL应注意肾上腺肿瘤。对怀疑相关肿瘤者应行相关部位的高分辨率CT、MRI检查。

(1)卵巢肿瘤:分泌雄激素的卵巢肿瘤主要属于卵巢性索间质肿瘤,包括卵巢支持-间质细胞瘤、卵巢颗粒细胞瘤、和卵巢卵泡膜细胞瘤,其中卵巢-间质细胞瘤最为常见。此类肿瘤能分泌雄激素,且分泌量远远多于PCOS患者的高雄激素水平,多为单侧生长特征的实质性肿瘤,进展较为迅速,数月间可导致患者有严重的男性化、多毛等。应用B超可看到盆腔有占位性病变,也可进一步进行MRI或CT扫描。实验室检查雄激素水平异常升高,睾酮>7 nmol/L,AD>21 nmol/L,且大多数肿瘤分泌雄激素不受ACTH及GnRH的调控。

(2)肾上腺肿瘤:肾上腺皮质的良性和恶性肿瘤均可导致雄激素水平增高,雄激素的分泌不受ACTH及GnRH的调节。患者高雄激素的临床表现明显且发展较迅速,伴有糖皮质激素或盐皮质激素分泌异常所致的代谢异常表现,患者可有腹痛、腰痛、背部疼痛,较大体积的肿瘤甚至可以在体表扪及。CT和MRI检查可协助鉴别诊断。

(3)异位ACTH肿瘤:肾上腺以外部位的肿瘤产生ACTH,刺激肾上腺皮质增生,多见小细胞支气管癌、不同部位的类癌,还有胰岛素癌、甲状腺髓样癌、嗜铬细胞瘤、成神经细胞瘤、黑色素瘤等。

(二)排卵异常的鉴别诊断

1. 下丘脑性无排卵　下丘脑起源的排卵障碍以闭经为常见特征。如果下丘脑分泌的GnRH脉冲频率降低,垂体分泌的LH和FSH水平下降,卵泡得不到足够的刺激,无法正常发育、成熟和排出。同时,雌激素水平下降,子宫内膜增生受到影响,无法形成正常月经。

(1)功能性下丘脑性闭经(FHA):功能性下丘脑性闭经占闭经的 15%~48%,是指由应激相关的因素导致的不排卵或闭经超过 6 个月,而下丘脑-垂体-卵巢轴没有器质性病变,多为继发性闭经。应激(心因性或生理上)、抑郁、营养不良或过度限制能量摄入(如神经性厌食)、体重下降过快、剧烈运动或者慢性全身性疾病(如慢性肝病、肾病、AIDS)等都可诱发此种类型的闭经。FHA 患者主要的病理生理改变为 GnRH 节律分泌失常,而下丘脑-垂体-肾上腺轴功能活跃,瘦素相对缺乏。

功能性下丘脑性闭经是一个排他性的诊断。患者往往体重正常或偏瘦,从事高强度、高度紧张的职业(如竞技运动员)或者有明显的精神性诱因(如离婚、情人或朋友亡故),医生需要仔细询问患者的饮食和运动习惯。通常当体脂含量降至 20% 以下时会出现闭经;但体重过轻不是诊断 FHA 的必需条件,脂肪消耗、能量不足才是体重下降和过度锻炼诱发闭经的真正原因。FHA 患者通常血清 FSH、LH 水平低或正常,FSH 水平高于 LH 水平,雌二醇相当于或低于早卵泡期水平,无高雄激素血症,在闭经前常有快速体质量减轻或精神心理障碍、压力大等诱因。

(2)特发性低促性腺激素性性腺功能减退(IHH):因先天性下丘脑 GnRH 神经元功能受损,GnRH 合成、分泌或作用障碍,导致垂体分泌促性腺激素减少,进而引起性腺功能不全,称为 IHH。伴有嗅觉受损者称为卡尔曼综合征(Kallmann 综合征)。女性到 14 岁尚无第二性征发育和月经来潮,E_2 水平低且 FSH 和 LH 水平低或正常,可与 PCOS 相鉴别。

(3)其他原因致下丘脑性闭经:一些脑内疾病可以导致下丘脑分泌 GnRH 功能下降,从而引起下丘脑性闭经,这些疾病的发生率不高,如发育异常导致的囊肿、原发于中枢神经系统的肿瘤、中枢神经系统的恶性或系统性疾病、肉芽肿性疾病等。

2. 垂体功能障碍引起的无排卵 高催乳素血症是一种以 PRL 水平升高、闭经、溢乳、无排卵和不孕为特征的综合征。临床上常见类型有特发性高催乳素血症、垂体微腺瘤、垂体巨大腺瘤、空蝶鞍综合征等。鉴别主要根据临床表现(是否有溢乳等)、实验室检查(血清 PRL 水平升高较明显,而 LH、FSH 水平偏低)及辅助检查(垂体 MRI 检查可能显示垂体占位性病变)。20%~35%的 PCOS 患者可伴有 PRL 水平轻度增高。

3. 卵巢性无排卵 早发性卵巢功能不全(POI)是指女性在 40 岁以前出现卵巢功能减退的临床综合征,主要临床表现为月经异常(闭经、月经稀发或频发)、促性腺激素水平升高、生育力降低或不孕、雌激素水平波动性下降。卵巢早衰患者可伴有慢性不排卵、不孕、多毛、肥胖等表现。鉴别依靠临床表现(似围绝经期的症状)、实验室检查(FSH > 25 U/L)和辅助检查(卵巢体积减小,窦卵泡数量减少,无多囊样的改变)。

4. 其他内分泌腺异常引起的无排卵 甲状腺疾病:甲状腺功能异常可引起 HPO 轴反馈信号异常,从而造成排卵障碍,并可影响雄激素的代谢、外周激素之间的转化。

(1)甲状腺功能亢进:甲状腺功能亢进简称甲亢,是由于甲状腺合成、释放过多的甲状腺激素,造成机体代谢亢进和交感神经兴奋,引起心悸、出汗、进食和排便次数增多、体重减轻、特殊眼症的病症。甲亢的病因包括弥漫性毒性甲状腺肿(Graves 病)、炎性甲状腺功能亢进症(亚急性甲状腺炎、无痛性甲状腺炎、产后甲状腺炎和桥本甲亢)、药物致甲状腺功能亢进、HCG 相关性甲状腺功能亢进及垂体 TSH 瘤甲状腺功能亢进。临床上 80% 的甲亢为 Graves 病。游离 $T_3(FT_3)$、游离 $T_4(FT_4)$ 水平升高,同时伴有 TSH 水平下降即可诊断。甲状腺自身抗体,如 TRAb、TPOAb、TGAb,可以帮助进行病因分型。

(2) 甲状腺功能减退:甲状腺功能减退简称甲减,是各种原因引起的甲状腺激素合成、分泌和生物效应不足的一种临床综合征。按照发病原因不同可分为原发性甲状腺功能减退、继发性甲状腺功能减退及周围性甲状腺功能减退三类。患者可以表现为乏力、虚弱和易疲劳,反应迟钝、记忆力和听力下降,不明原因的水肿和体重增加,怕冷等。实验室检查提示血 FT_3、FT_4 水平下降,原发性甲减患者 TSH 水平增高,继发性甲减患者 TSH 水平正常或降低。

四、诊断及鉴别诊断流程

目前 PCOS 的诊断有 1990 年 NIH 标准、2003 年鹿特丹标准、2006 年 AES 标准等。同时需注意排除一些相关疾病,如甲状腺疾病、库欣综合征、分泌雄激素的肿瘤、高催乳素血症、促性腺激素低下、卵巢早衰和非典型肾上腺皮质增生(21-羟化酶缺乏)等。

1. 先天性肾上腺皮质增生(CAH) 非经典型 CAH,因 21-羟化酶缺陷导致,主要依赖基础及 ACTH 兴奋后的 17-羟孕酮(17-OHP)的测定。基础 17-OHP<6 nmol/L,可排除 CAH;若基础 17-OHP>30 nmol/L,则诊断为 CAH;若 17-OHP 在 6~30 nmol/L,需要进行 ACTH 兴奋试验。

2. 皮质醇增多症 皮质醇增多症由肾上腺皮质分泌过量的糖皮质激素所致。对怀疑有皮质醇增多症者,可通过测定皮质醇节律、24 h 尿游离皮质醇及 1 mg 地塞米松抑制试验进行筛查,若午夜 1 mg 地塞米松抑制试验发现次日晨血皮质醇<50 nmol/L(1.8 μg/dL)可以除外皮质醇增多症,异常者再使用经典法地塞米松抑制试验确诊。

3. 雄激素相关肿瘤　总睾酮高于正常上限值的2.5倍时应注意排除产生雄激素的卵巢肿瘤。盆腔B超、MRI或CT可协助诊断。若DHEAS>800 μg/dL应注意排除肾上腺肿瘤,肾上腺CT和MRI检查可协助诊断。

4. 高催乳素血症　部分PCOS患者可有血清催乳素轻度升高。若血清催乳素反复持续增高,应进行相应的病因鉴别(如催乳素瘤等)。

5. 甲状腺疾病　根据临床表现和甲状腺功能测定(FT_3、FT_4、TSH及抗甲状腺自身抗体)并结合甲状腺超声可进行诊断。

6. POI　年龄<40岁,可伴有慢性不排卵、不孕、多毛、肥胖等,患者会出现类似围绝经期的症状,血FSH及LH水平升高,雌激素水平低下,则考虑此诊断。超声检查往往提示卵巢体积减小,窦卵泡数量减少,无多囊样的改变。

7. 功能性下丘脑性闭经　通常血清FSH、LH低下或正常、FSH水平高于LH水平,雌二醇相当于或低于早卵泡期水平,无高雄激素血症,在闭经前常有快速减重、精神心理障碍或压力大等诱因。

(蔡洁　黄融　蒋毅弘　陶弢　陆楠)

第五节·治　疗

一、生活方式干预

生活方式干预是PCOS患者首选的基础治疗,荟萃分析结果显示生活方式干预在减重的同时,还可以改善PCOS患者胰岛素抵抗、高雄激素状态、血脂和血压,调整月经周期、改善排卵率和妊娠率、改善妊娠结局,也是预防远期并发症的重要治疗手段。多个指南和共识均指出饮食控制、运动和行为方式干预应作为生活方式干预的主要组分贯穿于 PCOS 治疗的始终。2018 年国际循证指南建议对每位 PCOS 患者进行全面评估,然后制定个体化的生活方式干预方案,并进行不间断的随访,促进患者健康行为的内化与固定,进而达到超重或肥胖 PCOS 患者在 6 个月内减轻原体重的 5%~10% 的目的,并加以坚持和巩固。

(一)饮食控制

研究显示,大约 40%~60% 的 PCOS 患者存在超重或肥胖,即使非肥胖的 PCOS 患者内脏脂肪含量也显著高于健康女性,建议合并超重或肥胖的 PCOS 患者每天总能量摄入减少 30% 或 500~750 kcal(1 kcal = 4.18 kJ),同时兼顾个人能量需求、体重和活动量。当然,膳食结构的合理化也非常关键,需要控制每天摄入的碳水化合物、脂肪和蛋白质三大类营养素的比例,还可考虑配方饮食进行膳食替代,部分患者可在医生指导下予以极低热量饮食。

1. 饮食方案设计步骤

第一步:计算标准体重。

理想体重(kg)= 实际身高(cm)- 105。

第二步:评价目前体重状况。

目前体重状况% = [(实际体重 - 理想体重)/理想体重]×100%。

第三步:计算每日所需热量。

总热量(kcal)= 理想体重×每天每千克体重所需热量(详见附录)。

第四步:确定六大食物交换份的基本框架(详见附录)。

2. 总能量的控制及膳食结构的合理化

(1)控制总能量、调整饮食结构:我国临床常采用低热量饮食,2018年《多囊卵巢综合征诊治内分泌专家共识》推荐每日饮食中,碳水化合物占45%~60%,并选择低生糖指数(glycymic index,GI)食物;脂肪占20%~30%,其中以单不饱和脂肪酸为主,饱和及多不饱和脂肪酸均应小于10%;蛋白质占15%~20%,以植物蛋白、乳清蛋白为主。在控制每日总能量的同时,提倡摄入丰富的维生素、矿物质及膳食纤维。

(2)限制脂肪摄入量:每日用烹调油控制在10~20 g,控制含油脂过多食物的摄入量。

(3)碳水化合物:应以谷类食物为主要的碳水化合物来源,每日应摄入150~250 g,要控制酒精、蔗糖、麦芽糖、果糖、蜜饯及甜点等的摄入量。

(4)每日保证摄入足够量的新鲜蔬菜,尤其是绿叶蔬菜。建议多采用蒸、煮、炖、拌等方法,避免油煎、油炸和爆炒等方法,限制辛辣及刺激性食物及调味品(如辣椒、芥末、咖啡等)的摄入量,因这类食物可以刺激胃酸分泌增加、促进食欲。

(5)养成良好的饮食习惯,可根据个体化营养需求及患者生活习惯制定食谱,纠正挑食、暴饮暴食的不良习惯,做到粗细荤素搭配,保证食物多样化。

3. PCOS膳食模式 近年来世界各国膳食指南更加关注膳食模式的平衡、合理及健康,一种膳食模式的不同组分可能具有协同作用,比单个食物或营养素更多方位影响人体健康和疾病风险。目前减重的膳食模式主要为低GI饮食,低热量、低碳水化合物、低脂、短期限食等模式,临床医生需权衡利弊,结合患者具体情况以个体化定制膳食。以下例举几种代表性健康膳食模式和特殊膳食模式。

(1)代表性健康膳食模式

1)地中海饮食:泛指希腊、西班牙、法国和意大利南部等处于地中海沿岸的南欧各国的膳食模式,主要特点是食物多样、清淡和加工简单,营养素丰富,单不饱和脂肪酸(橄榄油)和膳食纤维(全谷物)的摄入量很高。每天食用适量奶酪和酸奶,适量鱼、禽肉和蛋,每个月只食用几次红肉。以新鲜水果作为每天餐后食品,每周只食用几次甜食。

2) DASH饮食:由1997年美国的一项大型高血压防治计划(DASH)发展出来的饮食,在强调摄入足够的蔬菜、水果、低脂(或脱脂)奶,以维持足够的钾、钙等离子的摄取,并减少饮食中盐和油脂(特别是富含饱和脂肪酸的动物性油脂)的摄入量。DASH饮食已连续多年被评为年度最佳综合饮食方式。

3) 以浙江、上海、江苏等为代表的江南地区膳食可作为东方健康膳食模式的代表:以米类为主食,新鲜蔬菜、水果摄入量充足;动物性食物以猪肉和鱼虾为主,鱼虾摄入量相对较高,猪肉摄入量低;烹饪清淡少油少盐,比较接近理想膳食模式。

(2) 特殊膳食模式

1) 低GI膳食模式:GI表示进食后碳水化合物的吸收速率,其定义为含50 g碳水化合物的食物引起的血糖反应曲线下的面积与含等量碳水化合物的葡萄糖反应之比,以百分含量表示。GI越高,患者餐后血糖升高越明显。食物的种类、成熟度、加工、烹饪及储藏的方法等都会影响食物的GI。一般认为,GI值<40为低,GI值40～70为中等,GI值>70为高GI食物(详见附录)。低GI的饮食不仅能够改善PCOS患者的胰岛素敏感性,减轻高胰岛素血症,还可以减轻体重,尤其是改善腹型肥胖,降低心血管疾病风险。

2) 低碳水化合物膳食模式:低碳水化合物膳食模式又称阿特金斯模式,是由美国医生罗伯特-阿特金斯创造的饮食方法,该饮食模式推荐摄入丰富的蔬菜、豆类、低GI的水果及全谷类食物,通过限制膳食中碳水化合物的摄入,从而限制能量摄入,提高蛋白质和脂肪的供能比,以替代原有碳水化合物供能。研究证实,低碳水化合物膳食可明显减轻体重,具有改善血脂水平、增加胰岛素敏感性、改善心血管危险因素等作用。

3) 低热量、高蛋白质饮食:每日摄入能量控制在800~1 500 kCal,三大营养素占比推荐蛋白质≥40%,脂肪<30%,碳水化合物<30%。低热量、高蛋白饮食较常规饮食可以更显著维持较低的体重、体脂和甘油三酯的水平,但需注意高蛋白饮食模式对肾脏潜在的不利影响,在保持总能量摄入的前提下,应注意营养素间需保持合理比例。

4) 低脂、高纤维素饮食:脂肪摄入占每日所需能量30%以下,该种膳食模式能够预防慢性疾病,同时不会影响营养素的摄入。美国健康基金会提出,每日的纤维素摄入量为"年龄+5",或在5 g纤维素的基础上,每增长1岁,增加1 g纤维素,直至20岁,推荐成人的纤维素推荐摄入量为25~35 g。

5) 生酮饮食:生酮饮食是一种高脂肪(70%~75%)、低碳水化合物(3%~5%)与适量蛋白质(20%~27%)的特殊饮食结构。生酮状态下,机体切换为以脂肪分解为主的供能模式。与其他饮食方案相比,生酮饮食中蛋白质和油脂的饱腹感强,导致摄食减少;产生的酮体可以直接抑制食欲;胰岛素水平下降,脂肪合成受抑制,脂肪分解增加;糖异生作用加大能量消耗;酮体作为含有能量的代谢中产物,从尿液等途径排出等多方面达到较快降低体重的作用。生酮饮食配合抗阻锻炼,可以达到在减少体脂的同时不减少肌肉,甚至增加肌肉的效果。研究表明,生酮、低碳水化合物饮食不仅能显著改善PCOS患者的体脂、胰岛素抵抗,而且还能改善高雄激素状态。生酮饮食也可以改善脂肪肝,减轻脂肪肝导致的肝功能损害。2018 年《生酮饮食干预多囊卵巢综合征中国专家共识》指出生酮饮食作为一种较为高效的体质量管理方式,在 PCOS 的临床应用中具有较为广阔的前景,但需注意生酮饮食会导致低血糖、酮症过度、维生素和矿物质缺乏、精神差等不良反应。建议在专科医生指导下完成全面评估后启用"柔性生酮"方式,1~2 周逐步增加脂肪供能比,并定期监控营养状况、体脂等指标;当患者 BMI<24 kg/m^2,进行 2 周左右的退酮过程,逐步回归均衡饮食。

4. 其他

(1)维生素 D:维生素 D 是一种脂溶性维生素,参与人体骨代谢和钙磷代谢的平衡,促进胚胎的生长发育,调节细胞增殖、分化,其活性形式 1,25-$(OH)_2D_3$ 刺激卵巢组织中 21% 雌酮、9% 雌二醇及 13% 孕激素的生成。近年来研究发现,维生素 D 通过其受体的介导影响黄体生成素、性激素结合球蛋白和睾酮水平,可能参与了 PCOS 的发病过程。荟萃分析发现 PCOS 患者多存在维生素 D 水平降低的情况,欧洲的两项研究发现 PCOS 患者维生素 D 缺乏的发病率分别为 37% 和 72%,均提示了 PCOS 与血清维生素 D 水平的相关性,因此认为维生素 D 补充治疗可能是 PCOS 患者新的治疗手段之一。对于合并维生素 D 缺乏的 PCOS 患者,在制定生活方式干预方案时,建议考虑补充适量维生素 D。

(2)肌醇:广泛分布在动物和植物体内,在水果、豆类、玉米和坚果中含量最高,是动物、微生物的生长因子。肌醇有 9 种顺、反异构体,其中最常见的为肌肉肌醇(MI)和 D-手性肌醇(DCI),在细胞内肌醇池中绝大多数是 MI,约占 99%,MI 和 DCI 以不同的比例浓度在不同组织中发挥作用。有研究表明,PCOS 患者血和尿液中 DCI 浓度较正常人均降低,PCOS 患者血 MI 浓度则较正常人增高,有研究者推测 MI 与 DCI 不平衡是导致胰岛素抵抗的关键。当患者体内 DCI 缺乏时,PI3K/AKT 信号通路受损,导致胰岛素抵抗和糖代谢异常。当卵泡液中 MI 浓度降低时,可影响卵子的发育和成熟。近年来越来越多的研究表明,MI 和 DCI 以 40∶1 的生理剂量比例联合应用治疗 PCOS 的效果更为显著。

(3) 多不饱和脂肪酸(PUFA):是一类含有两个或两个以上双键且碳原子数为 16~22 的直链脂肪酸,其中 n-3 族的 α 亚麻酸、二十碳五烯酸(EPA)、二十二碳六烯酸(DHA)、n-6 族的亚油酸(LA)、花生四烯酸等具有重要的生物学功能。食物中 n-3 族 PUFA 主要来源于鱼类和海洋动物的脂类,而 n-6 族在亚麻籽、胡桃仁和种子油中含量丰富。

在动物实验和人群研究中均发现 n-3 PUFA 及其产物可直接影响胰岛素的分泌,有利于增强胰岛素敏感性,改善胰岛素抵抗状态;n-6 PUFA 可以升高雄激素水平,但 n-3 PUFA 是否具有降低 PCOS 患者雄激素水平的结论并不一致。有证据表明 n-3 PUFA 与 n-6 PUFA 共同作用比单独作用更重要,动物实验证实 n-6/n-3 PUFA 的比例在 5∶1 时具有正向效应;当 n-6/n-3 PUFA 比例进一步降低时,实验动物的胰岛素抵抗减轻,糖、脂代谢指标均有所好转。中国居民膳食营养素参考摄入量(2013 版)推荐中国成人每日 EPA+DHA 摄入量为 250~2 000 mg,未对 n-6/n-3 PUFA 的补充比例提出建议。

(二) 运动干预

无论是肥胖型还是非肥胖 PCOS 患者,运动干预都是位列一线的基础治疗方式。正如药物处方前需要通过检验、检查评估患者的医学指标,之后给予药物治疗具体剂量和服用频次的过程类似,运动治疗同样需要遵循标准化的运动处方原则。运动处方的制定过程包括：① 通过医学检查、问卷调查和运动测试，全面了解处方对象的体适能和健康状况并进行危险分层；② 确定运动处方的目标；③ 依据FITT - VP 基本原则制定运动处方；④ 运动处方执行期间的医学监督和定期调整运动处方。

其中依据 FITT - VP 基本原则制定运动处方是核心环节。

1. F——frequenc，即运动频率　指每周的运动次数。根据世卫组织推荐，每周锻炼频率 3~5 天，可以有氧运动和抗阻运动交替进行，允许有间隔的休息时间，得到"超量恢复"的机会，可以达到更好的锻炼效果。

2. I——intensity，即运动强度　是处方制定中最关键的部分，合适的运动强度制定和定期调整是决定运动有效性和安全性的重要因素。对于运动强度的评估，不同的运动类型有与之对应的专业指标，分述如下。

（1）有氧运动的强度：可使用最大摄氧量（VO_2max）或储备摄氧量（VO_2R）、最大心率（HRmax）或储备心率（HRR）、代谢当量梅脱（MET）值来表示。这其中适用于临床操作的是使用储备心率（HRR）百分比法、MET 值和主观感觉疲劳等级（RPE）来衡量运动强度。

1）HRR 百分比法：人体在运动到力竭时的最大心率（HRmax）与安静心率的差值称为储备心率（HRR）。

最大心率可以依据公式推算：HRmax = 207 − 0.7 × 年龄，因此 HRR =（207 − 0.7 × 年龄）− 安静心率（HRrest）。在处方运动强度时，可以用储备心率百分比法计算目标心率（THR）以衡量运动强度。目标心率达到 40% ~ 60% HRR 属于中等强度运动，<40% 属于低强度运动，>60% 属于中等强度运动。

例如，一名健康女性，30 岁，安静心率是 65 次/min，预期的运动强度是中等强度运动，其运动时的靶心率范围是：

HRmax = 207−0.7×30 = 184 次/min。

HTR =（184−65）×40%（或 60%）+65 = 113~136 次/min。

2) MET 值：MET 是目前国际上公认的反应运动绝对强度的指标。1 MET 相当于安静休息时的能量代谢水平，即每分钟每千克体重消耗 3.5 mL 氧气的活动强度。依据 MET 值，身体活动可大致分为低（< 3 MET）、中（3~6 MET）、较大（≥6 MET）。例如，静坐为 1.5 MET、扫地为 3 MET、步行为 3~5 MET、跑步（8 km/h）为 8 MET、跳绳为 10 MET。

3) RPE：RPE 是运动中的整体自我感觉，是监测个体对运动负荷适应能力的一个有价值、可靠性较高的指标，被广泛用于评价运动强度，通过 Borg 量表进行评估。根据 Borg 量表，RPE 9~11 级对应心率约为 90~110 次/min，主观感觉为轻松，属于低强度运动；RPE 12~14 级对应心率约为 120~140 次/min，主观感觉为稍感吃力，属于中等强度运动；RPE 15~18 级对应心率约为 150~180 次/min，主观感觉为明显吃力，属于高强度运动。体育锻炼者可以通过主观感觉直观的控制运动强度。

（2）抗阻运动的运动强度：可使用最大重复负荷（RM）表示。所谓最大重复负荷就是予以某一负荷时锻炼者最多能重复的次数。例如一位锻炼者做哑铃负重深蹲时，予以 20 kg 负重时能且只能重复一次动作，那么 20 kg 就是该锻炼者行负重深蹲时的 1 RM。予以 15 kg 负荷行臂屈伸时可以重复 8 次动作，那么 15 kg 就是该锻炼者做臂屈伸的 8 RM。大强度力量练习相当于 1~10 RM，用以提高肌肉最大收缩力；中等强度力量练习相当于 11~20 RM，可以提高肌力，增加肌量；小强度力量练习相当于 20 RM 以上，用于提高肌肉耐力。一般建议初学者以 60%～70% 1 RM（中等到较大强度）间歇训练提高力量。

3. T——time 即完成既定运动强度的总时间。

4. T——type 即运动类型。通常指有氧运动、抗阻运动和柔韧性运动。

（1）有氧运动：主要由躯干、四肢等大肌群参与为主，有节律、时间长，能够维持在一个稳定状态，以有氧代谢为主要供能途径的运动形式，如快走、慢跑、有氧健身操、游泳、跳绳、骑自行车等。有氧运动最大的作用是可以提高心肺耐力，而心肺耐力是健康体适能的核心要素，可以作为预测疾病发病率和死亡率的良好指标。运动医学领域内的研究已证实心肺耐力下降占全因死亡率归因危险度百分比首位，高于高血压、吸烟、糖尿病、肥胖和高脂血症。美国 AHA 声明，通过适当运动提高心肺耐力，可以降低心血管疾病发病率 10%～30%，并且将心肺耐力列为除呼吸、体温、心率和血压以外的第五大生命体征。

（2）抗阻运动：抗阻运动是肌肉在克服外来阻力时进行的主动运动。阻力的来源可以是自身重量和器械（如哑铃、壶铃、弹力带和健身房各种其他器械）。规律的抗阻运动可以提高肌肉力量、改善身体成分、增强胰岛素敏感性、提高基础代谢率、降低血糖和血压，对代谢综合征有预防和治疗作用，进而降低心血管危险因素和全因死亡率，是益处良多的运动方式。

（3）柔韧性运动：柔韧性运动通过拉伸韧带练习，可以提高关节活动幅度（ROM），该运动虽然对心肺功能或代谢指标无改善效果，但可以提高韧带稳定性和平衡性，可以有效地减少和预防运动损伤，保证运动的安全性。在每次进行抗阻运动或高强度有氧运动前都应进行充分的柔韧性运动。

5. V——volume,即运动量　取决于运动频率、运动强度和运动时间等多种因素。

6. P——progression　指运动处方实施过程中是渐进性的,通常分为适应期、提高期和稳定期,运动处方者需根据患者不同时期,在医学监督的过程中逐步调整具体的运动处方元素。

(三) PCOS 患者的运动处方

现有针对 PCOS 患者运动干预的研究多集中于有氧运动,干预时间 10 周到 26 周不等,运动频率多为 3 次/周,运动强度为中等运动强度或高强度运动,观察指标主要集中于心肺耐力、性激素水平和代谢指标变化以及体成分变化。总体说来,随着运动强度增加以及干预时间延长,患者的总体指标改善情况越明显,这也提示我们在制定运动处方过程中要遵循渐进性原则,使患者循序渐进的逐渐增加运动强度并维持,才能带来更好的临床获益。

PCOS 是高度异质性的一种内分泌生殖代谢综合征,该部分患者人群同时包括低体重、正常体重、超重和肥胖人群,这些人群进一步进行体成分分析,又可进一步区分为少脂少肌、多脂少肌和多脂但肌肉含量正常等不同类型的体成分分布类型。因此根据患者不同的 BMI 和体成分分布类型,其对应的运动处方的侧重点也不同。以下对于超重或肥胖 PCOS 以及正常体重 PCOS 给予相应的处方原则。

1. 超重或肥胖 PCOS 的运动处方　这一部分患者的运动治疗目标重点在于减重。在 3 个月内减少原有体重的 10% 可以显著获益,减轻 5%~10% 可以产生能够自我察觉的健康效益。运动方式选择有氧运动为主,以中等强度运动起始,如快走(90~110 m/min)、慢跑(8 km/h)、游泳(娱乐性)等,主观运动感觉以"能说话,不能唱歌"来直观地衡量;对于无运动习惯的肥胖 PCOS 患者,每日运动时间可控制在 20~30 min,运动频率 3~5 次/周,尽量运动间隔时间避免连续 2 天或以上。随着身体的适应,运动强度和时间可以逐渐增加,但增加的原则遵循先增加运动时间、运动频率,最后增加运动强度的原则,可以每隔 1~2 周延长 5~10 min,直到每日运动时间达到 60~90 min,每周达到 250~300 min 中等强度。如果采取每次至少 10 min 的间歇运动,逐渐累积到 60 min 也能获得持续运动的效果。对于因体重过大已经患有关节炎的患者,运动方式上可以选择自行车和游泳等下肢负重较少的运动。

2. 正常体重 PCOS 患者的运动处方 正常体重的 PCOS 患者中通过体成分分析,相当一部分患者处于肌肉含量减少的状态。肌肉不仅是人体必备的运动器官,同时也是人体重要的能量代谢器官,是葡萄糖利用的关键场所,也是重要的内分泌器官,对于血糖水平和代谢稳态有至关重要的作用。因此,对于这一部分患者以抗阻运动为重点运动形式,增加肌肉含量、提高肌肉力量将带来可以预期的临床获益。

对于初学者,起始频率为 2~3 天/周,并且同一肌群的练习时间应至少间隔 48 h,以便有"超量恢复"的时间。可以将身体"分化"成若干部分,例如周一、周四锻炼下半身肌群,周二、周五锻炼上半身肌群。抗阻运动的负重起始时可以以自身负重为主,建议采用复合练习,即多个肌群参与的运动,如膝盖俯卧撑、仰卧起坐、卧蹬和深蹲等。抗阻运动量上,以提高肌肉力量和体积为目的时,抗阻练习过程中每个动作需重复 8~15 次,每个动作的完成速率以中等速度为主(约向心 0.5 s+维持 0.5 s+离心 0.5 s),每个肌群都应练习 2~4 组,组间休息 1~2 min。在通过抗阻运动适应了原有负荷后,应该用更大的刺激继续增加肌肉力量和体积,即所谓"递增超负荷"原则。通常,在递增负荷时,先增加重复次数和组数,再增加强度更为安全。

需要强调的是,对于不同类型 PCOS 患者,选择有氧运动还是抗阻运动一定不是绝对的,而是相互促进的。针对肥胖患者的运动处方中同样可以加入抗阻运动,有助于提高基础代谢率,减少瘦体重丢失,维持减重效果和总体代谢稳态。对于正常体重 PCOS 患者,肌肉含量减少的患者必然处于相对的体脂率升高,也就意味着运动处方需兼顾减脂和增肌两方面,因此有氧运动是必不可少的,只是在运动起始,适当强调增加肌肉含量可以使后期减脂更为高效。有氧运动除了减脂,更为重要的是增加心肺耐力,而这是任何一类疾病患者都需要加强的核心体适能。

(四)心理及行为调适

行为疗法是帮助 PCOS 患者改善其不良生活习惯,建立健康的饮食及运动习惯,从而达到减轻体重、维持体型的治疗方法。行为干预对于 PCOS 患者有一定的疗效,但因为 PCOS 是一个不易治愈的慢性疾病状态,且激素紊乱、肥胖、多毛、痤疮、脱发等形体改变、月经失调、不孕恐惧心理等多方面因素的联合作用,都会影响 PCOS 患者的生活质量,增加患者的心理负担。研究显示,行为干预可以改善肥胖 PCOS 患者的焦虑和抑郁情绪;对肥胖合并抑郁的成年和青春期 PCOS 患者进行行为认知治疗后,患者的体重明显降低,焦虑/抑郁症状好转。全面的心理和行为干预可以使患者参与并维持健康的生活方式,改善 PCOS 患者的健康结局。

1. 目标设立和自我监测 对于需要减重的患者,应建立一个可以达到的减重目标,比如 6 个月之内减轻体重的 5%。在减重和维持体重的过程中需要不断地中途评估和监测。鼓励患者观察和记录自己每日的行动,包括每日摄入的情况(总热量、摄入脂肪量、食物类别,甚至进餐时的心情等)、每日的运动情况(运动种类、运动强度、运动时间、运动频率等)、每日的体重变化等。记录的目的在于督促肥胖患者更多地把注意力集中在自己的行为与改变这些行为后所获得的减肥效果上,增强治疗的信心。

2. **认知的重塑** 医师应与患者更多地沟通具体治疗方式与可能的治疗效果,改变有些患者不切实际的治疗目标及不正确的想法。有的患者对治疗期望过高,认为治疗目标减重太少,希望减重更多,从而对治疗没有信心;有的患者希望短时间内就能改善多毛、痤疮、脱发的情况。医师在对患者进行治疗的同时,应该帮助患者正确认识自己治疗的困难,使患者的想法更加切合治疗的实际,要耐心告知治疗是一个循序渐进的过程,以及治疗的重要性和坚持治疗能够得到的治疗效果,对可能在 PCOS 治疗过程中产生的问题和相应的对策进行详细的介绍,增加患者的配合度,帮助患者建立对治疗的信心。

3. **减压** 应激可触发不健康的饮食行为(如过度摄食等),PCOS 患者因高雄激素带来的皮肤表现,有很大的心理压力,且 PCOS 带来的不孕对女性而言是一种严峻的考验和巨大的精神压力,几乎都与痛苦、忧伤、羞耻联系在一起。医师应指导患者积极减轻压力,做一些全身放松的运动如瑜伽,通过调整呼吸,减少交感神经兴奋,应付高危环境,学会调整情绪。

4. **心理疏导** 心理疏导是借助言语的沟通技巧进行心理泄压和引导,从而改善个体的自我认知水平、提高其行为能力、改善自我发展的方法。在 PCOS 患者的临床诊疗过程中,相关的医务人员应在尊重隐私和良好沟通的基础上,评估其心理状态并积极引导,调整、消除患者的心理障碍,并在必要时结合实际情况,通过咨询指导或互助小组等形式给予患者合理的心理支持及干预,尤其是对于有暴饮暴食、自卑、有形体担忧的肥胖 PCOS 患者。

5. 社会情感支持　患病属于个人行为，但个人的生活无法脱离社会环境而单独存在，离不开家庭、朋友及同事的支持，对有些因肥胖或高雄激素血症的临床表现(如痤疮、多毛、脱发等)而自卑、焦虑、烦躁的患者，应尽力疏导，鼓励其积极治疗，向其亲属介绍疾病的特点及治疗等知识，这对帮助患者积极寻求治疗、坚持长久治疗都有帮助。

二、药 物 治 疗

(一) 调整代谢紊乱的药物

1. 二甲双胍

(1) 机制：胰岛素增敏剂，可增强外周组织(肝、骨骼肌、白色脂肪等)对胰岛素的敏感性，增强组织对葡萄糖的利用率、糖的无氧酵解及有氧代谢，抑制糖异生和肝糖原的输出，延缓小肠对葡萄糖的吸收。

(2) 适应证：以代谢异常表型为主、生活方式干预效果欠佳的 PCOS 患者，如青春期合并糖调节受损(IGR)或糖尿病的肥胖患者；育龄期合并 IGR 不论是否肥胖的 PCOS 患者；伴有肥胖或脂肪肝的 PCOS 患者。

(3) 禁忌证：① 肾功能障碍，肌酐 $\geqslant$ 128 μmol/L 或肌酐清除异常；② 需要药物治疗的充血性心力衰竭和其他严重的心肺疾患；③ 严重感染和外伤、外科大手术，临床有低血压和缺氧等；④ 已知对盐酸二甲双胍过敏；⑤ 急性或慢性代谢性酸中毒，包括有或无昏迷的糖尿病酮症酸中毒；⑥ 酗酒者；⑦ 接受血管内注射碘化造影剂者，应暂时停用 [估算肾小球滤过率(eGFR)>60 mL/min 的患者，在检查前或检查时必须停止服用二甲双胍，在检查完成至少48 h 后且仅在再次检查肾功能无恶化的情况下才可以恢复服用；

对于 eGFR 在 45~60 mL/min 之间的患者,在注射碘化造影剂 48 h 前必须停止服用二甲双胍,在检查完成至少 48 h 后且仅在检查肾功能无恶化的情况下才可以恢复服用];⑧ 维生素 B_{12}、叶酸缺乏未纠正者。

(4)注意事项:① 目前没用肯定的使用二甲双胍的最佳治疗时期或治疗期限,一般认为在有适应证的情况下,诊断成立后即考虑用药,约有 50% 的患者在治疗 3 个月内即可产生效果(胰岛素抵抗或糖调节异常明显改善),若治疗 3~6 个月没有效果,建议更换剂量和(或)更换治疗方案;② 临床上服用二甲双胍的主要不良反应为胃肠道反应,约 20% 患者可出现腹部不适、腹泻、恶心、口中有金属味等现象,如症状不突出,可继续服用或改为餐后服用,症状多在 2 周左右逐渐缓解乃至消失;③ 较为严重的不良反应为乳酸酸中毒[十分罕见($<0.01\%$),发生于患有可造成组织缺氧的疾病,尤其是急性疾病或慢性疾病的恶化患者,如失代偿性心力衰竭、呼吸衰竭、近期发作的心肌梗死、休克等];④ 若胰岛素抵抗或糖调节异常明显改善,备孕患者建议使用至确认妊娠,无妊娠计划患者可使用至糖调节异常恢复;⑤ 虽有较强的证据提示二甲双胍对孕妇及新生儿均是安全的,但其仍是 B 类药,孕妇应慎用。

(5)使用方法:改善胰岛素敏感性的二甲双胍剂量至少为每日 1 500 mg,最佳剂量为每日 2 000 mg,可分为 2~3 次/日,餐中或餐后立即服用,小剂量开始逐渐递增。

2. 噻唑烷二酮类(吡格列酮)

(1)机制:通过激活过氧化物酶体增殖体激活受体 γ(PPARγ),增加脂肪细胞、肝细胞及骨骼肌细胞对胰岛素的敏感性,还可增强葡萄糖转运子-1 和葡萄糖转运子-4 对葡萄糖的摄取,延缓糖尿病进展,改善动脉粥样硬化、纠正血脂紊乱、减轻炎症状态等作用。

（2）适应证：以代谢异常表型为主、生活方式干预效果欠佳的 PCOS 患者，如对二甲双胍耐受不良或无效的 PCOS 患者；青春期合并 IGR 或糖尿病的肥胖患者；育龄期合并 IGR 非孕期不论是否肥胖的 PCOS 患者；伴有腹型肥胖或脂肪肝的 PCOS 患者。

（3）禁忌证：合并贫血、心脏疾病、骨密度减低以及近期有备孕计划的 PCOS 患者不推荐使用噻唑烷二酮类。

（4）注意事项：用药前及用药期间需要进行肝功能检查，使用时若患者出现体重骤增、水肿、气短或其他心力衰竭的症状时，需要及时复诊；用药期间需避孕。

（5）使用方法：吡格列酮的临床用量一般为 15～45 mg，每日 1 次，无充血性心力衰竭的患者起始推荐剂量为 15 mg 或 30 mg，每日 1 次。

3. GLP－1 受体激动剂（GLP－1RA）

（1）机制：GLP－1 是肠道产生具有胰岛 β 细胞保护作用的多肽，可以促进胰岛素分泌，减轻炎症。GLP－1RA 抑制胃肠蠕动，降低食欲，增加胰岛素敏感性，减轻体重，改善慢性低度炎症。

（2）适应证：以代谢异常表型为主、生活方式干预效果欠佳的 PCOS 患者，如对二甲双胍耐受不良或无效的 PCOS 患者；超重/肥胖的 PCOS 患者在控制体重方面和改善糖代谢紊乱方面优于二甲双胍，且两药联用相比于单独使用能在更大程度上改善患者的月经周期、排卵率、雄激素的水平、胰岛素抵抗和糖脂代谢紊乱；目前此类药物更适合有减重需要或合并糖代谢紊乱的 PCOS 患者。

（3）禁忌证：① 对药物活性成分或任何辅料过敏者；② 1 型糖尿病患者或糖尿病酮症酸中毒者；③ 有甲状腺髓样癌既往史或家族史者；④ 多发性内分泌肿瘤综合征 2 型患者；④ 不推荐将此类药物用于终末期肾脏疾病或严重肾

功能不全的患者;⑤ 严重高甘油三酯血症的患者(TG ≥ 5.56 mmol/L)。

(4)注意事项:① 常见的不良反应是胃肠道不适,如恶心、腹泻、呕吐、便秘、腹痛及消化不良,头痛、上呼吸道感染及低血糖也是此类药物的不良反应,这些不良反应通常在治疗持续数日或数周内逐渐减轻;② 治疗中一旦出现疑似胰腺炎症状应停止使用此类药物并及时就诊;③ 与二甲双胍联用时,无须改变二甲双胍的剂量。

(5)使用方法:① 利拉鲁肽:初始剂量为 0.6 mg,每日 1 次,皮下注射,至少使用 1 周后,剂量增至每日 1.2 mg,必要时可再增至最大剂量为每日 1.8 mg,注射时间无限制,但推荐每日在同一时间注射;② 艾塞那肽:起始用量为每次 5 μg,每日 2 次,皮下注射;1 个月后可增至每次 10 μg,每日 2 次,注射时间应在早餐和晚餐前 60 min 内(或每日的两顿主餐前),避免餐后注射,两次给药间隔 6 h 或更长;药物注射部位可选择腹部,大腿或者上臂,与二甲双胍联用时,若患者的胃肠道反应能耐受,则无须改变二甲双胍的剂量。需注意的是,GLP-1RA 的周制剂因上市的时间尚短,在 PCOS 人群中应用的数据有限,可能需要更多的证据支持。

4. α 糖苷酶抑制剂(阿卡波糖)

(1)机制:通过竞争性抑制 α 糖苷酶的作用减少糖类在小肠中的吸收,调节肠道菌群,增加患者餐后 GLP-1 水平,改善胰岛素抵抗。

(2)适应证:① 以代谢异常表型为主、生活方式干预效果欠佳的 PCOS 患者;② 对于二甲双胍耐受不良或无效的 PCOS 患者;③ 常伴有下一顿餐前低血糖的 PCOS 患者。

(3)禁忌证:① 对阿卡波糖成分过敏;② 有明显消化和吸收障碍的慢性胃肠功能紊乱患者;③ 由于肠胀气而可能恶化的疾病(如 Roemheld 综合征、严重的疝气、肠梗阻和肠溃疡)患者；④ 严重的肾功能损害（肌酐清除率<25 mL/min）。

（4）注意事项：主要不良反应是肛门排气增多等。

（5）使用方法：推荐起始剂量为 50 mg，每日 3 次，以后逐渐增加至 100 mg，每日 3 次。

5. 小檗碱

（1）机制：俗称黄连素，是一种重要的生物碱，从黄连、黄檗、三颗针等植物中提取，小檗碱可改善全身及卵巢局部的胰岛素敏感性、降低血糖、调节血脂等。

（2）适应证：不能耐受二甲双胍及肠道功能紊乱的 PCOS 患者。

（3）禁忌证：对本品过敏、溶血性贫血和葡萄糖-6-磷酸脱氢酶缺乏、妊娠 3 个月。

（4）注意事项：小檗碱的不良反应较轻，仅少数患者有轻度口苦、腹胀、便秘、食欲减退等症状，偶有恶性、呕吐、皮疹和药热，经停药或对症处理后，症状可消失，且在血糖降至正常后，加大用量不会引起低血糖反应；小檗碱在 PCOS 治疗中的研究有限，还需对其扩大样本进一步临床研究。

（5）使用方法：推荐剂量为 0.1~0.3 g，每日 3 次，餐后服用。

6. 奥利司他

（1）机制：是一种非中枢作用、阻滞消化吸收的减肥药，可竞争抑制胰腺、胃肠道中脂肪酶的作用，进而抑制肠道中食物脂肪的分解吸收；该药物已批准用于治疗肥胖，在 PCOS 患者中临床研究提示奥利司他可降低 BMI 改善胰岛素敏感性；另一项临床研究提示 PCOS 患者糖基化终末产物含量升高，奥利司他与晚期糖基化终末产物水平下降有关。

（2）适应证：肥胖和超重的 PCOS 患者，包括已经出现与肥胖相关的危险因素的患者的长期治疗。

（3）禁忌证：慢性吸收不良综合征或胆汁淤积症及对奥利司他或药物制剂中任何一种其他成分过敏的患者。

（4）注意事项：关于奥利司他临床试验都是基于奥利司他与饮食结合试验，因此奥利司他的作用不能分离于饮食；用药前需告知患者可能有胃肠排气增多、脂肪泻、大便次数增多、大便失禁等不良反应，低脂肪饮食可减少发生胃肠道不良反应的可能性；严重肝毒性的病例报道较少；服用奥利司他时可考虑补充复合维生素。

（5）使用方法：推荐剂量为餐时或餐后 1 h 内服用 0.12 g 胶囊（1 粒），如果有一餐未进或食物中不含脂肪，则可省略一次服药。

7. 他汀类

（1）机制：通过竞争性抑制内源性胆固醇合成限速酶 HMG‐CoA 还原酶，阻断细胞内甲羟戊酸代谢途径，使细胞内胆固醇合成减少，从而反馈性刺激细胞膜表面 LDL 受体数量和活性增加，降低胆固醇和 LDL；临床试验提示他汀类药物对 PCOS 患者代谢、内分泌等方面具有改善作用，辛伐他汀可降低全身炎症和内皮炎症标志物，阿托伐他汀治疗与胰岛素敏感性改善相关，但他汀类药物治疗时间和剂量差异还需进一步大样本临床研究。

（2）适应证：合并血脂异常的 PCOS 患者，如果生活方式干预无效，可首选他汀类药物。

（3）禁忌证：糖尿病酮症酸中毒、肝硬化失代偿期、显著的肾功能损害。

（4）注意事项：若 PCOS 患者无血脂紊乱及心血管疾病高危因素，他汀类药物不作为治疗的常规推荐药物；定期监测肝功能、肌酸激酶等；注意有无肌肉无力和肌痛等症状。

（5）使用方法：阿托伐他汀推荐剂量范围为 10～20 mg/天，辛伐他汀推荐剂量为 10～40 mg/天，最好在晚上

8点服用。

(二)调经药物

PCOS患者需要调整月经周期,减少子宫内膜癌发生的风险。青春期、育龄期无生育要求、无高雄激素血症和临床高雄激素表现,以及无胰岛素抵抗的患者,因排卵障碍引起月经紊乱的PCOS患者,可选择单一孕激素调整月经周期。

合并高雄激素血症的患者,可以选择口服各种短效避孕药。PCOS患者若治疗前月经量多或正常,子宫内膜厚度正常,可选择达英-35、去氧孕烯炔雌醇(妈富隆)、屈螺酮炔雌醇(优思明/优思悦)等口服避孕药调整月经周期。对于有高雄激素血症的PCOS患者,达英-35是抗高雄激素血症最强的口服避孕药,但因其代谢影响大,可以选择最新一代具有抗高雄激素血症并且对代谢影响最小的短效口服避孕药优思明/优思悦。无高雄激素血症的PCOS患者若在未治疗前月经量较少,则需要在月经的后半周期超声测量子宫内膜厚度,若子宫内膜厚度<7 mm,则应给予序贯疗法调整月经周期。

1. 孕酮

(1)作用机制:青春期PCOS患者体内常由于不排卵或排卵不好导致孕激素缺乏或不足,子宫内膜受单一雌激素作用而发生子宫内膜过度增生,应周期性使用孕激素对抗雌激素作用。周期性撤退性出血,可以改善子宫内膜状态,预防子宫内膜癌。单孕激素疗法除了调理月经保护子宫内膜的作用外,可通过缓慢LH脉冲式分泌的频率,在一定程度上起到降低雄激素水平的作用。此方法优点在于对代谢影响小,不抑制下丘脑-垂体-性腺轴。但不能有效降低雄激素水平,无治疗多毛及痤疮的作用。

(2)使用方法:地屈孕酮10~20 mg/d或黄体酮100~200 mg/d或醋酸甲羟孕酮10 mg/d,每周期10~14天。

（3）适应证：适用于青春期、育龄期无生育要求、无高雄激素血症及临床高雄激素表现，及无明显胰岛素抵抗的 PCOS 患者；因排卵障碍引起月经紊乱的 PCOS 患者。

2. 复方口服避孕药（COC）　各种短效口服避孕药均可用于高雄激素血症的治疗，随着第一代到第三代的不断改进，其中孕激素的活性越来越强，且更接近天然黄体酮。低剂量 COC 可通过多种途径降低雄激素水平，减轻多毛症。首先，COC 通过负反馈调节，抑制内源性促性腺激素分泌；其次，COC 还可直接抑制卵巢内雄激素生成；第三，COC 增加血浆 SHBG 水平。因而降低血中游离雄激素水平；最后，COC 可抑制双氢睾酮与雄激素受体结合，从而降低雄激素活性。使用此类药物可以纠正高雄激素血症，改善高雄激素水平所致的临床表现，同时可以有效避孕，周期性的撤退出血还可以改善子宫内膜状态，预防子宫内膜癌的发生。

（1）达英-35

1）作用机制：达英-35 每片含醋酸环丙孕酮 2 mg 和炔雌醇 0.035 mg。环丙孕酮是人工合成的 17-羟孕酮类衍生物，具有很强的抗雄激素作用，是抗雄激素作用最强的孕激素。它可以与雄激素的受体结合，可抑制 LH 的分泌，抑制卵泡膜细胞生成雄激素。另外，它还能抑制 5α-还原酶，加快睾酮的清除，炔雌醇可以升高 SHBG 水平，从而减少游离睾酮水平。

2）使用方法：在月经第 1 日服用，每日 1 片，连续服用 21 日。通常对于高雄激素血症引起的痤疮，使用醋酸环丙孕酮治疗需要 3 个月，多毛症状需要治疗 6 个月。3~6 个周期后可停药观察，症状复发后可再用药。

3）适应证：适用于多毛、痤疮、月经量过多或经期延长及有高雄激素血症或高雄激素临床表现的 PCOS 患者。醋酸环丙孕酮除了用于避孕外,也可用于治疗妇女雄激素依赖性疾病,如痤疮,以及伴有皮脂溢炎症或形成结节的痤疮(丘疹脓疱性痤疮、结节囊肿性痤疮)、妇女雄激素性脱发、轻型多毛症及PCOS患者的高雄激素表现。

(2) 妈富隆

1) 作用机制:妈富隆每片含去氧孕烯0.15 mg和炔雌醇0.03 mg,可以通过抑制垂体–性腺轴,从而抑制LH及FSH的释放。另外,去氧孕烯属于第3代孕激素,仅有微弱的雄激素活性,可用于治疗痤疮。

2) 使用方法:在月经周期的第1日,即月经来潮的第1日开始服用,也可以在月经来潮第2~5天开始服用。按照药品包装箭头所指的方向每日约在同一时间服用1片,连续服用21日,随后停药7日,在停药的第8日开始下一周期的用药。

3) 适应证:PCOS患者调整月经周期和治疗痤疮。

(3) 优思明

1) 作用机制:优思明每片含有屈螺酮3 mg和炔雌醇0.03 mg,优思明中的屈螺酮的生化和药理特性与天然孕激素十分相似,是避孕、调经药物中最安全的,但因其抗雄激素作用不及达英–35,仅推荐用于无高雄激素血症的PCOS患者。另外,屈螺酮具有独特的抗盐皮质激素的活性,能防止由于液体潴留而引起的体重增加和其他症状,且可以对抗与雌激素相关的钠潴留,并对经前期综合征有积极的作用。

2) 使用方法:自然月经周期的第1日开始服药,也可以在第2~5日开始,每日约在同一时间用少量液体送服,每日1片,连续服用21日,随后停药7日停药期间常会发生撤退性出血,一般在停药2~3后开始出血,停药7日后开始服用下一盒药,有时在开始下一盒药时可能出血还未结束。

3）适应证：无高雄激素血症的 PCOS 患者调整月经周期。

（4）优思悦

1）作用机制：每片含屈螺酮 3 mg 与炔雌醇 0.02 mg。优思明和优思悦属于目前最新短效口服避孕药,含新型孕激素屈螺酮。作用机制同优思明。

2）使用方法：共 28 片,24 片浅粉红色药片为活性药片,4 片白色药片为无活性药片。从月经第一天开始,前 24 日每日服用红色药片一片,第 25~28 天每日服用白色药片一片。

3）适应证：轻度高雄激素血症的 PCOS 患者调整月经周期和治疗雄激素依赖性中度寻常痤疮。

3. 雌孕激素序贯

1）作用机制：在卵巢功能不足的情况下,人工地按卵巢生理活动的规律补充外源性雌激素和孕激素,恢复行经,又称人工月经周期。

2）使用方法：具体治疗方法如下,从撤药性出血第 5 日开始,戊酸雌二醇(补佳乐)2 mg,每晚 1 次,连服 21 日,服用雌激素的第 11 日起加用醋酸甲羟孕酮,每日 10 mg,连用 10 日,连续 3 个周期为 1 个疗程,若治疗 1 个疗程后正常月经周期仍未建立,则应重复上述序贯疗法。若患者体内有一定雌激素水平,则雌激素用量可减半或减为 1/4 量。

3）适应证：序贯疗法适用于无高雄激素血症且无生育要求的 PCOS 患者,也适用于青春期及生育年龄功能失调性子宫出血、内源性雌激素水平较低者。

4. 调经药物的不良反应　常见(≥1%)的药物不良反应如下,胃肠道功能紊乱(如恶心、腹痛),体重增加,情绪抑郁或改变,乳房疼痛、触痛等。月经周期的第 1 日开始服药有利于减少子宫出血。体重增加与雌激素导致的水钠潴留有关,使用含屈螺酮的避孕药会减少此不良反应发生的概率。深静脉血栓和心脑血管疾病的发生概率与患者年龄、是否吸烟、吸烟量、阳性家族史(即兄弟姐妹或双亲在早年发生过静脉或动脉血栓栓塞)、肥胖、高脂血症、高血压、偏头痛等因素有关,因此对于存在这些因素的患者尽量避免使用。对于青春期少女,用口服避孕药之前应进行充分的告知,取得知情同意。

需要注意的是,PCOS 患者是特殊人群,常常存在糖、脂代谢的紊乱,用避孕药期间应监测血糖、血脂的变化,以防这些药物对糖脂代谢的不利影响。屈螺酮是唯一一个具有醛固酮拮抗作用的孕激素,它可以减轻醛固酮诱导的胰岛素抵抗。近期研究表明优思悦(屈螺酮/炔雌醇)治疗 3 个月不影响空腹血糖和餐后血糖以及胰岛素的水平。胰岛素抵抗是 PCOS 发病的重要因素,其他的研究也表明屈螺酮/炔雌醇复方制剂(优思明)不影响胰岛素敏感性,对胰岛素抵抗是中性作用。PCOS 患者避孕药物的选择需要根据患者具体情况,个性化治疗。

5. 调经药物的禁忌证　口服避孕药对凝血及肝功能有影响,其使用的绝对禁忌证如下。

(1)出现或既往有静脉或动脉血栓形成性/血栓栓塞性疾病(如深静脉血栓形成、肺栓塞、心肌梗死)或脑血管意外。

(2)出现或既往有血栓形成的前驱症状(如短暂脑缺血发作、心绞痛)。

(3)出现静脉或动脉血栓形成的严重或多种危险因素。

(4)有局灶性神经症状的偏头痛病史或累及血管的糖尿病。

（5）与重度高三酰甘油血症相关的胰腺炎或严重的肝病肝功能未恢复正常或既往有肝良性或恶性肿瘤。

（6）已知或怀疑受性激素影响的恶性肿瘤（如生殖器官或乳腺肿瘤）。

（7）未确诊的阴道出血。

（8）已知或怀疑妊娠，以及哺乳。

（9）对药物任何成分过敏。

（10）使用药物之前或使用药物时若首次出现上述任何一种情况，必须马上停药。相对禁忌证与药物的不良反应有关，包括高血压、糖尿病、偏头痛、哺乳期妇女、乳腺癌及肝癌患者。

（三）降雄药物

缓解高雄激素症状是治疗的主要目的。生活方式的调整仍是 PCOS 高雄激素患者的治疗与管理的前提，具体包括饮食调节、体育锻炼、体重控制与管理，其对肥胖 PCOS 高雄激素患者甚为有效。肥胖 PCOS 高雄激素患者在体重减轻 5%～10% 后，高雄激素的临床症状可得到明显改善。

1. 醋酸环丙孕酮　环丙孕酮是人工合成的 17-羟孕酮类衍生物，具有很强的抗雄激素作用，各种含有炔雌醇和孕激素（特别是具有抗雄激素作用的孕激素）的复合制剂，均可用于高雄激素血症的治疗，一直是 PCOS 治疗的首选。我国指南也建议 COC 作为青春期和育龄期 PCOS 患者高雄激素血症及多毛、痤疮的首选治疗。对于有高雄激素临床表现的初潮前女孩，若青春期发育已进入晚期（如乳房发育≥Tanner Ⅳ级），如有需求也可选用 COC 治疗。随着第一代到第三代炔雌醇/孕激素复合制剂的不断改进，其中孕激素的活性越来越强，且更接近天然黄体酮，以复方醋酸环丙孕酮（达英-35）为首选。3～6 个周期后可停药观察，症状复发后可再用药（如无生育要求，育龄期推荐持续使用）。

使用此类药物可以纠正高雄激素血症,改善高雄激素水平所致的临床表现,同时可以有效避孕,周期性的撤退出血还可以改善子宫内膜状态,预防子宫内膜癌的发生。

(1) 作用机制:达英-35 每片含醋酸环丙孕酮 2 mg 和炔雌醇 0.035 mg,孕激素能够通过以下几个方面达到抗雄作用:① 抑制下丘脑-垂体 LH 分泌,从而抑制卵巢卵泡膜细胞雄激素合成;② 竞争 5α-还原酶和雄激素受体,阻断雄激素的外周作用,所有口服避孕药和雌孕激素复合制剂中醋酸环丙孕酮作用最强;③ 直接抑制卵巢雄激素合成;④ 竞争抑制 p450c17/17-20 裂解酶活性,减少肾上腺雄激素的生成。雌激素成分炔雌醇能够通过增加肝脏 SHBG 合成,减少循环中游离睾酮,且表现为剂量依赖性。炔雌醇的抗雄激素作用明显强于雌二醇。

(2) 服用方法:达英-35 每片含醋酸环丙孕酮 2 mg 和炔雌醇 0.035 mg,在月经第 1~5 日服用,每日 1 片,连续服用 21 日。

(3) 适应证:近期指南推荐使用激素避孕药(口服、贴剂和阴道环)作为 PCOS 患者中有月经不规则和高雄激素血症临床症状的一线用药。也可用于治疗妇女雄激素依赖性疾病,如痤疮,特别是明显的痤疮类型,以及伴有皮脂溢、炎症或形成结节的痤疮(丘疹脓疱性痤疮、结节囊肿性痤疮)、妇女雄激素性脱发、轻型多毛症。该类药物能够提高生育能力并改善妊娠结局。除了降低 PCOS 患者远期代谢性疾病风险包括代谢综合征、糖尿病,患者最大的获益是减少子宫内膜癌的风险,而对于卵巢癌发生风险的影响仍未明确。

通常对于高雄激素血症引起的痤疮,使用醋酸环丙孕酮治疗至少需要 3 个月,多毛症状至少需要治疗 6 个月。停药后会恢复雄激素水平升高的临床症状,一般建议在临床症状消退后再继续服用药物 3~4 个周期或以上。

（4）禁忌证：口服避孕药对凝血及肝功能有影响，其使用的绝对禁忌证包括：合并使用其他激素类避孕药；个人或家庭病史中已知由特发性静脉血栓栓塞（兄弟姐妹或者父母在较年轻时有与静脉血栓栓塞相关的病史）；出现或既往有静脉或动脉血栓形成性/血栓栓塞性疾病（如深静脉血栓形成、肺栓塞、心肌梗死）或脑血管意外；出现静脉或动脉血栓形成的严重或多种危险因素；糖尿病血管改变；严重镰状细胞贫血；严重重症高血压；可能有静脉或动脉血栓形成的遗传或获得性的生物化学因素（包括活化蛋白 C 抵抗、高半胱氨酸血症、抗凝血酶Ⅲ缺乏、蛋白 C 缺乏、蛋白 S 缺乏、抗磷脂抗体）；胰腺炎或者严重的高三酰甘油血症和（或）其他脂类代谢紊乱相关的病史；严重肝功能不全或肝功能未恢复正常，或既往有肝良性或恶性肿瘤；未确诊的阴道出血；有局灶性神经症状的偏头痛病史；吸烟者；已知或怀疑受性激素影响的恶性肿瘤（如生殖器官或乳腺肿瘤）；妊娠期间特发性黄疸病史、严重的妊娠期间瘙痒症或者妊娠疱疹、随着每次妊娠加重的耳硬化症；希望妊娠、已知或怀疑妊娠；哺乳；对药物任何成分过敏。使用药物之前或使用药物时若首次出现上述任何一种情况，必须马上停药。相对禁忌证与药物的不良反应有关，包括高血压、糖尿病、偏头痛、哺乳期妇女、乳腺癌及肝癌患者。

（5）不良反应：与其他复方短效避孕药物相比，大部分研究报告达英-35 的静脉血栓栓塞风险高。一般在首次服药第一年发生静脉血栓栓塞症（VTE）风险最高，或停用 1 个月后再服用患者中 VTE 风险值增加明显。而在中国一些观察性研究中 VTE 风险则较低。尽管有证据表明 PCOS 本身可能会增加 VTE 风险，目前仅有两个回顾性观察性研究能证明两者因果关系，因此需要更多研究以明确两者相关性。静脉血栓并发症风险随以下因素而增加：年龄、吸烟、阳性家族史、长期制动、大手术、腿部手术或者大面积创伤、严重肥胖（BMI 超过 30 kg/m^2）。

其他副作用包括头痛、恶心、体重增加、乳房压痛、性欲减退。可能的代谢问题包括糖脂代谢紊乱，特别是服药前已经存在代谢紊乱的 PCOS 患者。

（6）注意事项：目前，没有依据证实短期使用 COC 类药物增加心血管疾病风险。由于缺乏大规模的和长期的随访研究，长期使用 COC 类药物对心血管疾病相关代谢指征的影响仍然存在争议。一方面，在健康女性中，服用联合口服避孕药物可能会增加糖耐量异常、高血压、高甘油三酯血症和 CRP 水平。由于 PCOS 患者胰岛素抵抗、肥胖、糖尿病、高血压和血脂异常患病率增高，使用联合口服避孕药物可能增加 PCOS 患者心血管病风险。另一方面，COC 治疗可能通过降低胰岛素抵抗和改善脂肪分布、降低雄激素水平，从而降低心血管风险。

在评估 PCOS 患者是否适合使用达英-35 治疗时，医务人员应该考虑相关的问题，包括后天或遗传风险因素，如肥胖、吸烟、年龄、遗传性血栓形成风险。如果服药期间发生妊娠，应马上停药。

虽然现有数据不支持联用低剂量环丙孕酮（1 mg 或 2 mg）与炔雌醇或雌二醇治疗痤疮、多毛症、避孕或激素替代疗法能增加脑膜瘤发生的风险，但对于已经患脑膜瘤或者有脑膜瘤病史患者，不建议应用该类药物。

2. 螺内酯

（1）作用机制：螺内酯（安体舒通）是常用的保钾类利尿剂，是醛固酮的竞争性抑制剂。它可以与 5α-双氢睾酮竞争拮抗雄激素受体，抑制卵巢和肾上腺皮质雄激素的产生，抑制能将雄激素从弱变强的转换酶，包括 17β-脱氢酶

（把雄激素从活性较低的雄烯二酮转化为活性较高的睾酮）和 5α–还原酶（把睾酮转变为双氢睾酮）。

（2）服用方法：每日剂量 50～200 mg，推荐剂量为 100 mg/d，可从小剂量开始使用，用药期间监测血压、心率，定期复查电解质。如每日服药 1 次，建议早晨服药，以免夜间排尿次数增多影响睡眠质量，且进食时或餐后服药，可减少胃肠道反应，并可能提高螺内酯的生物利用度。建议应用 6 个月或更长时间效果才会显著。

（3）适应证：螺内酯对于 PCOS 患者的所有皮肤症状均有效。当使用 COC 治疗多毛和痤疮 6 个月后疗效欠佳时，可考虑改用螺内酯。

（4）禁忌证：因螺内酯有保钾作用，所以肾上腺功能减退症所致高钾血症或其他与高钾血症有关的状况、无尿、合用依普利酮患者禁用。有下列情况需要慎用：肝功能不全（因本药引起电解质紊乱可诱发肝昏迷）、低钠血症、酸中毒、乳房增大或月经失调。

（5）不良反应：应用螺内酯需警惕体位性低血压等。常见不良反应有高血钾，尤其是单独用药，进食高钾食物与钾剂或含钾药物以及存在肾功能损害时，故用药期间需要监测血钾。其次有胃肠道反应，如恶心、呕吐、胃痉挛和腹泻，尚有报道可致消化性溃疡。少见不良反应有低钠血症、抗雄激素样作用等，长期服用本药男性可导致男性乳房发育、阳痿、性功能低下，女性可以有乳房胀痛、声音变粗、毛发增多、月经失调、性功能下降。长期大剂量服用可能会出现嗜睡、行走不协调和头痛等中枢神经系统异常表现。罕见不良反应包括过敏反应、暂时性血浆肌酐和尿素氮升高、轻度高氯性酸中毒、乳腺癌风险。

（6）注意事项：育龄期患者在服药期间建议采取避孕措施。

3. 非那雄胺

(1) 作用机制：非那雄胺是一种人工合成的甾体类化合物,它是催化睾酮代谢为 DHT 的关键酶(Ⅱ型和Ⅲ型 5α-还原酶,对Ⅰ型作用微弱)的特异性抑制剂,能阻碍外周组织中睾酮向 DHT 的转化,使血清及组织中 DHT 的浓度明显下降。Ⅰ型 5α-还原酶异构体存在于皮脂腺、汗腺、真皮乳头细胞及表皮和滤泡的角质形成细胞中。Ⅱ型 5α-还原酶位于毛囊、附睾、输精管、精囊和前列腺中。人类毛囊内含有Ⅱ型 5α-还原酶,秃发患者的脱发区头发内毛囊变小,并且 DHT 的浓度增加,使用非那雄胺可以使患者头皮及血液中的 DHT 浓度下降。相比于非那雄胺,度他雄胺抑制所有三种 5α-还原酶同工酶,血清 DHT 水平降低 99%。尽管二甲双胍可治疗代谢紊乱、控制血糖、调节月经周期,但对于脱发和痤疮,二甲双胍不如抗高雄激素血症药物有效。

(2) 服用方法：推荐使用剂量为每日 1 次,每次 5 mg,服药时间与进食无关,一般在连续用药 6 个月或更长时间后才能观察到头发生长增加、头发数目增加以及防止继续脱发,大多数女性在治疗 6 个月后 FG 分数降低。建议持续用药以取得最大疗效,停止用药后可在 12 个月内发生症状反复。

(3) 适应证：此药主要适用于雄激素性脱发,并能促进头发生长、防止继续脱发。当患者有严重多毛症状,且使用口服避孕药和螺内酯无效时,可考虑使用非那雄胺。

(4) 禁忌证：对药物的任何成分过敏、怀孕、计划怀孕或者哺乳期女性。

(5) 不良反应：据报道,约 9% 的使用者出现体位性低血压。此外,非那雄胺可能导致头晕、虚弱、呼吸困难、鼻炎和皮疹症状相关。

(6) 注意事项：同时服用 α 受体阻滞剂的患者注意监

测血压变化,服用药物后 6 个月内禁止献血。

4. 氟他胺

(1) 作用机制:氟他胺是第一个非甾体类抗雄激素药物,可竞争性结合雄激素受体,降低 DHT 合成。

(2) 服用方法:氟他胺 250 mg,每 8 h 服用一次。由于该药物的半衰期为 6 h,每天必须至少服药 3 次才能维持足够的血药浓度。

(3) 适应证:氟他胺已被证明是有效治疗女性痤疮的抗雄激素药物,痤疮的有效率高达 90%,而螺内酯为 40%。氟他胺也能有效治疗女性脱发,可以单独使用或与口服避孕药一起使用,并且该方案优于醋酸环丙孕酮和非那雄胺。在多毛症的治疗中,氟他胺与非那雄胺、醋酸环丙孕酮和螺内酯相比,具有同等或更大的疗效。

(4) 禁忌证:对其中药物成分过敏,或者有严重肝脏疾病患者。

(5) 不良反应:该药物有导致肝功能衰竭的风险,发生率为 0.03%。氟他胺主要在肝脏通过 CYP3A4 和其他细胞色素酶(如 CYP1A2)代谢,可能引起肝脏线粒体毒性,因此有导致胆汁淤积性肝炎引起肝衰竭的风险。常发生在开始服药 3 个月内,停药后肝损伤可以逆转。其他最常见不良反应为潮热,出现在 50% 以上患者中。性欲下降,腹泻、恶心和呕吐等胃肠道反应,纳差、水肿和白细胞减少以及皮疹少见。罕见有溶血性贫血、高铁血红蛋白血症,以及谷草转氨酶、谷丙转氨酶、胆红素和血尿素氮水平增加。间质性肺炎罕见,约在 0.04% 的患者中发生。

(6) 注意事项:如果出现肝损伤的临床症状,比如腹痛、食欲下降、恶心、呕吐、黄疸和右上腹疼痛和压痛,应进行实验室检查。如果有黄疸或谷丙转氨酶升高 2 倍以上建议停药。使用过程,全程监测肝功能。

5. 复方口服避孕药(妈富隆)

(1) 作用机制：妈富隆每片含去氧孕烯 0.15 mg 和炔雌醇 0.03 mg，可以通过抑制垂体-性腺轴，从而抑制 LH 及 FSH 的释放，它还可以调整月经周期。

(2) 服用方法：在月经周期的第 1 日，即月经来潮的第 1 日，开始服用，按照药品包装箭头所指的方向每日约在同一时间服用 1 片，连续服用 21 日，随后停药 7 日，在停药的第 8 日开始下一周期的用药。

(3) 适应证：作为短效口服避孕药可用于高雄激素血症的治疗。

(4) 禁忌证：过敏者或有以下任一情况禁用：有或曾有血栓(静脉或动脉)、栓塞前出现症状(如心绞痛和短暂性脑缺血发作)、存在一个严重的或多个静脉或动脉血栓栓塞的危险因子、伴血管损害的糖尿病、严重高血压、严重异常脂蛋白血症、性激素依赖的生殖器官或乳腺恶性肿瘤、肝脏肿瘤(良性或恶性)、有或曾有严重肝脏疾病、肝脏功能未回复正常、不明原因阴道出血、已妊娠或怀疑妊娠、哺乳期妇女。

(5) 不良反应：用药开始几个周期时会出现一些轻度的反应，如恶心、头痛、乳房胀痛以及在月经周期中出现点滴的出血。一些较为少见的不良反应包括呕吐、情绪抑郁、不能耐受隐形眼镜、乳房溢乳、阴道分泌物改变、各种皮肤不适(如皮疹、荨麻疹、光敏性、结节性红斑、多形性红斑)、体液潴留、体重改变、过敏反应、性欲改变等。

(6) 注意事项：有下列情况慎用，如明确的静脉血栓家族病史、延长固定术、外科手术或外伤、肥胖(BMI 超过 30 kg/m²)、吸烟、异常脂蛋白血症、肥胖、高血压、心脏瓣膜疾病、心房纤维性颤动、糖尿病、系统性红斑狼疮、溶血-尿毒症综合征、克罗恩病或溃疡性结肠炎。

6. 糖皮质激素

（1）作用机制：糖皮质激素通过抑制 CRH 和 ACTH 来减少肾上腺的雄激素产生，生理性小剂量糖皮质激素被用于抗肾上腺源性雄激素治疗。

（2）服用方法：目前认为，氢化可的松和地塞米松在抑制血清肾上腺雄激素方面比口服避孕药更有效，但在治疗多毛症方面效果较差。有的研究中，采用睡前服用低剂量地塞米松（0.25～0.5 mg）。因为糖皮质激素潜在的副作用和对代谢影响，不建议长时间使用。

（3）适应证：可用于不适用或不耐受口服避孕药或抗雄激素治疗的具有高雄激素症状 PCOS 患者。在《中国痤疮治疗指南》（2019 年修订版）中糖皮质激素推荐用于重度痤疮的早期治疗，但是在全球指南中暂未被列入抗雄治疗药物选项。

（4）禁忌证：对药物中任何成分过敏，患有高血压、血栓症、胃与十二指肠溃疡、精神病、电解质代谢异常、心肌梗死、内脏手术、青光眼等患者不宜使用，对本品及肾上腺皮质激素类药物有过敏史者禁用，真菌和病毒感染禁用。

（5）不良反应：常见不良反应易发生于心血管系统（高血压），内分泌系统和代谢（体液潴留、糖耐量受损、食欲增加和体重增加），骨骼肌肉系统（骨质疏松），精神方面（情绪波动）。严重不良反应见于心血管系统（心脏骤停、急性心肌梗死后心脏破裂、充血性心力衰竭、脂肪栓塞、休克、晕厥），伤口愈合迟缓，内分泌系统与代谢（库欣综合征、长期使用皮质类固醇的患儿身体生长发育受到抑制、低钙血症、继发于其他疾病的肾上腺皮质功能减退、低钾血症），胃肠道（胃肠道穿孔、胰腺炎），血液系统（血栓栓塞性疾病），免疫系统（类过敏反应、血管性水肿），骨骼肌肉系统（无菌性骨坏死、肌病、骨折、肌腱断裂），神经系统（麻痹综合征、假性脑瘤、癫痫),眼部(中心性浆液性脉络膜视网膜病变、青光眼、后囊下白内障),精神疾病,呼吸系统(肺水肿、肺结核),其他风险(感染风险、Kaposi肉瘤)。

(6) 注意事项:即使轻度超生理剂量糖皮质激素也具有许多潜在的风险和副作用,因此使用时需谨慎。结核病、急性真菌性或病毒性感染患者应用时,必须给予适当抗感染治疗,长期服药后,停药时应该逐渐减量,糖尿病、骨质疏松症、肝硬化、肾功能不良、甲状腺功能低下患者慎用。

(四) 中医药和针灸在 PCOS 治疗中的应用

中医学中尚无与 PCOS 准确相对应的病名,根据 PCOS 的临床症状及特征,将其归属于"月经病""不孕""癥瘕(卵巢多囊性增大的形态学改变)"等范畴。近年来大量研究表明,中医药及针灸治疗 PCOS 在调整月经周期、提高妊娠率、排卵率方面具有较好疗效,可谓治疗 PCOS 的又一有效途径。由于 PCOS 临床表现多样、病因复杂,中医对其病理机制的研究还不够深入,治则治法尚未达成共识,理论体系仍在逐步完善中。

1. 病因病机　对于此病的病机,多数学者认为本病与肾、脾、肝等脏器功能失调以及痰湿、血瘀等致病因素密切相关。

元·朱丹溪在《丹溪心法》中说到:若是肥盛妇人,禀受甚厚,恣于酒食之人,经水不调,不能成胎,谓之躯脂满溢,闭塞子宫。明代万全《万氏妇人科》中云:惟彼肥硕者,膏脂充满,元室之户不开,挟痰者,痰涎壅滞,血海之波不流,故有过期而经始行,或数月一行,及为浊,为带,为经闭,为无子之病。这些中医文献中对肥胖伴有经水不调的描述即与当前的 PCOS 十分类似,可见历代医家十分重视"痰湿"这一病理机制在多囊卵巢综合征发病中的作用。痰湿的产生与脾失健运直接相关,因为"脾为生痰之源",脾运失健则饮食水谷不能得到很好的运化而变生痰湿。随着社会的发展,当前人们不再如祖先那般担心食不果腹,而是走向了摄食过度、营养过剩的另外一个极端,这就极大地加重了脾胃的负担;其次由于生活节奏的加快,职场人士饥饱无常,又进一步损伤脾胃;生活工作压力的增大,造成肝失疏泄或肝气郁结,甚则郁而化火,木郁土衰,脾气进一步衰败。在脾失健运的状态下痰湿积聚,脂膜壅塞,体肥多毛,或卵巢增大,包膜增厚,最终形成 PCOS。近来研究表明肠道菌群微生态与很多疾病的发生相关,与代谢疾病的关系尤其密切,PCOS 也隶属内分泌代谢范畴,其中的关系也与中医所述不谋而合,值得进一步探讨。

中医认为该病的发生亦与禀赋不足相关,而肾为先天之本。《素问·上古天真论》曰:女子七岁,肾气盛,齿更发长,二七而天癸至,任脉通,太冲脉盛,月事以时下,故有子。《傅青主女科》中提出"经水出诸肾"。《圣济总录》载:女子无子,由于冲任不足,肾气虚弱故也。可见先天肾气充盛是女子月经按时来潮、成功孕产的重要条件。这与现代医学认为 PCOS 发病有明显的家族聚集性、与遗传的关系较为密切不谋而合。

基于上述脏器的失调,湿、痰、瘀这些病理产物随之发生,因此 PCOS 的临床表现多为本虚标实,本虚是指肾脾等脏器不足,标实是指痰湿瘀阻。

此外,"君火相火"理论亦是 PCOS 病因病机中的重要内容,君火相火的主要生理功能可概括为"君火以明,相火以位",《黄帝内经》曰"相火之下,水气承之",《医贯》曰"此相火者,寄于肝肾之间。此乃水中之火,龙雷之火也",说明相火为水中之火,相火守其位方能水火交融,水液正常蒸腾气化流布,肾阳正常温煦躯体胞宫。若君相失位,君火过亢,相火妄行,则火热燔灼于上而水寒于下,一方面造成经水难以正常来潮,一方面难以妊娠有子。PCOS 的病因病机亦与此有关。

2. 辨证论治　基于不同的学术观点,中医界专家对 PCOS 的辨证分型略有不同见解,如罗颂平教授认为本病多在肾虚、脾虚的基础上,兼夹痰湿、肝郁和血瘀,肾精亏虚是本病的根本原因,而肝郁脾虚则是重要病机,痰湿、瘀血是病理产物,临床常见的证型有:肝郁气滞、脾虚痰湿、肾虚血瘀型,方用逍遥散、苍附导痰汤、桃红四物汤和归肾丸等。尤昭玲认为 PCOS 分为肾虚、肝郁化火、痰湿阻滞、气滞血瘀四型等。

综合业内主流观点可将 PCOS 大致分为四型。

(1) 肾虚型:肾虚型 PCOS 患者往往会出现月经后期或闭经、腰膝酸软、神疲乏力,肾阴虚为主则口干、五心烦热,肾阳虚则主要表现为畏寒怕冷等症状,补肾填精、平衡阴阳为治疗本证型的主要思路,常用中药如菟丝子、生地黄、熟地黄、山茱萸、杜仲等辨阴阳而使用。常用中成药有金匮肾气片、左归丸、右归丸等。

(2) 肝郁型:肝郁型 PCOS 患者常见月经后期或闭经、胸胁胀痛、急躁易怒、口苦咽干、面部痤疮颗粒细小疼痛等症,治宜疏肝解郁、清肝柔肝。疏肝常用香附、柴胡、郁金等药物,清肝常用黄芩、栀子、白芍等药。常见中成药有丹栀逍遥散、红花逍遥片、龙胆泻肝丸等。

(3) 痰湿型:痰湿型 PCOS 患者常见月经后期、头身困重、胸闷体肥、喉间多痰、面部痤疮颗粒较大等临床表现。治宜健脾、燥湿、化痰,常用药物有黄芪、党参、车前子、茯苓、苍术、皂角刺、石菖蒲等。常用中成药有苍附导痰丸、二陈丸等。

(4) 血瘀型:血瘀型 PCOS 患者常有月经后期、经水中夹血块或小腹刺痛等症,活血化瘀为此证型的治疗原则,常选用川芎、桃仁、莪术、红花、益母草、茺蔚子等药物。常用中成药有血府逐瘀胶囊、桃红四物制剂等。

针对君相失衡的患者推荐使用金芪降糖片或者柏子仁丸,研究表明金芪降糖片可以通过纠正 PCOS 的肥胖状态,调节糖代谢,调节雄激素的合成,改善 PCOS 的生殖调节轴,促进卵巢功能的恢复和调整月经,促排卵及为预防远期并发症建立良好基础。

3. 中医周期疗法　中医人工周期疗法结合了现代医学中内分泌调节月经的理论,将月经分为经后期、排卵前期、经前期(排卵后)期、行经期四个阶段,这与现代医学对卵巢周期性变化即卵泡期、排卵期、黄体期、月经期的认识相吻合,运用中医调节阴阳的方法,在月经周期各时段,选用相应的调节方药,调节患者脏腑气血阴阳,从而达到恢复规律月经、促进排卵的效果。

人工周期疗法方法多样,采用辨证的人工周期阶段性用药。现运用较多的人工周期疗法主要根据月经周期中不同阶段肾中阴阳的变化规律,结合 PCOS 的病理变化特点,进行分期、分阶段用药。夏桂成教授认为月经周期的运动类似于一种阴阳消长的圆周运动,因此他深化调周法,根据月经周期生理病理特点,将月经周期划分为 7 个时期(行经期、经后初期、经后中期、经后末期、经间排卵期、经前期、经前后半期),提出相关治法。徐莲薇运用补肾活血调周疗法,顺应肾之气血阴阳的变化,调整补肾药物和活血化瘀药物的用量,促进胞宫按时满溢,致使月经正常来潮。

4. 针灸治疗　国内外针灸治疗 PCOS 的实验研究取得了很多成就,对 PCOS 引起的不孕症有了一定的认识,实验研究发现针灸有调节下丘脑-垂体-卵巢轴功能、调节机体代谢水平、促进排卵及改善子宫内膜容受性等作用。黄守强等研究系统评价针灸治疗 PCOS 不孕症的疗效,共纳入

28个RCT,包括2 192例患者。Meta分析结果显示,与西药相比,针灸可有效提高PCOS患者妊娠率和排卵率,降低LH水平和LH/FSH值。张维怡等学者研究显示,针刺可以降低PCOS大鼠模型表皮生长因子受体(EGFR)及转化生长因子(TGF-α)的表达,让这些因子改善卵巢多囊样变,促进卵巢功能恢复正常。高磊等的研究又从分子角度表明针灸可以进一步提高PCOS大鼠模型PPAR-γ mRNA的表达,进而调控脂质代谢基因的大量表达、脂质摄取和脂肪生成,诱导肝细胞表达载脂蛋白,从而降低血脂浓度,促进脂质的氧化代谢,最终实现调节脂质紊乱和减肥的效果。

针灸治疗PCOS的穴位主要分布于下腹部与下肢部,本病病位在下腹部的胞宫,局部取穴是临床取穴的主要原则之一。针灸治疗PCOS应用频次较高的穴位有关元、三阴交、气海、中脘、子宫。关元为足三阴、任脉之会,补肾培元、温阳固脱;针刺关元、三阴交可起到调理足三阴肝、脾、肾之功能;气海可调节一身之气,具有补气行气之功;中脘乃胃经募穴,可有和胃健脾、降逆利水之功;子宫穴为经外奇穴,位于下腹部胞宫及卵巢附近,专治胞宫相关疾病。

灸法治疗PCOS主要通过调节患者肝脾肾功能、改善性激素水平、调节下丘脑-垂体-性腺及卵巢轴,从而促进优势卵泡成熟并顺利排出体外实现的。神阙灸对于PCOS不孕的治疗效果较为突出,隔药灸亦以神阙穴为主要施灸穴位。灸法对PCOS排卵功能障碍不孕症有良好的治疗效果,但目前灸法治疗PCOS不孕症的相关试验研究缺乏规范性,样本支撑不足,亟须提出规范化指导意见,建立病例大数据库。此外,具体干预机制尚未明确,灸量缺乏标准规范,穴位及灸法选择具有一定的主观性。

5. 中西医结合治疗　中药联合达英-35治疗高雄激素血症,经期服调经汤以养血活血,月经后期服促卵泡汤以补肾疏肝,月经中期服促排卵汤。中药周期疗法与氯米芬合用治疗不孕患者,可使妊娠率提高。二甲双胍联合补中益气汤能调节患者的内分泌环境,缓解肥胖的症状,使得更容易受孕,且对改善胰岛素抵抗有良好的疗效。补肾活血方联合来曲唑可有效促进卵泡的生长,改善子宫内环境,诱发排卵,提高患者妊娠率,还可以改善患者临床症状,减轻西药相关的副作用。

针灸联合西药疗法也取得了不错的疗效,如通元针法联合来曲唑、HCG能有效提高患者的FSH水平,明显降低LH、E_2和睾酮水平,提高排卵率和妊娠率。针刺联合促排卵药治疗痰湿型PCOS不孕,结果表明,针刺联合促排卵治疗可明显改善PCOS患者激素水平、BMI、胰岛素抵抗,使排卵率及妊娠率提高,且疗效优于单纯西药治疗。

无论西医还是中医,在PCOS的治疗上都有各自的优势和劣势,西医治疗多关注于某种突出症状的病理生理的某一环节,中医治疗更强调整体观念,不同治法各具特色,旨在为临床医师提供更多的治疗思路,为患者制定个体化的治疗措施,改善临床症状,预防远期并发症,得到最优化的治疗结果。

(五)穴位埋线在PCOS治疗中的应用

穴位埋线是针灸疗法结合现代生物材料学的一种创新治疗手段。通过将一种医用可吸收缝合线埋植到穴位内,应用线体代替针灸针对穴位产生一种持久的刺激,达到治疗疾病的目的。机体在较长的时间内依靠材料刺激穴位而不断得到调整,临床上对多种慢性疾病疗效肯定。相对于针灸治疗,穴位埋线疗法操作方法简单,发挥作用时间长,仅需每2周1次,患者就诊次数较少,大大提高了患者依从性。

穴位埋线常常用于治疗妇科疾病,其中临床上采用穴位线治疗PCOS疗效确切,针对患者激素水平、受孕概率、体重指数、生活质量、不良反应等多个方面均有所改善。穴位埋线治疗 PCOS 可改善胰岛素抵抗,动物实验也表明穴位埋线能够调整改善异常增高的 LH 分泌,降低雄激素水平。穴位埋线还可以恢复生殖排卵功能,对耐氯米芬 PCOS 患者采取穴位埋线治疗后发现不仅能够有效改善血清激素水平,同时能够纠正排卵状态,提高妊娠率。穴位埋线结合达英-35 治疗可有效降低 PCOS 患者 BMI、体脂含量,使睾酮水平下降,可改善闭经、月经量少、多毛、痤疮等症状,部分患者还可恢复排卵,有利于不孕的治疗。

PCOS 穴位埋线的治疗原则可以分为从"任为阴脉之海"论治、从"脾主运化"论治和从"肾主生殖"论治三个方面,治疗选穴频次依次为:天枢、关元、丰隆、三阴交、脾俞。经脉频次依次为:足阳明胃经、任脉、足太阳膀胱经、足少阳胆经、足太阴脾经。特定穴中以交会穴、募穴、俞穴、五腧穴、八会穴居多。取穴部位多集中于胸腹部和下肢。

由于本病的复杂性,目前穴位埋线治疗 PCOS,特别是作用机制的研究有待于进一步深入。尽管穴位埋线治疗 PCOS 能改善患者的体重指数、激素水平、排卵周期、血脂指标,疗效明确,但因有些研究存在临床试验的设计缺陷、报告质量参差不齐等问题,在一定程度上影响了研究结果的参考价值。

三、手术治疗

(一) 代谢手术

肥胖与 PCOS 患者的生育延迟、不孕及辅助生殖结局相关。减重手术是治疗肥胖症持久且有效的方式,研究已经证实其在治疗女性 PCOS 方面的有效性。目前,减重手术仅推荐于患有严重肥胖(BMI ≥ 40 kg/m^2)或中度肥胖

（BMI≥35 kg/m²）但存在较高肥胖相关疾病风险的 PCOS 患者。根据机制可将减重手术分为三类：① 以缩小胃容积、减少摄食量为主，如可调节性胃绑带术（LAGB）和腹腔镜胃袖状切除术（LSG）；② 绕道部分小肠而减少营养成分在肠道的吸收，如胆胰转流联合十二指肠转位术（BPD-DS）；③ 缩小胃容量和限制营养成分在肠道的吸收，如腹腔镜 Roux-en-Y 胃旁路术（LRYGB）。

目前尚无确切证据提示何种手术方式治疗 PCOS 最有效，但随术后体重不断下降，肥胖型 PCOS 患者的生殖内分泌异常症状和糖代谢异常的确能得到一定改善。2017 年发表的一项荟萃分析显示，严重肥胖的 PCOS 患者接受减重手术后，血清 TT 和 FT 水平显著下降，多毛症和月经失调的缓解率分别高达 53% 和 96%。而接受 Roux-en-Y 胃旁路术的严重肥胖的 PCOS 女性在手术后一年即显示出心脏代谢性疾病风险的改善。流行病学研究表明，减重手术后 1~2 年的快速减重可能会增加女性受孕的机会。然而，目前尚不清楚以上获益是否会在体重恢复后减弱或消失。

（二）腹腔镜卵巢打孔术

腹腔镜卵巢打孔术（laparoscopic ovarian drilling, LOD），主要适用于氯米芬抵抗、来曲唑治疗无效、顽固性 LH 分泌过多、因其他疾病需腹腔镜检查盆腔、随诊条件差不能进行促性腺激素治疗监测的 PCOS 患者。建议选择 BMI≤34 kg/m²、基础 LH>10 U/L、游离睾酮水平高的患者作为 LOD 的治疗对象。其优势在于可获得单卵泡排卵，无卵巢过度刺激综合征和高序多胎的风险，无需反复监测。可能出现的问题包括治疗无效、盆腔粘连、卵巢功能不全以及腹腔镜手术常规风险等。LOD 主要方法包括单极电凝、双极电凝、激光、超声刀等，打孔数一般在 4~10 个，直径约 0.3~0.5 cm，孔深 0.4~0.6 cm，超过该范围可能导致卵巢早衰。

LOD 在腹腔镜下穿刺双侧卵巢内卵泡,通过破坏产生雄激素的卵巢间质,使血清睾酮水平降低且卵泡液流出,减少原卵泡液中的高雄激素,降低雌酮浓度,使血液循环中雌激素水平降低,解除了雌激素对 FSH 的负反馈作用及对 LH 的正反馈作用,使 LH 水平下降,FSH 水平上升,间接调节 HPO 轴,增加妊娠机会,降低流产风险。近 50% 的患者在手术后仍需后续促排卵治疗。一般术后 12 周仍无排卵可加用氯米芬,6 个月无排卵可应用促性腺激素。

(三)辅助生殖技术

辅助生殖即指在体外对配子和胚胎采用显微镜操作技术,帮助不孕症夫妇受孕的一组方法,具体包括人工授精、体外受精-胚胎移植、冻融胚胎移植、卵母细胞体外成熟等技术。原则上无排卵并不是辅助生殖的指征,辅助生殖技术作为 PCOS 的三线治疗方案,只适用于上述治疗均无效时。对于 PCOS 患者,辅助生殖技术主要用于 PCOS 同时存在其他辅助生殖指征时,如输卵管损伤、严重子宫内膜异位症、需进行植入前遗传学诊断、男性因素不孕等。辅助生殖技术常见的并发症为诱导排卵引起的卵巢过度刺激综合征和多个胚胎移植导致的多胎妊娠,还可能造成感染、卵巢扭转等。

(黄融 陆楠 蒋毅弘 刘文 蔡洁 杨明兰
刘宇 桑珍 孙小序 孙文善 单畅 陶弢)

第六节·管 理

一、初筛和干预

PCOS 临床异质性极强,临床表现千差万别,如何在临床工作中发现疑似 PCOS 的患者并进行合理有效的筛查非常重要。

1. 筛选流程 对于临床中疑似的 PCOS 患者(存在高雄激素皮肤症状如多毛、脱发、反复难治性痤疮,月经周期异常如月经稀发或淋漓不尽、闭经、不孕,胰岛素抵抗及高胰岛素血症如进行性体重增加、黑棘皮病),可以通过一个简易的初筛流程后进行相应的临床指标及影像学检测以明确诊断,具体诊断流程见图 2-5。

2. 建立档案 对初次就诊的 PCOS 患者建立登记表,记录患者的信息、病史资料、体格检查、实验室检查结果等内容,一人一档案,方便随后个性化治疗方案的确定。

3. 临床评估

(1) 在制定个体化的治疗方案之前,应对其生殖轴和代谢轴异常状况进行临床评估,根据结果指导临床决策。

1) 对其生殖异常的评估:① 检测高雄激素指标(总睾酮、游离睾酮、DHEAS、雄烯二酮、双氢睾酮),分析高雄激素是来自肾上腺还是卵巢还是外周的转化;② 检测 LH/FSH 值、雌激素水平,必要时行 GnRH 兴奋试验,评估下丘脑-垂体-性腺轴的紊乱情况;③ 检测 AMH 水平,评估卵巢的储备功能情况。

2) 另需进行代谢异常的评估:① 通过五点法 OGTT+胰岛素激发试验,对高胰岛素血症/胰岛素抵抗严重程度进行评估;② 检测血脂谱评估脂代谢紊乱程度;③ 检测血尿酸评估是否存在嘌呤代谢异常;④ 检测肝功能及肝脏 B 超,明确是否存在脂肪肝及肝损伤的风险;⑤ 检测超敏 C 反应蛋白的水平明确是否存在慢性低度炎症;⑥ 检测颈动脉内膜中层厚度,明确是否存在血管的病变。

(2) 进行 PCOS 相关病变的评估:① 常规体格检查以明确皮肤相关改变及症状(多毛、粉刺、脱发、黑棘皮症、皮肤结节);② 所有要求怀孕的 PCOS 患者进行排卵状态监测;

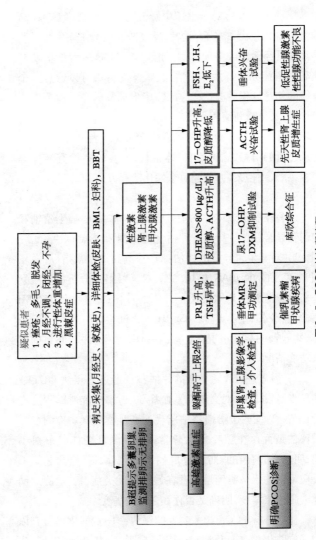

图 2-5 PCOS 的诊断流程

③ 建议孕前进行 BMI、血压、口服糖耐量的测试评估，预测妊娠合并症(妊娠糖尿病、早产、先兆子痫)的可能风险；④ 目前 PCOS 对宫内胎儿影响的相关证据仍不确定，因此暂未有指南建议进行特殊的干预预防措施；⑤ 建议常规 B 超检测内膜厚度，监测子宫内膜癌的风险；⑥ 定期对 BMI 及腰围进行监测，如存在中心性肥胖或其他糖尿病高危风险因素，建议每年进行 OGTT 检查；⑦ 若 PCOS 患者存在以下任何一项[肥胖(尤其是中心性肥胖)、早发心血管疾病家族史、吸烟史、IGT、高血压、血脂异常、亚临床心血管疾病]可判定其存在心血管疾病风险；若 PCOS 患者存在以下 4 种情况之一(代谢综合征、T2DM、睡眠呼吸暂停综合征、明确的血管或肾脏疾病)，则考虑为心血管疾病高危患者，需进行定期监测。

4. 制订个体化治疗方案　由于 PCOS 的临床异质性极强，所以对 PCOS 的治疗没有固定的模式，进行个体化的综合生活方式干预及长期的随访观察是 PCOS 患者总的治疗原则。根据患者主要的病理生理异常，制订近期和远期治疗目标。是否有生育要求，也是治疗方案选择的重要参考因素，对于无生育要求的 PCOS 患者，治疗的近期目标为调节月经周期、治疗多毛和痤疮、控制体重，远期目标为预防糖尿病、保护子宫内膜、预防子宫内膜癌及心血管病；对有生育要求的患者，除了积极进行上述治疗以外，还要在纠正代谢异常的基础上通过恢复自行排卵或加用促排卵辅助生殖手段达到最终获得妊娠的目的。进入治疗阶段后，不能忽略的是个体化的饮食和运动指导，每位患者在专职护士的指导下进行治疗。一人一饮食和运动处方，每人都需准确监测基础体温。

5. 长期随访　每一位患者在长期治疗中建立随访卡，记录药物的使用情况、效果及监测的实验室结果，做到前后比较,及时调整治疗方案。

二、随　访

（一）高危人群的筛选

PCOS 在青春期少女并不少见,由于青少年女性在初潮的最初 2 年内存在生理性的月经周期不规律,过早诊断并采取干预措施可能会对患者的心理及生理造成不良影响。并且随着盆腔超声的应用,卵巢多囊样改变作为超声检查的一种特殊影像结果越来越容易被发现,这种影像学下 2～9 mm 的卵泡数量超过 12 个,又或者是卵巢的体积大于 10 mL,称为卵巢多囊样改变。当观察到上述影响,就认为是卵巢呈现了多囊样的改变,但只根据卵巢呈多囊改变不能确诊 PCOS,还要排除一些其他引起此超声改变的疾病。但如果初潮后 2～3 年仍有月经异常,并有下列 PCOS 的高危情况,需要认真筛查,① 遗传因素:有相关家族史如多囊卵巢综合征、男性秃顶、糖尿病等;不同疾病情况下高胰岛素血症,包括胰岛素受体基因缺陷、先天性脂质营养失调基因缺陷、因糖原积累性疾病而接受高剂量口服葡萄糖治疗和 1 型糖尿病;② 环境因素:胎儿时生长受限,出生后快速生长或过高的出生体重、超重或肥胖、青春期前肥胖;③ 肾上腺皮质功能早现或阴毛提早出现;④ 服用抗癫痫药物如丙戊酸钠的患者;⑤ 长期、持续性暴露于环境内分泌干扰物,如天然和人工雌激素、避孕药、增塑剂(如邻苯二甲酸盐)、多环芳烃、二噁英、双酚 A 等。

（二）孕前代谢评估和孕前准备

患有 PCOS 的女性可能会因肥胖、胰岛素抵抗、炎症或内分泌异常等影响排卵功能、子宫内膜功能和卵母细胞质量,从而对受孕产生挑战。不同表型的 PCOS 由于不同临床和生化特征引起宫内环境的改变,从而对妊娠结局有不同程度的影响,包括流产、妊娠糖尿病(GDM)、妊娠高血压(HTN)和先兆子痫、小于胎龄儿(SGA)和大于胎龄儿(LGA)、早产和剖宫产。尽管与PCOS相关的不良妊娠结局发生率较高,但针对妊娠PCOS的围产期治疗指南尚无共识。

1. 代谢异常对妊娠不良结局的影响 PCOS临床表现包括超重/肥胖、IR、血脂异常、慢性炎症、精神健康障碍和妊娠高血压等。即使纠正了这些高危因素,PCOS仍旧与不良围产期结局的风险增加有关。

在最近的一项荟萃分析中,患有PCOS的妇女接受体外受精(IVF)与其他原因接受体外受精的妇女有相似的临床妊娠率,但是有更高的流产率、卵巢过度刺激综合征、GDM、妊娠高血压、LGA和早产率。

胎盘是怀孕期间最大的内分泌器官,其与胎儿和母亲都有联系,保证了胎儿的正常发育和生长,也是妊娠并发症、新生儿结局和后代发育的中介。在母体高雄激素血症、IR和营养过剩的动物模型中,动物胎盘血管营养物质运输及血管血流发生改变,这些变化可能导致胎儿营养和氧气供应的变化,从而影响胎儿早期的生长和发育。PCOS妇女所生的后代BMI升高,异常的心脏代谢标志物和神经发育障碍的风险增加有关。PCOS不良妊娠条件(如GDM、SGA、LGA和子痫前期)影响宫内环境和后代长期健康。PCOS与不良新生儿结局的关系并不一致。在最近的荟萃分析中,PCOS女性患者早产、SGA和LGA的风险均增加,PCOS母亲所生的新生儿重症监护病房入院率和围产期死亡率均较高。

2. 孕前代谢评估 在既往的诊治思路中,对于PCOS不孕患者,一般给予单纯促排卵治疗,而综合管理的目的是使患者健康受孕,避免妊娠并发症发生,这是综合管理的意义所在。在 PCOS 不孕患者诊疗过程,首先应对患者进行综合评估,包括激素的监测、代谢的监测、B 超的监测等。如患者存在代谢失调应控制代谢失调,在控制代谢失调的基础上能自然受孕最好,如果不能自然受孕,接下来再进行促排卵治疗。

PCOS 的主要危害在于远期预后不良,因此对 PCOS 患者的随访有重要意义,对于确诊的患者,应在规律治疗 3 个月或 6 个月后进行 1 次生殖和全身代谢状况的评估。

(1) 生殖评估

1) 性激素:包括 LH、FSH、睾酮、SHBG、A_2。通过监测雄激素相关指标,评估患者治疗后高雄激素血症的控制情况。

2) 月经周期:月经异常是很多 PCOS 患者就诊的主诉,对于进行调整月经周期的患者,可监测治疗效果,除此之外,根据月经的恢复情况可评估患者的排卵情况。

3) 排卵:嘱患者认真监测基础体温(BBT)或月经第 21 日的孕酮水平,可监测患者使用促排卵药物的反应情况,排卵情况可间接反映患者代谢改善的情况。

4) 影像学检查:复查子宫及双附件 B 超,评估患者治疗后卵巢多囊的改善情况。

(2) 代谢评估

1) 肥胖相关指标:PCOS 患者多有肥胖,肥胖是 PCOS 一个独立的危险因素。应嘱患者减重,同时密切监测体重、腰围、体脂含量,评估疗效,及时调整治疗方案。

2) 糖代谢:复查 OGTT 及胰岛素激发试验,若已存在糖代谢异常,建议 PCOS 患者 3~6 个月复查 OGTT;若尚未存在糖代谢异常,建议每年查 1 次 OGTT。可随访患者糖代谢异常及胰岛素抵抗的情况是否得到改善。

3）脂代谢：单纯 PCOS 患者患心脏疾病的风险较低，伴有肥胖、高血压、脂代谢异常、吸烟、糖耐量受损、亚临床血管疾病患者的风险明显增加，因此需要监测 TG、TC、HDL、LDL、FFA、ApoB，对偏高者积极进行治疗。若存在脂质谱异常，应 3 个月复查 1 次，若脂质谱正常，建议 6 个月至 1 年复查 1 次。

4）尿酸：PCOS 患者 UA 水平较正常人升高，UA 水平升高可能是胰岛素抵抗的始动因素及独立预测因子，可以作为一种标志物来评价。尽早干预患者的 UA 水平，将为改善胰岛素抵抗、控制和延缓 PCOS 患者 MS 的发生和发展提供可能性。

5）脂肪肝：不论 PCOS 患者的 BMI 数值多少，其 NAFLD 的发病率均较一般人群高，在胰岛素抵抗和肥胖患者中的发病率更高，2013 年 AES 发布的 PCOS 诊疗指南建议人们能够意识到 PCOS 患者发生 NAFLD 的可能性，对其进行监测，包括肝功能全套和 B 超（半定量），并及早进行干预。同时，可以监测有些药物在治疗过程中是否存在肝损害的不良反应。

6）甲状腺功能：PCOS 患者脂肪细胞 TSHR 表达水平较低，血浆（TSH）水平较高，且 PCOS 患者自身免疫性甲状腺炎发病率较正常健康女性显著升高，因此 PCOS 患者需常规评价甲状腺功能。建议 TSH 水平在 0.25～2.5 ml/L 为佳。

7）慢性炎症：高敏 C 反应蛋白（hs-CRP）是动脉粥样硬化性心脏病的预测因子，是血管壁炎症的一个独立标志物，在 PCOS 患者中，血清 hs-CRP 水平升高同样与心血管疾病的发生关系密切，无论是肥胖型还是非肥胖型 PCOS 患者，hs-CRP 水平增高都会增加心血管疾病的风险，需对 hs-CRP 进行监测。

8）血压：每一位患者在就诊时都需要进行血压测量，理想的血压为收缩压≤120 mmHg和舒张压≤80 mmHg。对于高血压的PCOS患者，积极控制血压有利于降低心血管疾病的风险。

3. 孕前代谢异常干预措施 PCOS患者多种并发症的发生与围产期并发症的增加有关。优化妊娠前健康可改善妊娠结局和孕产妇终生健康。孕前期可以开始预防性筛查，改变营养和生活方式，给予积极治疗，可以改善卵母细胞质量和最后的妊娠结局。

IR、高胰岛素血症和IGT是PCOS患者的共同特征，甚至可能在青春期出现。PCOS女性最常见的妊娠并发症是GDM和妊娠高血压。研究表明，在PCOS人群中，除了已知的危险因素，如年龄、肥胖、糖尿病前期、糖尿病家族史外，性激素结合球蛋白、雄烯二酮、空腹血糖和甘油三酯及IR是GDM的潜在预测因子。由于GDM的风险增加，建议女性在怀孕前筛查糖尿病和心血管危险因素（如肥胖、血脂异常、高血压和尼古丁使用）。国际指南建议，在计划怀孕或寻求生育治疗时，所有PCOS妇女应进行75 g口服糖耐量试验（OGTT）。孕前超重/肥胖（BMI>25 kg/m² 或 BMI>23 kg/m²）的PCOS患者被认为是高危人群，应在妊娠早期使用OGTT筛查既往糖尿病/糖耐量异常。如果早期检测结果正常，应在24~28周再次筛查。服用二甲双胍的妇女应在OGTT前至少停止用药3~5天。

孕前BMI与不良围产期结局密切相关，并逐渐增加先兆子痫、GDM、早产和巨大儿的风险。应在怀孕前建议生活方式干预，包括高质量的营养、体育活动和行为策略，作为帮助减肥和改善健康的主要途径。研究表明，在轻度体重减轻（初始体重的5%~10%）和健康生活方式干预中，生育能力和活产率有所提高。但目前还没有试验表明在怀孕前进行减肥干预可减少妊娠相关并发症。不建议在怀孕期间服用抗肥胖药物，并建议妇女在怀孕前停止服用抗肥胖药物，并实施其他策略。虽然减肥手术已被证明可以降低GDM、高血压和巨大儿的发病率，但它与潜在的术后并发症、胎儿生长受限和营养挑战有关，这些都需要考虑。在接受减肥手术的妇女中，应避免在手术或体重稳定后1年内怀孕。减肥手术通常可以改善IR、IGT、高脂血症和睡眠呼吸障碍，但作为改善PCOS妇女受孕率或妊娠相关并发症的干预措施仍有待研究。

PCOS还与抑郁、焦虑、双相情感障碍、饮食障碍和强迫症的风险增加有关，特别是在有体重问题或生育能力低下的人群中。诊断为PCOS时，建议常规筛查抑郁、焦虑和其他精神健康障碍，如果筛查结果为阴性，则建议再次筛查具有高危因素的患者，如肥胖、糖尿病、怀孕、产后或有精神健康障碍家族史的患者。如发现有心理健康问题应提供或转诊认知行为治疗。

IR和肥胖与睡眠呼吸障碍（OSA）密切相关。OSA增加了GDM和先兆子痫的风险2~3倍，此外还增加了更罕见的孕产妇结局，如心肌病、肺水肿和死亡。即使是轻度的阻塞性睡眠呼吸暂停，在多达2/3的肥胖孕妇中会发生，也与轻度高血糖、较高的游离脂肪酸、皮质醇和肝脏IR有关。因此，患有PCOS的妇女应在怀孕前和整个怀孕期间筛查与睡眠呼吸障碍有关的症状。

（三）孕期监测

PCOS与多种健康因素和不良妊娠结局相关，面对从怀孕到为人父母的过渡期和长期慢性疾病管理的挑战。在妊娠期间关注孕产妇健康，可以帮助孕妇顺利度过这一时期，持续的慢性病护理，可以降低孕产妇发病率和死亡率，也可以优化后期代谢疾病的管理。PCOS妇女发生不良妊娠结局的风险更高,建议在产前和产后期间进行更密切的监测。即使在孕前纠正了高危特征(即肥胖、GDM 和妊娠高血压),PCOS 患者患妊娠期高血压和 GDM 的风险仍居高不下。虽然对于 PCOS 产前胎儿监测或超声评估尚无明确的指南,但仍建议对胎儿进行个体化监测和围产期管理。

(四)产后管理

产后管理对于 PCOS 患者也是非常重要的。但是只有不到 50% 的孕妇会回来接受产后护理。美国妇产科医师学会(ACOG)强调了产后期在优化妇女、婴儿和家庭健康方面的重要性。产后护理应被视为一个持续的过程,从产前开始进行预期性指导和个性化综合护理计划,包括情绪和整体健康、婴儿护理和喂养、避孕、生育间隔、睡眠、分娩恢复、慢性健康管理和维持长期健康。

1/7 的产妇伴有产后抑郁症,这与孕产妇和新生儿的死亡率有关。多囊卵巢综合征是一种高风险的疾病,但是关于产后抑郁的患病率是否在这一人群中增加还没有定论。通常抑郁和焦虑的筛查应该在产后一年内进行。

PCOS 和母乳喂养的有限数据表明 PCOS 的母乳喂养成功率总体较低。尽管 PCOS 通常与哺乳的生理和心理原因相关,如 IR、高雄激素对催乳素的影响和乳腺组织转化;超重/肥胖是较低母乳喂养率的更强风险因素。母乳喂养强度和持续时间对未来孕产妇和后代健康风险的益处尚未在 PCOS 产妇中进行专门研究。然而,发展为 GDM 的女性如果进行至少 6 个月的母乳喂养,其患 2 型糖尿病的风险和其后代儿童肥胖症的长期风险就会降低。

产后体重增加是导致日后肥胖、代谢性疾病和 T2DM 的最大风险因素之一。有针对性地积极进行减肥,对于减少后续怀孕的风险和孕产妇的长期健康都至关重要。糖尿病预防计划及其结果已经证明,强化生活方式或使用二甲双胍对降低 T2DM 高危人群的糖尿病进展和节约成本非常有效。鼓励继续健康的生活方式干预,在产后恢复或开始使用二甲双胍对预防代谢功能障碍和 T2DM 的进展很重要。产后二甲双胍可立即恢复。尽管数据有限,但二甲双胍在母乳中的排泄非常低,不到母亲体重调整剂量的 1%,尚没有婴儿低血糖的报告。不建议妊娠前三个月后继续使用二甲双胍以改善围产期预后,但分娩后可以立即重新使用二甲双胍。目前仍需要更多的纵向和机制研究来确定妊娠期二甲双胍治疗是否会对儿童肥胖和未来的健康风险产生不利影响。

产后是一个重要的过渡期,但目前针对 PCOS 女性产后的研究很少。建议妇女在产前开始实施个体化综合护理计划,并在产后第一年进行跟踪,以优化向为人父母的过渡及未来长期的健康。

(五)围绝经期前后管理

2013 年 AES 标准第一次对围绝经期和绝经后 PCOS 诊断进行了建议:自育龄期开始的持续性稀发月经及高雄激素表现可作为 PCOS 的诊断依据,卵巢多囊的超声形态学表现可作为额外支持性证据,但这在绝经后女性中很少出现。女性平均绝经年龄是 51 岁。PCOS 女性绝经比无 PCOS 者平均晚 2 年。如果女性已停经达 12 个月,这意味着其进入绝经期。绝经过渡期作为一种生理过程随着年龄的增加逐渐发生,女性孕酮和雌激素逐渐减少,随时间推移,一旦性激素水平足够低,女性就会停止排卵,继而停经。绝经并不能治愈 PCOS。现在对 PCOS 从围绝经期进入绝经期的自然过程研究较少,绝经后女性诊断 PCOS 比青春期更难。

绝经期症状往往指的是绝经前即围绝经期发生的情况

有些与 PCOS 相似：月经不调或停经、不孕、情绪变化、失眠、头发稀疏、面部或胸部长出毛发、体重增加。而 PCOS 特有但不发生在围绝经期的症状包括痤疮和皮肤问题、头痛、骨盆痛。围绝经期特有而不发生在 PCOS 的症状包括性欲改变、潮热、盗汗、性交疼痛或不舒服、漏尿、阴道和尿道感染、阴道组织干燥或变薄。当女性进入绝经期，她们可能仍会出现 PCOS 症状，也会有绝经症状。随着时间推移，PCOS 患者睾酮水平逐渐下降。直到绝经后 20 年，睾酮水平才降至正常。这也是为何绝经并不能阻止 PCOS 症状发生的原因。进一步发现，虽然绝经不能阻止所有 PCOS 症状，但随年龄增长，睾酮水平下降有积极作用，使月经周期往往更规律。

1. 管理体重，改善代谢　大量的研究证实，处于围绝经期的女性具有较高的代谢综合征的患病率，而这一综合征会引起可观察到的体重增加(特别是在腹部脂肪组织)、雄激素过多症以及这两种症状所带来的临床后果。根据临床观察结果，典型的 PCOS 表现为雄激素过多症、排卵过少以及存在多囊性卵巢，随着年龄增长月经周期或是高雄激素表现会得到改善。然而，还有一些文献报道，患有 PCOS 的患者在经过绝经过渡期之后，仍然存在雄激素分泌过多的情况，而且这些绝经后的 PCOS 患者的卵巢和肾上腺所分泌的雄激素水平较不患有 PCOS 的女性还要高。目前没有确定的与年龄相关的血清睾酮值标准，且非常高的血清睾酮水平和(或)男性化特征可能提示绝经后女性有雄激素肿瘤的风险，卵巢雄激素分泌能力增强的同时，会伴随着不利的代谢更换，如葡萄糖耐受性受损和慢性炎症，对于围绝经期中 PCOS 的诊断来说，控制体重尤为重要。通过合理持续的饮食运动治疗，避免代谢综合征带来的后续临床结果。

2. 需要新的 PCOS 标志物预测围绝经期心血管疾病风险 一些研究表明,与其他绝经后的女性相比,患有 PCOS 且绝经后的女性具有更高的心血管疾病、糖尿病、肥胖、代谢综合征及冠状动脉疾病的发病率。这可能预示着 PCOS 患者心血管疾病发病的长期风险和死亡率会增加,并且说明了需要对心血管疾病进行完整的且具有周期性的评估,以防止未来疾病的产生。然而,尽管 PCOS 患者具有显著的心血管疾病患病风险,如高血压、致动脉粥样硬化血脂、肥胖和糖尿病,但是到目前为止,一些研究却得出了相互矛盾的结果,而且并未发现 PCOS 患者具有高的心血管疾病发病率或死亡率。传统上对于心血管疾病患病风险的认识可能并不完全适用于 PCOS 患者人群,而且需要挖掘新的 PCOS 标志物来更好地对 PCOS 患者进行评估和分层。未来需要对更广泛的 PCOS 患者人群进行长期的随访研究,以探索出代谢紊乱对 PCOS 患者心血管疾病患病率以及整体死亡率的影响。

3. PCOS 和癌症风险 现有的研究表明,PCOS 患者确实具有很高的癌症风险,尤其是子宫内膜癌。PCOS 有很多种可能的机制激发恶性病,包括长期无排卵状态及其带来的雄激素与雌激素之间的不平衡、胰岛素抵抗和继发性高胰岛素血症。多项研究显示处在所有年龄段的 PCOS 患者都具有子宫内膜癌的患病风险,是未患 PCOS 的 3 倍。子宫内膜癌,多发生在绝经过渡期的阶段。子宫内膜癌的发生,与雌激素的长期刺激有着密切的关系。对于绝经过渡期妇女来说,由于在绝经前体内雌激素存在上下波动幅度大的变化,加上肥胖妇女雌激素水平较高,在这种高水平的雌激素刺激下,子宫内膜会过度地增生,最终导致癌变,引起子宫内膜癌,出现月经紊乱,B 超表现为子宫内膜增厚,而且经过治疗这种情况不能缓解,就要怀疑子宫内膜癌的危险。

在 PCOS 患者中使用激素补充治疗应严密观察子宫内膜及乳腺变化情况。

另外,还有一些研究证实,PCOS 患者具有更高的卵巢癌和乳腺癌患病风险,但是这一研究结果并不被其他一些研究所支持。目前需要进行更多的研究工作以精确定义 PCOS 患病人群的整体癌症风险。

4. 其他对症管理 PCOS 和围绝经期均使人难以入睡。人们可通过改善睡眠习惯来获得更好的睡眠质量。比如,按时睡觉和起床、减少卧室杂乱和使用电子产品的时间、睡前放松。

PCOS 和围绝经期都会导致不必要的毛发生长。打蜡、拔毛或使用脱毛膏会有些帮助。必要时可向医生或美容治疗师咨询最佳的脱毛方法。在某些情况下,医生可能会用药物来帮助患者改善多毛。

围绝经期的主要识别症状之一是潮热,但年轻 PCOS 女性可能不会出现潮热。可以通过穿轻薄面料及易脱的衣服、保持房间凉爽、减少咖啡因/酒精和辛辣食物摄入、使用风扇来改善潮热症状。

(郑俊　蔡洁　陶弢)

第七节·未来展望

PCOS 作为一种病因尚不明确但影响多系统的复杂疑难的内分泌代谢性疾病,目前已成为内分泌领域和妇产科领域研究的热点和难点。随着内分泌学、遗传学、妇产科学、分子生物学、代谢组学以及蛋白组学等诸多相关学科和技术的交汇应用,PCOS 相关研究取得了极大进展。随着我们中国 PCOS 人群的全基因组关联研究(GWAS)的发表,PCOS 在遗传学上取得了进一步的突破,现有研究证实

PCOS 是一种多基因遗传性疾病。近年来，人群 GWAS 数据发现了与 PCOS 内分泌紊乱和高雄激素血症相关的关键通路中的大量变异，这些变异涉及调节细胞增殖、胰岛素代谢、卵泡生长和成熟以及激素合成等多种途径。研究也发现 SNP 和重复的 DNA 序列参与 PCOS 的发生、增加 PCOS 的发病风险。PCOS 患者中与雄激素的生物合成和代谢、胰岛素抵抗、氧化应激和 T2DM 有关的主要分子标记物和相关易感基因的发现，为未来预测生殖结局及远期并发症提供了重要线索。值得注意的是，尽管 PCOS 的遗传起源病因学说已被认可，但针对其候选基因与 PCOS 发生和发展及病理生理机制之间关联性的研究目前并不完善，有待进一步探索。

尽管 PCOS 的家族聚集性提示了其具有高度遗传性，但 GWAS 确定的人类 PCOS 基因座仅占遗传率的不到 10%，这表明环境和表观遗传机制可能在该病的病因中发挥重要作用。研究表明宫内或出生后不利环境引起的表观遗传学改变可能会在出生后引发 PCOS 样症状及相关的临床改变，而这种表型的改变通常可跨三代遗传。有趣的是，近期有研究对第三代 PCOS 样大鼠的卵巢组织进行 RNA 测序和全基因组 DNA 甲基化分析发现，DNA 低甲基化可以调控与 PCOS 相关的关键基因，且用甲基化药理学药物治疗产前 AMH 暴露小鼠（PAMH）的第三代雌性后代可以逆转 PCOS 的神经内分泌和代谢改变。这种 DNA 甲基化差异发生在与 PCOS 生殖和代谢特征相关的特定基因和途径中，为未来 PCOS 治疗相关药物的开发提供重要实验依据。目前更多针对产前高雄激素诱导的 PCOS 样大鼠卵巢组织甲基化的全基因组关联研究正在开展，这对于 PCOS 妇女的备孕咨询具有重要意义。早期识别 PCOS 备孕患者的高雄激素状态，能更好地为其提供遗传咨询和建议，为其调整代谢至适合生育健康子代，以及已生育患者的子代进行遗传诊断以早期预防后续可能产生的代谢问题等提供新思路。

肠道菌群对人类代谢性疾病的影响尤为重要。从最初发现 PCOS 患者菌群的 α 多样性和 β 多样性下降开始，PCOS 与肠道菌群相关性的研究在不断深入。研究发现某些特殊菌群（拉乌尔菌属和坎氏菌属）的相对丰度改变与 PCOS 体内的雄激素水平呈正相关，而斯氏菌属和奇异菌属的丰度增高与胰岛素敏感性呈显著负相关，提示肠道菌群的改变与 PCOS 的发生和发展之间有千丝万缕的联系。肠道菌群变化导致的脑-肠轴的改变可以调控食欲和机体的能量代谢状态。目前研究认为肠道菌群失调导致肠道黏膜屏障受损，激活免疫反应引起慢性炎症及产生多种小分子代谢物，从而参与 PCOS 的发生与发展。研究发现 PCOS 患者更倾向于高糖和高脂的饮食习惯，而这种饮食习惯易导致肠道菌群紊乱。但目前对于菌群改变与 PCOS 发生之间的因果关系尚不明确，仍需进一步研究加以明确。近年来肠道微生物制剂如益生元逐渐进入临床，荟萃分析提示益生元在 PCOS 治疗中显现了降低空腹胰岛素和甘油三酯及增加高密度脂蛋白的作用，但仍需大样本的随机对照研究进一步证实。随着肠道菌群测序技术的发展及无菌小鼠模型技术的成熟，肠道菌群未来或许可为 PCOS 的机制研究和临床治疗提供有效途径。

最后，随着多种潜在的神经内分泌机制在 PCOS 发生和发展过程中的作用逐渐被认识，了解 PCOS 患者中枢神经系统的改变及其与高雄激素和高胰岛素之间的关系，将为未来 PCOS 的深入研究和治疗提供更多的可能，而结构和功能性神经成像技术在这类研究过程中起到了关键的作用。已有研究提示 PCOS 患者的脑白质微结构的改变与其认知功能的轻度下降有关,而脑白质的改变或可增加脑小血管病变的风险。而性激素水平会对大脑的结构和活动具有广泛的影响,胰岛素抵抗可影响大脑对视觉食物线索反应的能力。目前该领域的研究还仅限于小样本,许多问题尚未阐明。因此,未来该领域的研究或许可为 PCOS 的发病机制研究提供新的线索,也为未来相关药物的开发提供可能。

(陶弢)

参·考·文·献

[1] 陈莉.穴位埋线治疗耐氯米芬多囊卵巢综合征的临床疗效[J].中国实用医药,2019,14(32):58-60.

[2] 陈雨婷,李月梅,罗蛟龙,等.通元针法联合药物治疗顽固性多囊卵巢综合征不孕临床观察[J].上海针灸杂志,2017,36(06):692-696.

[3] 崔琳琳,陈子江.多囊卵巢综合征诊断标准和诊疗指南介绍[J].国际生殖健康/计划生育杂志,2011,30(5):405-408.

[4] 戴琳俊,杨海洲.穴位埋线治疗多囊卵巢综合征胰岛素抵抗的疗效评价[J].名医,2018,(12):57.

[5] 董娟,王聪.穴位埋线治疗多囊卵巢综合征的临床观察[J].光明中医,2016,31(03):381-382.

[6] 高磊,孔显明,石现.电针和穴位埋线对单纯性肥胖大鼠脂质代谢基因 PPAR-γ mRNA 表达及相关脂代谢酶的影响[J].中国针灸,2011,31(06):535-538.

[7] 黄守强,徐海燕,熊俊,等.针灸治疗多囊卵巢综合征不孕症有效性的系统评价[J].中国循证医学杂志,2021,21(04):431-437.

[8] 江波,白文佩,郁琦,等.生酮饮食干预多囊卵巢综合征中国专家共识(2018年版)[J].实用临床医药杂志,2019,23(1):1-4.

[9] 靳亚妮,李俊玲,傅玉娟.补肾活血方联合来曲唑治疗多囊卵巢综合征不孕效果观察[J].山东医药,2017,57(42):74-76.

[10] 李畅.环境内分泌干扰物与多囊卵巢综合征关系的研究进展[J].国际生殖健康/计划生育杂志,2019,38(4):341-344.

[11] 李健美,夏桂成.夏桂成教授多囊卵巢综合征多案分析[J].辽宁中医药大学学报,2014,16(04):10-13.

[12] 李少波,车一鸣,田琪,等.灸法治疗多囊卵巢综合征不孕症进展[J].中医学报,2020,35(12):2588-2591.

[13] 梁东辉,宗利丽.罗颂平教授治疗多囊卵巢综合征的临床经验[J].环球中医药,2014,7(09):719-721.

[14] 梁卓.针刺联合促排卵对痰湿型多囊卵巢综合征不孕妇女妊娠率和排卵率的影响[J].现代中西医结合杂志,2015,24(14):1498-1500.

[15] 林佳,蒋琪,石玉华.多囊卵巢综合征诊断分型及临床意义[J].中国实用妇科与产科杂志.2019,35(03):267-271.

[16] 陆瑾,张晓甦,周雪,等.微创穴位埋线结合达英-35治疗肥胖型多囊卵巢综合征

20 例临床观察[J]. 江苏中医药,2014, 46(07): 55 - 56.

[17] 钱紫薇,姚琦,周阁,等. 多囊卵巢综合征神经内分泌病因机制的研究进展[J]. 国际生殖健康/计划生育杂志, 2021, 40(1): 79 - 83.

[18] 乔杰,李蓉,李莉,等. 多囊卵巢综合征流行病学研究[J]. 中国实用妇科与产科杂志. 2013,29(11): 849 - 852.

[19] 全国卫生产业企业管理协会妇幼健康产业分会生殖内分泌. 青春期多囊卵巢综合征诊治共识[J]. 生殖医学杂志,2016,25(9): 767 - 770.

[20] 全国卫生产业企业管理协会妇幼健康产业分会生殖内分泌学组. 青春期多囊卵巢综合征诊治共识[J]. 生殖医学杂志,2016,25(09): 767 - 770.

[21] 斯冯佳,杨姣. 穴位埋线治疗多囊卵巢综合征的临床研究进展[J]. 世界最新医学信息文摘,2018, 18(55): 102 - 103+105.

[22] 孙文姜. 微创埋线临床操作规范[J]. 上海针灸杂志,2012, 31(01): 69.

[23] 唐蓉辉,汤惠茹,王丽平,等. 深圳市汉族育龄妇女多囊卵巢综合征患病率及临床特征分析[J]. 孕少疾病杂志,2010,17(1): 1 - 4.

[24] 陶弢,王丽华. 多囊卵巢综合征诊治内分泌专家共识[J]. 中华内分泌代谢杂志, 2018,34(1): 1 - 7.

[25] 王文陶. 穴位埋线治疗妇科疾病研究概述[J]. 中医外治杂志,2016, 25(03): 57 - 58.

[26] 文乐今,刘思璐,尤昭玲,等. 多囊卵巢综合征中医辨治思路探讨[J]. 湖南中医药大学学报,2018, 38(05): 524 - 527.

[27] 吴佳. 肥胖型多囊卵巢综合征穴位埋线干预的疗效及内分泌影响[J]. 中医临床研究, 2012,05): 60 - 61.

[28] 谢静,李宜为,温川飙. 针灸治疗多囊卵巢综合征用穴规律研究[J]. 亚太传统医药,2016, 12(24): 89 - 91.

[29] 许倩,刘斌,王道娟. 胚胎发育期高雄激素诱导多囊卵巢综合征患者内分泌紊乱的中枢机制[J]. 国际妇产科学杂志,2021, 48(02): 203 - 208.

[30] 伊凡,田亚黎,尹珍珍. 穴位埋线疗法对多囊卵巢大鼠FSH、LH等性腺功能的影响[J]. 新疆中医药,2013, 31(01): 28 - 29.

[31] 俞梅,向阳,马晓欣,等. 子宫内膜癌筛查规范建议[J]. 中华妇产科杂志,2020, 55(5): 307 - 311.

[32] 张萍,滕香宇,王丽华,等. 育龄护士多囊卵巢综合征流行病学调查研究[J]. 中华内分泌代谢杂志,2013,29): 206 - 210.

[33] 赵旭维,李晓宁,黄炎清,等. 多囊卵巢综合征病因学研究进展[J]. 国际生殖健康/计划生育杂志,2018,37(5): 414 - 416.

[34] 中国超重/肥胖不孕不育患者体质量管理路径与流程专家共识编写组. 中国超重/肥胖不孕不育患者体质量管理路径与流程专家共识[J]. 中华生殖与避孕杂志,2020,40(12): 965 - 971.

[35] 中国超重/肥胖医学营养治疗专家共识编写委员会. 中国超重/肥胖医学营养治疗专家共识(2016 年版)[J]. 中华糖尿病杂志,2016,8(9): 525 - 540.

[36] 中国医师协会内分泌代谢科医师分会. 多囊卵巢综合征诊治内分泌专家共识[J]. 中华内分泌代谢杂志,2018,34(1): 1 - 1.

[37] 中国医师协会内分泌代谢科医师分会. 多囊卵巢综合征诊治内分泌专家共识[J]. 中华内分泌代谢杂志,2018,34(1): 1 - 7.

[38] 中华医学会妇产科学分会内分泌学组及指南专家组. 多囊卵巢综合征中国诊疗指南[J]. 中华妇产科杂志,2018,53(1): 2 - 6.

[39] 周娟,严骅. 基于肠道菌群新靶点角度探讨多囊卵巢综合征研究进展及中医药治疗[J]. 辽宁中医药大学学报,2019, 21(03): 170 - 173.

[40] 周兰,周巍,黎铭玉,等. 基于数据挖掘探讨穴位埋线治疗肥胖型多囊卵巢综合征的选穴规律[J]. 河南中医,2020, 40(11): 1733 - 1737.

[41] 周萍. 穴位埋线治疗伴胰岛素抵抗的肥胖型多囊卵巢综合征 35 例[J]. 甘肃中医学院学报,2013, 30(04): 57 - 59.

[42] 朱茜,倪郝,全松. 多囊卵巢综合征高雄激素特征及管理[J]. 中国实用妇科与产科杂志,2019,35(3): 5.

[43] 朱巧玲,林丽仪,聂润球,等. 穴位埋线治疗肥胖型多囊卵巢综合征临床疗效观察[J]. 广州中医药大学学报,2012, 29(03): 268 - 270+274.

[44] Abbott DH, Kraynak M, Dumesic DA, et al. In utero Androgen Excess: A Developmental Commonality Preceding Polycystic Ovary Syndrome? [J]. Front Horm Res, 2019, 53: 1 - 17.

[45] ACOG Committee Opinion No. 736: Optimizing Postpartum Care. Obstet Gynecol, 2018, 131(5): e140 - e150.

[46] ACOG Practice Bulletin No. 190: Gestational Diabetes Mellitus [J]. Obstet Gynecol, 2018, 131(2): e49 - e64.

[47] Annie W Lin, Maryam Kazemi, Brittany Y Jarrett, et al. Dietary and Physical Activity Behaviors in Women with Polycystic Ovary Syndrome per the New International Evidence-Based Guideline[J]. Nutrients, 2019, 11(11): 2711.

[48] Azziz R, Adashi EY. Stein and Leventhal: 80 years on[J]. Am J Obstet Gynecol, 2016, 214(2): 247 e241 - 247 e211.

[49] Azziz R, Carmina E, Chen Z, et al. Polycystic ovary syndrome[J]. Nat Rev Dis Primers, 2016, 2: 16057.

[50] Azziz R. PCOS in 2015: New insights into the genetics of polycystic ovary syndrome[J]. Nature reviews Endocrinology, 2016, 12(3): 183.

[51] Bachelot A, Chabbert-Buffet N, Salenave S, Kerlan V, Galand-Portier MB. Anti-androgen treatments[J]. Annales d'endocrinologie, 2010, 71(1): 19 - 24.

[52] Badawy A, Elnashar A. Treatment options for polycystic ovary syndrome [J]. International journal of women's health, 2011, 3: 25 - 35.

[53] Bannigida DM, Nayak BS, Vijayaraghavan R. Insulin resistance and oxidative marker in women with PCOS[J]. Arch Physiol Biochem, 2020, 126(2): 183 - 186.

[54] Barrett ES, Sobolewski M. Polycystic ovary syndrome: do endocrine-disrupting chemicals play a role? [J]. Semin Reprod Med, 2014, 32(3): 166 - 176.

[55] Barr S, Hart K, Reeves S, et al. Habitual dietary intake, eating pattern and physical activity of women with polycystic ovary syndrome[J]. European journal of clinical nutrition, 2011, 65(10): 1126 - 1132.

[56] Barry JA, Azizia MM, Hardiman PJ. Risk of endometrial, ovarian and breast cancer in women with polycystic ovary syndrome: a systematic review and meta-analysis[J]. Hum Reprod Update, 2014, 20(5): 748 - 758.

[57] Barry VW, Baruth M, Beets MW, et al. Fitness vs. fatness on all-cause mortality: a meta-analysis[J]. Prog Cardiovasc Dis, 2014, 56(4): 382 - 390.

[58] Brown ZA, Louwers YV, Fong SL, et al. The phenotype of polycystic ovary syndrome ameliorates with aging[J]. Fertil Steril, 2011, 96(5): 1259 - 1265.

[59] Butterworth J, Deguara J, Borg CM. Bariatric Surgery, Polycystic Ovary Syndrome, and Infertility[J]. J Obes, 2016: 1871594.

[60] Cariou B, Chetiveaux M, Zair Y, et al. Fasting plasma chenodeoxycholic acid and cholic acid concentrations are inversely correlated with insulin sensitivity in adults [J]. Nutr Metab (Lond), 2011, 8(1): 48.

[61] Chiang JY. Bile acids: regulation of synthesis[J]. J Lipid Res, 2009, 50(10): 1955 - 1966.

[62] Chojnacka K, Hejmej A, Zarzycka M, et al. Flutamide induces alterations in the cell-cell junction ultrastructure and reduces the expression of Cx43 at the blood-

testis barrier with no disturbance in the rat seminiferous tubule morphology[J].
Reproductive biology and endocrinology: RB&E, 2016, 14: 14.

[63] Cignarella A, Mioni R, Sabbadin C, et al. Pharmacological Approaches to Controlling Cardiometabolic Risk in Women with PCOS[J]. Int J Mol Sci, 2020, 21(24).

[64] Conte F, Banting L, Teede HJ, et al. Mental health and physical activity in women with polycystic ovary syndrome: a brief review[J]. Sports Med, 2015, 45(4): 497 – 504.

[65] Cooney LG, Lee I, Sammel MD, et al. High prevalence of moderate and severe depressive and anxiety symptoms in polycystic ovary syndrome: a systematic review and meta-analysis[J]. Hum Reprod, 2017, 32(5): 1075 – 1091.

[66] Dapas M, Lin FTJ, Nadkarni GN, et al. Distinct subtypes of polycystic ovary syndrome with novel genetic associations: An unsupervised, phenotypic clustering analysis[J]. PLoS medicine, 2020, 17(6): e1003132.

[67] de Medeiros SF. Risks, benefits size and clinical implications of combined oral contraceptive use in women with polycystic ovary syndrome [J]. RB&E, 2017, 15(1): 93.

[68] de Wilde MA, Lamain-de Ruiter M, Veltman-Verhulst SM, et al. Increased rates of complications in singleton pregnancies of women previously diagnosed with polycystic ovary syndrome predominantly in the hyperandrogenic phenotype[J]. Fertility and sterility, 2017, 108(2): 333 – 340.

[69] Diamanti-Kandarakis E, Dunaif A. Insulin resistance and the polycystic ovary syndrome revisited: an update on mechanisms and implications[J]. Endocr Rev, 2012, 33(6): 981 – 1030.

[70] Dokras A. Cardiovascular disease risk in women with PCOS[J]. Steroids, 2013, 78(8): 773 – 776.

[71] Dokras A. Noncontraceptive use of oral combined hormonal contraceptives in polycystic ovary syndrome-risks versus benefits[J]. Fertility and sterility, 2016, 106(7): 1572 – 1579.

[72] Dokras A, Sarwer DB, Allison KC, et al. Weight Loss and Lowering Androgens Predict Improvements in Health-Related Quality of Life in Women With PCOS[J]. J Clin Endocrinol Metab, 2016, 101(8): 2966 – 2974.

[73] Dokras A, Stener-Victorin E, Yildiz BO, et al. Androgen Excess-Polycystic Ovary Syndrome Society: position statement on depression, anxiety, quality of life, and eating disorders in polycystic ovary syndrome[J]. Fertil Steril, 2018, 109(5): 888 – 899.

[74] Dominguez JE, Street L, Louis J. Management of Obstructive Sleep Apnea in Pregnancy[J]. Obstet Gynecol Clin North Am, 2018, 45(2): 233 – 247.

[75] Dumesic DA, Akopians AL, Madrigal VK, et al. Hyperandrogenism Accompanies Increased Intra-Abdominal Fat Storage in Normal Weight Polycystic Ovary Syndrome Women[J]. J Clin Endocrinol Metab, 2016, 101(11): 4178 – 4188.

[76] Dumesic DA, Hoyos LR, Chazenbalk GD, et al. Mechanisms of intergenerational transmission of polycystic ovary syndrome [J]. Reproduction (Cambridge, England), 2020, 159(1): R1 – R13.

[77] Escobar-Morreale HF, Luque-Ramírez M, González F. Circulating inflammatory markers in polycystic ovary syndrome: a systematic review and metaanalysis[J]. Fertil Steril, 2011, 95(3): 1048 – 1058 e1041 – 1042.

[78] Escobar-Morreale HF. Polycystic ovary syndrome: definition, aetiology, diagnosis and treatment[J]. Nat Rev Endocrinol, 2018, 14(5): 270 – 284.

[79] Ezeh U, Chen IY, Chen YH, et al. Adipocyte expression of glucose transporter 1

and 4 in PCOS: Relationship to insulin-mediated and non-insulin-mediated whole-body glucose uptake[J]. Clin Endocrinol (Oxf), 2019, 90(4): 542-552.

[80] Fauser BC, Tarlatzis BC, Rebar RW, et al. Consensus on women's health aspects of polycystic ovary syndrome (PCOS): the Amsterdam ESHRE/ASRM-Sponsored 3rd PCOS Consensus Workshop Group[J]. Fertil Steril, 2012, 97(1): 28-38 e25.

[81] Fernández M, Bourguignon N, Lux-Lantos V, et al. Neonatal exposure to bisphenol a and reproductive and endocrine alterations resembling the polycystic ovarian syndrome in adult rats[J]. Environ Health Perspect, 2010, 118(9): 1217-1222.

[82] Ferron M, Lacombe J. Regulation of energy metabolism by the skeleton: osteocalcin and beyond[J]. Arch Biochem Biophys, 2014, 561: 137-146.

[83] Ferslew BC, Xie G, Johnston CK, et al. Altered Bile Acid Metabolome in Patients with Nonalcoholic Steatohepatitis[J]. Dig Dis Sci, 2015, 60(11): 3318-3328.

[84] George A Bray, William E Heisel, Ashkan Afshin, et al. The Science of Obesity Management: An Endocrine Society Scientific Statement[J]. Endocr Rev, 2018, 39(2): 79-132.

[85] Glintborg D, Rubin KH, Nybo M, et al. Cardiovascular disease in a nationwide population of Danish women with polycystic ovary syndrome [J]. Cardiovasc Diabetol, 2018, 17(1): 37.

[86] Gomez-Meade CA, Lopez-Mitnik G, Messiah SE, et al. Cardiometabolic health among gastric bypass surgery patients with polycystic ovarian syndrome[J]. World J Diabetes, 2013, 4(3): 64-69.

[87] González F. Inflammation in Polycystic Ovary Syndrome: underpinning of insulin resistance and ovarian dysfunction[J]. Steroids, 2012, 77(4): 300-305.

[88] Goodarzi MO, Dumesic DA, Chazenbalk G, et al. Polycystic ovary syndrome: etiology, pathogenesis and diagnosis[J]. Nat Rev Endocrinol, 2011, 7(4): 219-231.

[89] Goodman NF, Cobin RH, Futterweit W, et al. American Association of Clinical Endocrinologists, American College of Endocrinology, and Androgen Excess and Pcos Society Disease State Clinical Review: Guide To the Best Practices in the Evaluation and Treatment of Polycystic Ovary Syndrome—Part 1[J]. Endocr Pract, 2015, 21(11): 1291-1300.

[90] Gu L, Liu H, Gu X, et al. Metabolic control of oocyte development: linking maternal nutrition and reproductive outcomes[J]. Cell Mol Life Sci, 2015, 72(2): 251-271.

[91] Gunderson EP, Hurston SR, Ning X, et al. Lactation and Progression to Type 2 Diabetes Mellitus After Gestational Diabetes Mellitus: A Prospective Cohort Study [J]. Ann Intern Med, 2015, 163(12): 889-898.

[92] Hajivandi L, Noroozi M, Mostafavi F, et al. Food habits in overweight and obese adolescent girls with Polycystic ovary syndrome (PCOS): a qualitative study in Iran[J]. BMC Pediatr. 2020; 20(1): 277.

[93] Haoula Z, Salman M, Atiomo W. Evaluating the association between endometrial cancer and polycystic ovary syndrome[J]. Hum Reprod, 2012, 27(5): 1327-1331.

[94] Hart R, Doherty DA. The potential implications of a PCOS diagnosis on a woman's long-term health using data linkage[J]. J Clin Endocrinol Metab, 2015, 100(3): 911-9. doi: 10.1210/jc.2014-3886.

[95] He Y, Lu Y, Zhu Q, et al. Influence of metabolic syndrome on female fertility and in vitro fertilization outcomes in PCOS women[J]. Am J Obstet Gynecol, 2019, 221(2): 138 e131-138 e112.

[96] Helena J Teede, Marie L Misso, Michael F Costello, et al. Recommendations from the international evidence-based guideline for the assessment and management of polycystic ovary syndrome[J]. Fertil Steril, 2018, 110(3): 364 – 379.

[97] Helvaci N, Yildiz BO. Polycystic ovary syndrome and aging: Health implications after menopause[J]. Maturitas, 2020, 139: 12 – 19.

[98] Heshmati J, Farsi F, Yosaee S, et al. The Effects of Probiotics or Synbiotics Supplementation in Women with Polycystic Ovarian Syndrome: a Systematic Review and Meta-Analysis of Randomized Clinical Trials [J]. Probiotics and antimicrobial proteins, 2019, 11(4): 1236 – 1247.

[99] Insenser M, Murri M, Del Campo R, et al. Gut Microbiota and the Polycystic Ovary Syndrome: Influence of Sex, Sex Hormones, and Obesity[J]. The Journal of clinical endocrinology and metabolism, 2018, 103(7): 2552 – 2562.

[100] Jamilian M, Foroozanfard F, Rahmani E, et al. Effect of Two Different Doses of Vitamin D Supplementation on Metabolic Profiles of Insulin-Resistant Patients with Polycystic Ovary Syndrome[J]. Nutrients, 2017, 9(12).

[101] Jia C, Xu H, Xu Y, et al. Serum metabolomics analysis of patients with polycystic ovary syndrome by mass spectrometry [J]. Mol Reprod Dev, 2019, 86(3): 292 – 297.

[102] Jones MR, Brower MA, Xu N, et al. Systems Genetics Reveals the Functional Context of PCOS Loci and Identifies Genetic and Molecular Mechanisms of Disease Heterogeneity[J]. PLoS Genet, 2015, 11(8): e1005455.

[103] Jordan SC, Choi J, Kim I, et al. Interleukin-6, A Cytokine Critical to Mediation of Inflammation, Autoimmunity and Allograft Rejection: Therapeutic Implications of IL-6 Receptor Blockade[J]. Transplantation, 2017, 101(1): 32 – 44.

[104] Kalyan S, Goshtesabi A, Sarray S, et al. Assessing C reactive protein/albumin ratio as a new biomarker for polycystic ovary syndrome: a case-control study of women from Bahraini medical clinics[J]. BMJ Open, 2018, 8(10): e021860.

[105] Karjula S, Morin-Papunen L, Auvinen J, et al. Psychological Distress Is More Prevalent in Fertile Age and Premenopausal Women With PCOS Symptoms: 15 – Year Follow-Up[J]. J Clin Endocrinol Metab, 2017, 102(6): 1861 – 1869.

[106] Karjula S, Morin-Papunen L, Franks S, et al. Population-based Data at Ages 31 and 46 Show Decreased HRQoL and Life Satisfaction in Women with PCOS Symptoms[J]. J Clin Endocrinol Metab, 2020, 105(6): 1814 – 1826.

[107] Kazemi M, Pierson RA, Lujan ME, et al. Comprehensive Evaluation of Type 2 Diabetes and Cardiovascular Disease Risk Profiles in Reproductive-Age Women with Polycystic Ovary Syndrome: A Large Canadian Cohort [J]. J Obstet Gynaecol Can, 2019, 41(10): 1453 – 1460. doi: 10.1016/j.jogc.2018.11.026.

[108] Kogure GS, Silva RC, Miranda-Furtado CL, et al. Hyperandrogenism Enhances Muscle Strength After Progressive Resistance Training, Independent of Body Composition, in Women With Polycystic Ovary Syndrome[J]. J Strength Cond Res, 2018, 32(9): 2642 – 2651.

[109] Kshetrimayum C, Sharma A, Mishra VV, et al. Polycystic ovarian syndrome: Environmental/occupational, lifestyle factors; an overview [J]. J Turk Ger Gynecol Assoc. 2019 Nov 28; 20(4): 255 – 263.

[110] Lambertini L, Saul SR, Copperman AB, et al. Intrauterine Reprogramming of the Polycystic Ovary Syndrome: Evidence from a Pilot Study of Cord Blood Global Methylation Analysis[J]. Frontiers in endocrinology, 2017, 8: 352.

[111] Lass N, Kleber M, Winkel K, et al. Effect of lifestyle intervention on features of polycystic ovarian syndrome, metabolic syndrome, and intima-media thickness in

obese adolescent girls[J]. J Clin Endocrinol Metab, 2011, 96(11): 3533 - 3540.

[112] Legro RS, Arslanian SA, Ehrmann DA, et al. Endocrine Society. Diagnosis and treatment of polycystic ovary syndrome: an Endocrine Society clinical practice guideline[J]. J Clin Endocrinol Metab, 2013, 98(12): 4565 - 92.

[113] Li L, Zhang R, Zeng J, et al. Effectiveness and safety assessment of drospirenone/ethinyl estradiol tablet in treatment of PCOS patients: a single center, prospective, observational study[J]. BMC women's health, 2020, 20(1): 39.

[114] Li R, Zhang Q, Yang D, et al. Prevalence of polycystic ovary syndrome in women in China: a large community-based study[J]. Hum Reprod, 2013, 7: 1 - 8.

[115] Li S, Chu Q, Ma J, et al. Discovery of Novel Lipid Profiles in PCOS: Do Insulin and Androgen Oppositely Regulate Bioactive Lipid Production? [J]. J Clin Endocrinol Metab, 2017,102(3): 810 - 821.

[116] Li T, Chiang JY. Bile acid signaling in metabolic disease and drug therapy[J]. Pharmacol Rev, 2014, 66(4): 948 - 983.

[117] Lindheim L, Bashir M, Münzker J, et al. Alterations in Gut Microbiome Composition and Barrier Function Are Associated with Reproductive and Metabolic Defects in Women with Polycystic Ovary Syndrome (PCOS): A Pilot Study[J]. PloS one, 2017, 12(1): e0168390.

[118] Liu J, Wu Q, Hao Y, Jiao M, Wang X, Jiang S, Han L. Measuring the global disease burden of polycystic ovary syndrome in 194 countries: Global Burden of Disease Study 2017[J]. Hum Reprod, 2021, 36(4): 1108 - 1119. doi: 10.1093/humrep/deaa371.

[119] Lizneva D, Suturina L, Walker W, et al. Criteria, prevalence, and phenotypes of polycystic ovary syndrome[J]. Fertility and sterility, 2016, 106(1): 6 - 15.

[120] Macut D, Bjekić-Macut J, Rahelić D, et al. Insulin and the polycystic ovary syndrome[J]. Diabetes Res Clin Pract, 2017, 130: 163 - 170.

[121] Markopoulos MC, Rizos D, Valsamakis G, et al. Hyperandrogenism in women with polycystic ovary syndrome persists after menopause[J]. J Clin Endocrinol Metab, 2011, 96(3): 623 - 631.

[122] Marra M, Sammarco R, De Lorenzo A, et al. Assessment of Body Composition in Health and Disease Using Bioelectrical Impedance Analysis (BIA) and Dual Energy X-Ray Absorptiometry (DXA): A Critical Overview[J]. Contrast Media Mol Imaging, 2019, 2019: 3548284.

[123] Marsh CA, Berent-Spillson A, Love T, et al. Functional neuroimaging of emotional processing in women with polycystic ovary syndrome: a case-control pilot study [J]. Fertility and sterility, 2013, 100(1): 200 - 207.e201.

[124] Mazuy C, Helleboid A, Staels B, et al. Nuclear bile acid signaling through the farnesoid X receptor[J]. Cell Mol Life Sci, 2015, 72(9): 1631 - 1650.

[125] Meun C, Gunning MN, Louwers YV, et al. The cardiovascular risk profile of middle-aged women with polycystic ovary syndrome[J]. Clin Endocrinol (Oxf), 2020, 92(2): 150 - 158.

[126] Meyer ML, Malek AM, Wild RA, et al. Carotid artery intima-media thickness in polycystic ovary syndrome: a systematic review and meta-analysis [J]. Hum Reprod Update, 2012, 18(2): 112 - 126.

[127] Mykhalchenko K, Lizneva D, Trofimova T, et al. Genetics of polycystic ovary syndrome[J]. Expert Rev Mol Diagn, 2017, 17(7): 723 - 733.

[128] Niu YM, Wang YD, Jiang GB, et al. Association Between Vitamin D Receptor Gene Polymorphisms and Polycystic Ovary Syndrome Risk: A Meta-Analysis[J]. Front Physiol, 2018, 9: 1902.

[129] O'Connor E, Senger CA, Henninger ML, et al. Interventions to Prevent Perinatal Depression: Evidence Report and Systematic Review for the US Preventive Services Task Force[J]. JAMA, 2019, 321(6): 588 – 601.

[130] Oguz SH, Yildiz BO. An Update on Contraception in Polycystic Ovary Syndrome [J]. Endocrinology and metabolism (Seoul, Korea), 2021, 36(2): 296 – 311.

[131] Osibogun O, Ogunmoroti O, Michos ED. Polycystic ovary syndrome and cardiometabolic risk: Opportunities for cardiovascular disease prevention [J]. Trends Cardiovasc Med, 2020, 30(7): 399 – 404.

[132] Ozgen Saydam B, Has AC, Bozdag G, et al. Structural imaging of the brain reveals decreased total brain and total gray matter volumes in obese but not in lean women with polycystic ovary syndrome compared to body mass index-matched counterparts[J]. Gynecological endocrinology, 2017, 33(7): 519 – 523.

[133] Ozgen Saydam B, Yildiz BO. Polycystic Ovary Syndrome and Brain: An Update on Structural and Functional Studies[J]. The Journal of clinical endocrinology and metabolism, 2021, 106(2): e430 – e441.

[134] Pal L, Berry A, Coraluzzi L, et al. Therapeutic implications of vitamin D and calcium in overweight women with polycystic ovary syndrome [J]. Gynecol Endocrinol, 2012, 28(12): 965 – 968.

[135] Papadakis G, Kandaraki EA, Tseniklidi E, Papalou O, Diamanti-Kandarakis E. Polycystic Ovary Syndrome and NC-CAH: Distinct Characteristics and Common Findings. A Systematic Review[J]. Front Endocrinol (Lausanne), 2019, 10: 388.

[136] Parikh G, Varadinova M, Suwandhi P, et al. Vitamin D regulates steroidogenesis and insulin-like growth factor binding protein-1 (IGFBP-1) production in human ovarian cells[J]. Horm Metab Res, 2010, 42(10): 754 – 757.

[137] Peña AS, Witchel SF, Hoeger KM, et al. Adolescent polycystic ovary syndrome according to the international evidence-based guideline [J]. BMC Med, 2020, 18(1): 72.

[138] Polak K, Czyzyk A, Simoncini T, et al. New markers of insulin resistance in polycystic ovary syndrome[J]. Journal of endocrinological investigation, 2017, 40(1): 1 – 8.

[139] Prinz P, Hofmann T, Ahnis A, et al. Plasma bile acids show a positive correlation with body mass index and are negatively associated with cognitive restraint of eating in obese patients[J]. Front Neurosci, 2015, 9: 199.

[140] Ramezanali F, Ashrafi M, Hemat M, et al. Assisted reproductive outcomes in women with different polycystic ovary syndrome phenotypes: the predictive value of anti-Müllerian hormone[J]. Reproductive biomedicine online, 2016, 32(5): 503 – 512.

[141] Ramezani Tehrani F, Amiri M. Polycystic Ovary Syndrome in Adolescents: Challenges in Diagnosis and Treatment [J]. Int J Endocrinol Metab, 2019, 17(3): e91554.

[142] Ranjzad F, Mahban A, Shemirani AI, et al. Influence of gene variants related to calcium homeostasis on biochemical parameters of women with polycystic ovary syndrome[J]. J Assist Reprod Genet, 2011, 28(3): 225 – 232.

[143] Rees DA, Udiawar M, Berlot R, et al. White Matter Microstructure and Cognitive Function in Young Women With Polycystic Ovary Syndrome[J]. The Journal of clinical endocrinology and metabolism, 2016, 101(1): 314 – 323.

[144] Rizk MG, Thackray VG. Intersection of Polycystic Ovary Syndrome and the Gut Microbiome[J]. J Endocr Soc. 2020, 5(2): bvaa177.

［145］ Roos N, Kieler H, Sahlin L, et al. Risk of adverse pregnancy outcomes in women with polycystic ovary syndrome: population based cohort study［J］. BMJ, 2011, 343: d6309.

［146］ Rostamtabar M, Esmaeilzadeh S, Tourani M, et al. Pathophysiological roles of chronic low-grade inflammation mediators in polycystic ovary syndrome［J］. J Cell Physiol, 2021, 236(2): 824－838.

［147］ Rothenberg SS, Beverley R, Barnard E, et al. Polycystic ovary syndrome in adolescents［J］. Best Pract Res Clin Obstet Gynaecol, 2018, 48: 103－114.

［148］ Rudnicka E, Suchta K, Grymowicz M, et al. Chronic Low Grade Inflammation in Pathogenesis of PCOS［J］. Int J Mol Sci, 2021, 22(7).

［149］ Schummers L, Hutcheon JA, Bodnar LM, et al. Risk of adverse pregnancy outcomes by prepregnancy body mass index: a population-based study to inform prepregnancy weight loss counseling［J］. Obstet Gynecol, 2015, 125(1): 133－143.

［150］ Sedighi S, Amir Ali Akbari S, Afrakhteh M, et al. Comparison of lifestyle in women with polycystic ovary syndrome and healthy women［J］. Glob J Health Sci. 2014 Aug 31; 7(1): 228－34.

［151］ Sonne DP, van Nierop FS, Kulik W, et al. Postprandial Plasma Concentrations of Individual Bile Acids and FGF-19 in Patients With Type 2 Diabetes［J］. J Clin Endocrinol Metab, 2016, 101(8): 3002－3009.

［152］ Steegers-Theunissen RPM, Wiegel RE, Jansen PW, et al. Polycystic Ovary Syndrome: A Brain Disorder Characterized by Eating Problems Originating during Puberty and Adolescence［J］. Int J Mol Sci, 2020, 21(21): 8211.

［153］ Teede HJ, Misso ML, Costello MF, et al. Recommendations from the international evidence-based guideline for the assessment and management of polycystic ovary syndrome［J］. Clin Endocrinol (Oxf), 2018, 89(3): 251－268.

［154］ Teede HJ, Misso ML, Costello MF, et al. Recommendations from the international evidence-based guideline for the assessment and management of polycystic ovary syndrome［J］. Fertil Steril. 2018, 110(3): 364－379.

［155］ Teede HJ, Misso ML, Costello MF, et al. Recommendations from the international evidence-based guideline for the assessment and management of polycystic ovary syndrome［J］. Fertility and sterility, 2018, 110(3): 364－379.

［156］ Thomson RL, Buckley JD, Brinkworth GD. Perceived exercise barriers are reduced and benefits are improved with lifestyle modification in overweight and obese women with polycystic ovary syndrome: a randomised controlled trial［J］. BMC Womens Health, 2016, 16: 14.

［157］ Tian Y, Li J, Su S, et al. PCOS-GWAS Susceptibility Variants in THADA, INSR, TOX3, and DENND1A Are Associated With Metabolic Syndrome or Insulin Resistance in Women With PCOS［J］. Front Endocrinol (Lausanne), 2020, 11: 274.

［158］ Torres PJ, Siakowska M, Banaszewska B, et al. Gut Microbial Diversity in Women With Polycystic Ovary Syndrome Correlates With Hyperandrogenism［J］. J Clin Endocrinol Metab, 2018, 103(4): 1502－1511.

［159］ Torres PJ, Siakowska M, Banaszewska B, et al. Gut Microbial Diversity in Women With Polycystic Ovary Syndrome Correlates With Hyperandrogenism［J］. The Journal of clinical endocrinology and metabolism, 2018, 103(4): 1502－1511.

［160］ Van Vugt DA, Krzemien A, Alsaadi H, et al. Effect of insulin sensitivity on corticolimbic responses to food picture in women with polycystic ovary syndrome

[J]. Obesity (Silver Spring, Md), 2013, 21(6): 1215-1222.

[161] Walters KA, Gilchrist RB, Ledger WL, et al. New Perspectives on the Pathogenesis of PCOS: Neuroendocrine Origins[J]. Trends Endocrinol Metab, 2018, 29(12): 841-852.

[162] Wang P, Zhao H, Li T, et al. Hypomethylation of the LH/choriogonadotropin receptor promoter region is a potential mechanism underlying susceptibility to polycystic ovary syndrome[J]. Endocrinology, 2014, 155(4): 1445-1452.

[163] Wells JCK. Using Body Composition Assessment to Evaluate the Double Burden of Malnutrition[J]. Ann Nutr Metab, 2019, 75(2): 103-108.

[164] Wen Y, Wu X, Peng H, et al. Breast cancer risk in patients with polycystic ovary syndrome: a Mendelian randomization analysis[J]. Breast Cancer Res Treat, 2021, 185(3): 799-806.

[165] Yu HF, Chen HS, Rao DP, et al. Association between polycystic ovary syndrome and the risk of pregnancy complications: A PRISMA-compliant systematic review and meta-analysis[J]. Medicine (Baltimore), 2016, 95(51): e4863.

[166] Zhang B, Shen S, Gu T, et al. Increased circulating conjugated primary bile acids are associated with hyperandrogenism in women with polycystic ovary syndrome [J]. J Steroid Biochem Mol Biol, 2019, 189: 171-175.

[167] Zhao Y, Ruan X, Mueck AO. Clinical and laboratory indicators of polycystic ovary syndrome in Chinese Han nationality with different Rotterdam criteria-based phenotypes[J]. Gynecological endocrinology, 2016, 32(2): 151-156.

[168] Zimmerman Y, Eijkemans MJ, Coelingh Bennink HJ, et al. The effect of combined oral contraception on testosterone levels in healthy women: a systematic review and meta-analysis[J]. Human reproduction update, 2014, 20(1): 76-105.

第三章
内分泌不孕不育相关疾病

第一节·下丘脑-垂体-肾上腺疾病与
排卵障碍性不孕

一、下丘脑源性疾病

下丘脑性闭经在育龄女性继发性闭经中约占 30%，是指由于下丘脑 GnRH 分泌缺陷导致垂体分泌 LH 和 FSH 下降，从而使得卵巢类固醇激素分泌不足，导致子宫内膜增生受到影响，无法正常来月经，同时，滤泡得不到足够的刺激，无法正常发育、成熟和排出。常见疾病包括功能性下丘脑性闭经、卡尔曼综合征，少见的原因还有一些脑内疾病，如发育异常导致的囊肿、原发于中枢神经系统的肿瘤、中枢神经系统的恶性或系统性疾病、肉芽肿性疾病等。

（一）功能性下丘脑性闭经（functional hypothalamic amenorrhoea，FHA）

FHA 是指非 HPO 轴器质性病变引起的下丘脑 GnRH 脉冲频率下降，导致垂体 LH 和 FSH 分泌不足而造成的闭经或排卵障碍，多为继发性闭经，且闭经和排卵障碍多数可逆。FHA 有一定的遗传易感性，常见诱发因素为营养不良或过度限制能量摄入（如神经性厌食）、体重快速而显著的下降、过度锻炼、精神压力或者慢性全身性疾病(如慢性肝病、肾病、AIDS)等,部分患者无明显诱因,被称为特发性下丘脑性闭经。

FHA 并不是单纯的 HPO 轴紊乱,还包括一系列神经内分泌的改变,如 HPA 轴的激活、HPT 轴的抑制以及瘦素、胰岛素样生长因子水平下降、食欲刺激素水平升高等。

1. 临床表现 月经紊乱、不孕、性功能下降、骨密度下降(少见骨折)。患者由于 GnRH 偏低,没有雌激素缺乏引起的潮热感,但是体检可以发现阴道黏膜薄、宫颈黏液少等雌激素缺乏的表现。

2. 诊断与评估 月经周期超过 45 天或停经 3 个月或更长时间,同时伴有低雌激素(<50 ng/mL)且正常或低水平的 LH 和 FSH(都低于 10 IU/L,比值为 1),又存在一定的诱发因素,如体重快速下降,从事高强度、高度紧张的职业(如竞技运动员)或者有明显的精神性诱因(如离婚、家人或朋友亡故)等,需考虑 FHA。但是 FHA 是一个排他性的诊断,还需要排除 PCOS、原发性卵巢功能减退(如 Turner 综合征)、子宫异常性疾病、内分泌疾病(如甲状腺疾病、肾上腺疾病等)、高催乳素血症、席汉综合征、垂体肿瘤等。

根据美国生殖医学会和欧洲内分泌学会 2017 年的临床指南建议,对于怀疑 FHA 的患者需进行系统的评估:① 详细的个人史:包括饮食习惯、锻炼或运动训练史、性格评估(比如完美主义者,对社会认可高度需求、对自己或他人的期望和抱负)、体重的波动、睡眠模式、应激事件、情绪、月经情况、骨折史、家族史(饮食及生育异常)等;② 排除妊娠,通过妇科检查排除器质因素的闭经;③ 实验室检查:β-HCG、血常规、红细胞沉降率(ESR)、CRP、肝肾功能、血糖,排除妊娠、糖尿病、慢性疾病、慢性炎症状态等;④ 内分泌激素:性激素和 AMH、PRL、甲状腺激素、垂体肾上腺激素、17-

OHP,排除内分泌疾病导致的闭经;⑤ 孕激素撤退试验:结合 B 超了解有无低雌状态及流出道异常。通常可以用醋酸甲羟孕酮 5~10 mg/d,共 5~10 天,或者醋酸炔诺酮 5 mg/d,共 5~10 天,或微粒化孕酮 200~300 mg/d,共 10 天。对孕激素耐受差的患者,建议采取 5 天法,阴性患者在排除低雌激素和流出道问题后,可在几周后重复一次;⑥ 垂体 MRI:怀疑有垂体激素过多或缺乏的临床症状,如头痛、视野缺损、口渴等;⑦ 骨密度:建议所有青少年或者超过 6 个月以上闭经的成年女性进行基线骨密度测定以筛查存在高骨折风险的个体;⑧ 其他妇科检查:子宫输卵管造影、超声子宫造影、生理盐水超声造影或宫腔镜来排除妇科器质性闭经,如子宫腔粘连综合征。

FHA 也可以与 PCOS 共存并掩盖 PCOS,当 FHA 恢复后,PCOS 的表现会逐渐显现,如月经紊乱,需要引起临床医生的关注。

3. 治疗　FHA 通常是可逆的,改善营养失衡、去除应激因素是主要的治疗措施,需要内分泌、营养、运动、心理等多学科共同参与。有研究显示,71% 的患者在 7~9 年后逐渐恢复,基础 BMI 和血皮质醇越接近正常,恢复越早,雌激素水平逐渐上升要早于月经恢复。

FHA 合并严重的营养不足的患者可能会出现严重的心动过缓、低血压、体位性低血压及电解质紊乱等,要注意监测并给予对症处理。

青少年患者需要积极纠正营养不良,改善 HPO 轴功能,建议患者增加热量摄入,改善营养状况,降低运动强度,最终使体重有所增加。体重改善多少可以解决月经问题,目前并未达成共识,但是建议至少达到停经前的体重。若条件允许,建议同时给予心理支持,如认知行为疗法(CBT)。

FHA女性常有隐匿性心理或人格问题,如完美主义、固执、在意别人的看法,甚至有部分患者有精神疾病史或原发情绪障碍。CBT疗法可以独立于体重,恢复月经。有研究显示,CBT治疗组较对照组卵巢功能恢复、自发排卵的比例更多(88%/25%)。对于CBT治疗仍无法解决的精神疾病、焦虑、抑郁等可加用必要的药物治疗。

不建议FHA患者单纯为了恢复月经和改善骨密度而服用避孕药,这样不仅会掩盖了月经的自发恢复,而且骨量会继续丢失,尤其对于能量不足的患者。如果经过科学的营养补充、心理支持和运动调整6~12个月仍无法恢复月经的患者,如果不是血栓栓塞的高危人群和吸烟人群,可以短期使用E_2皮贴联合口服孕激素,预防骨质疏松及生殖器萎缩、第二性征退化等并发症,E_2皮贴治疗保持骨密度的效果也优于口服避孕药。有研究显示,口服避孕药可以使患者本就低下的IGF-1进一步下降,而后者是重要的骨营养激素。由于二膦酸盐在人体骨骼中会存留多年,孕前服用可能导致怀孕期间二膦酸盐从骨骼动员起来,通过胎盘导致胎儿畸形,因此,不建议用二膦酸盐来改善FHA患者的骨密度。建议一些特殊的骨折愈合延迟或者骨密度极低的FHA患者可以短期使用重组甲状旁腺激素1-34(rPTH),虽然此人群中的相关研究还有限。

如果患者希望妊娠,要在营养状况、应激治疗达标的前提下启动不孕治疗,减少流产、早产、低体重儿等并发症。给予脉冲式GnRH静脉泵治疗是最理想的方案,每90 min给予5 μg GnRH即可,根据血中雌激素水平和卵泡发育情况调整剂量,这种方法可以获得将近90%的排卵率、30%以上的受孕率,而过度刺激的发生率<1%。有研究报道,下丘脑性闭经患者给予皮下泵入GnRH每60~90 min 20 μg,也可以达到接近静脉泵的效果,排卵率可达85%,受孕率可达

30%,但是用药剂量明显高于静脉泵。目前,商业化的GnRH泵还比较缺乏,临床中更为常用的诱发排卵方法是注射外源性的促性腺激素,但有多胎妊娠风险。由于FHA患者体内雌激素偏低,克罗米芬促排卵效果有限。

近来,有研究显示,纳曲酮可以增加GnRH的脉冲,增加排卵率,;重组瘦素[0.08 mg/(kg·d)]持续皮下给予2~3个月可以升高雌激素、恢复月经、增加自发排卵率,但是,所有这些新兴治疗手段由于缺乏足够的循证证据,并不推荐作为常规治疗手段。

4. 预后 功能性下丘脑性闭经预后相对较好,多数患者可以恢复自发排卵和月经,需要确定致病因素,给予个体化的治疗,侧重通过生活方式和行为干预,改善营养,减轻心理压力。另外,青春期的患者处于骨质生长旺盛期,一旦骨质丢失,很难恢复到原有水平,应及早防治。

(二)卡尔曼综合征(Kallmann综合征)

Kallmann综合征(KM)又称先天性低促性腺激素型性腺功能减退症(HH),发病率约为1/48 000,男性略多于女性,它是一种KAL蛋白质的基因突变导致的神经元移行障碍引发的疾病,可呈散发性或遗传性。

1. 临床表现 由于GnRH缺乏,下游促性腺激素及性腺激素分泌不足,导致患者性成熟障碍,不出现第二性征、青春期无法启动、原发闭经,同时,KM还有一个显著特征就是嗅觉缺失或嗅觉减退。KM患者还常伴发唇腭裂、牙齿缺损、单侧肾发育不全、中枢性耳聋、痉挛性截瘫和色盲等神经系统异常者。

2. 诊断与评估 KM患者往往由于青春期发育延迟来就诊,需要与体质性发育延迟相鉴别,建议测定促性腺激素(LH和FSH)、甲状腺激素、IGF-1,体质性发育延迟指标都正常。

一旦激素测定明确为 HH,进行基因检测对分辨是哪一种 HH 有帮助。由于 KM 患者除了原发性中枢性闭经,还合并有特殊的临床表现(嗅觉异常),因此,诊断并不困难。

3. 治疗　主要是给予类固醇激素替代,有生育要求者,可用 GnRH 或 HMG 诱发排卵。如果患者合并存在先天性心脏病、骨质疏松症、骨发育畸形(如腭裂)、肾上腺功能不全,则需要多科室共同给予相应的治疗。

4. 预后　单纯 KM 不会影响患者寿命,但是如果出现心脏和骨骼异常,可能会影响患者的健康和寿命。

二、垂体源性疾病

垂体起源的慢性不排卵是由于有功能垂体肿瘤分泌特殊的内分泌激素或者无功能垂体肿瘤、垂体炎症、垂体肉芽肿性疾病以及放疗、手术等导致腺垂体(垂体前叶)功能不同程度被破坏,影响垂体促性腺激素的正常分泌而引起的。本节探讨几个与排卵障碍相关的常见的内分泌疾病。

(一) 高催乳素血症和催乳素瘤

催乳素由腺垂体催乳素细胞合成并分泌,其分泌水平受下丘脑激素的调控,经过血液循环催乳素到达靶组织(乳腺、卵巢、睾丸等),与其受体结合发挥作用。催乳素可以通过负反馈抑制 GnRH 脉冲,同时也直接抑制促性腺激素的分泌和性腺甾体激素的生成。高浓度的催乳素还可以抑制颗粒细胞分泌孕酮,通过抑制芳香化酶影响雌激素的分泌。

1. 病因及分类

(1) 生理性:可见于妊娠期和哺乳期、运动、应激、精神创伤、性交、乳房及乳头受刺激等情况,但催乳素水平升高幅度小,持续时间短,不引起病理症状。

（2）药物性：可能是药物抑制了下丘脑多巴胺的合成或阻断了它的作用，也可能是增强了下丘脑催乳素释放刺激因子或直接刺激其分泌而引起高催乳素血症。常见药物有胃肠动力药（甲氧氯普胺、多潘立酮、西沙必利等），H_2 受体拮抗剂类制酸药（雷尼替丁、西咪替丁等）、三环类抗抑郁药物（阿米替林）和吩噻嗪类（氯丙嗪等）、钙通道阻滞药（维拉帕米等）、雌激素类避孕药等。此类催乳素水平大多为轻度升高，鲜有明显升高引起大量泌乳和闭经者。

（3）病理性：垂体催乳素瘤最常见，另外，下丘脑肿瘤、炎症、肉芽肿、颅内其他占位性病变、头面部外照射等可以分别通过压迫或直接破坏下丘脑分泌多巴胺，或者压迫垂体柄使多巴胺不能下达垂体，最终导致高催乳素血症，其他内分泌疾病，如甲状腺功能减退症、PCOS、慢性肝肾功能不全也会引起催乳素水平升高。

（4）特发性：为不明原因的高催乳素血症。

2. 临床症状　在女性，高催乳素血症主要引起性腺功能低下，表现为月经稀少或闭经，排卵障碍性不孕，黄体功能不足致反复自然流产，以及雌激素缺乏的症状，如乳腺萎缩、阴毛脱落、外阴萎缩、阴道分泌物减少、骨质疏松等。30%～80%高催乳素血症的女性会自发或触发泌乳。患者可能会由于水钠潴留、脂肪分化和下丘脑功能异常等出现体重增加。

催乳素瘤占垂体功能性腺瘤的 40%～45%，发病率为 40～55/100 000 人，以育龄妇女多发（女∶男＝8∶1）。微腺瘤（<1 cm）和大腺瘤各占催乳素瘤的一半，绝大多数催乳素瘤是良性的，极少数为恶性。除了高催乳素血症外，催乳素瘤患者还可能有肿瘤局部压迫症状，如头痛、视野缺损（颞侧偏盲）。需要注意的是，催乳素瘤可能是多发性内分泌腺瘤病，特别是 MEN1 的组成之一，要筛查患者是否有胰腺神

经内分泌肿瘤、甲状旁腺功能亢进症等其他内分泌腺功能异常表现。如果是大腺瘤，还可能发生垂体卒中，出现剧烈头痛伴恶心、呕吐，严重时可有急性视神经障碍、眼睑下垂及其他颅神经症状，甚至出现昏迷。

3. 妊娠对催乳素瘤的影响　女性妊娠后，受妊娠期激素（主要是雌激素）的刺激，从妊娠第2个月开始，垂体催乳素细胞的数量会逐渐增加，高峰出现在产后1周，高度可达12 mm，催乳素水平随之也逐渐升高，最高可达基础值的10倍（>8 nmol/L）。催乳素瘤患者由于妊娠期停用药物加之妊娠期激素的刺激，肿瘤有较妊娠前增大的风险，微腺瘤患者增大的风险为2.7%，妊娠前接受消融治疗的大腺瘤患者，肿瘤增大的风险为4.8%，未接受过消融治疗的大腺瘤患者，肿瘤增大的风险为22.9%。

4. 诊断　主要依据是临床症状、血清催乳素测定及影像学检查。

催乳素呈脉冲分泌且受觉醒、运动、寒冷、疼痛等影响，一般上午9:00~12:00为一日中的最低值，因此，最好在上午10:00~11:00取血，取血前至少休息0.5~1 h（如果可以，提前半小时置静脉穿刺针最理想），在平静状态下，1 h内取3次血（间隔20 min）进行检测。有时出现催乳素水平高但没有症状的情况，要考虑可能是大（巨）催乳素分子（只有免疫原性，而无生理活性）所致；症状明显，但催乳素却不高或很低，则要考虑催乳素水平太高造成的 HOOK 现象（由于标本中受检抗原的含量过高，过量抗原分别与固相抗体和酶标抗体结合，而不再形成"夹心复合物"，从而影响检测结果，将高浓度错误报告为低浓度），需要稀释以后重复测量。生理性升高一般不超过正常高值的3倍；药理性升高可有明确的用药史；病理性升高有相应疾病的原发症状，其中，催乳素瘤患者血清催乳素往往>200 µg/L。中国垂体腺瘤协作组在《中国垂体催乳素腺瘤诊治共识(2014版)》中提出,血清催乳素在 100~200 μg/L 及以上并排除其他特殊原因引起的高催乳素血症,支持催乳素瘤的诊断。如果血清催乳素<100 μg/L,须结合具体情况谨慎诊断,如垂体非催乳素瘤压迫垂体柄和垂体门脉血供所致催乳素水平升高。

高分辨 CT 和鞍区 MRI 增强扫描可发现 1.5 mm 的小腺瘤,前者观察周围的骨质情况更清晰,而后者对软组织病灶显影更清晰,对于筛查垂体微腺瘤有帮助,MRI 平扫联合增强是临床诊断垂体微腺瘤的最佳方法。典型表现为:T2W1 呈现高信号,T1W1 呈现低信号。垂体微腺瘤可呈椭圆形、圆形、不规则形,当微腺瘤<2 mm 不易发现时,颈内动脉移位,鞍底下陷,垂体柄移位,鞍膈局灶性上凸及高度异常等间接征象是临床诊断的主要依据。若瘤体对称分布、扁平、过小或位于鞍底及中线上时,诊断易出现假阴性。垂体微腺瘤伴出血时,T1 和 T2 均呈高信号。强化扫描时,因肿瘤强化时间长,故而垂体强化明显早于肿瘤,早期肿瘤灶呈现相对低信号,晚期呈现相对高信号。增强扫描可强化患者正常的垂体组织(肿瘤组织供血不佳,强化不明显),具有对比度高、特异性好、灵敏度高等优点。

5. 治疗 高催乳素血症的治疗目的是纠正催乳素水平,缓解临床症状,恢复性腺功能和生育功能,对于催乳素大腺瘤的患者,还要控制和缩小肿瘤的体积,防止复发。高催乳素血症是否治疗取决于它的病因以及患者是否出现性腺功能低下、泌乳等临床症状,如果没有明显的临床症状,可随诊观察。对于有临床症状的患者,医师应根据患者的年龄、生育状况和要求等选择合适的治疗方案。

(1)药物治疗:多巴胺受体激动剂是高催乳素血症的首选治疗药物,常用的有溴隐亭、卡麦角林和喹高利特。

1) 溴隐亭：建议从小剂量开始(睡前 1.25 mg/d)，逐渐加量，常用剂量为 2.5～10 mg，催乳素水平恢复正常后维持一段时间，可逐渐减至最小维持量，通常为 1.25～2.5 mg。70%大腺瘤患者和 80%微腺瘤患者可以通过药物治疗使 PRL 正常，但是催乳素瘤患者往往需要长期治疗，只有少数患者达到临床治愈的效果。药物的不良反应主要是恶心、呕吐、头晕、头痛、便秘，最严重的是直立性低血压。约 10%的患者对溴隐亭不敏感，不建议使用 15 mg/d 的大剂量，可换用其他药物或治疗方法。

2) 卡麦角林和喹高利特：是高选择性的多巴胺 D_2 受体激动剂，抑制作用更强，耐受性好，不良反应更小。卡麦角林每片 0.5 mg，开始剂量可为每周 0.25～0.5 mg，然后逐渐加量，很少超过每周 3 mg。喹高利特 75～300 μg，每日 1 次，口服。卡麦角林由于其安全有效，目前逐渐成为治疗催乳素瘤的一线推荐，85%的患者用药可以使 PRL 正常，对溴隐亭耐药或不耐受的患者使用此类新型的药物，有效率也可以达到 50%以上。

药物治疗的随访：单纯高催乳素血症或有微腺瘤的患者，待催乳素正常、月经恢复后，维持治疗 3～6 个月即可逐渐减量，2 个月减 1 次，每次半粒，直至最小有效剂量，以后每年至少监测催乳素水平 2 次，以防再次升高，如果催乳素一直正常且 MRI 检查肿瘤基本消失，治疗满 5 年可尝试停药。对于大腺瘤的患者，需要 MRI 确认瘤体明显缩小才可以开始减药，如催乳素下降至正常，而瘤体未缩小，需要排除非催乳素垂体瘤的可能。对于有视野缺损的患者，治疗 2 周后视力、视野即可得到改善，若效果不理想，3 周左右复查 MRI 以决定是否需要手术治疗。

(2) 手术治疗：经蝶窦入路手术是主要的手术方式，仅少数耐药的侵袭型巨大垂体腺瘤需要开颅手术。手术的适应证：① 药物治疗 3~6 个月无效或效果不佳；② 不能耐受药物；③ 巨大垂体腺瘤伴压迫症状或囊变，药物无法控制；④ 侵袭性腺瘤伴脑脊液漏者；⑤ 垂体瘤卒中；⑥ 拒绝长期用药的患者。相对禁忌证为全身状态差、器官功能无法耐受手术者，可先行治疗纠正后再考虑手术。

手术治疗的缓解率为 60%~90%，与术前催乳素水平呈负相关，术后 5 年复发率约为 20%。手术的并发症主要是腺垂体功能低下、尿崩症、神经血管损伤、脑脊液漏、鼻中隔穿孔等。

术后应对垂体功能及肿瘤残余程度进行随访，存在垂体功能低下的患者需给予激素替代治疗，对仍有肿瘤残留的，视情况可能需要进一步给予药物治疗或放疗。

（3）放射治疗：主要用于药物无效、不耐受，或者手术后残留、复发，或者侵袭性、恶性催乳素瘤患者。在控制肿瘤生长方面，疗效可达 89%~100%；在控制催乳素水平方面，疗效仅为 30%，且治疗潜伏期为数月至数年。由于药物可以影响放疗的效果，在放疗前 1~2 个月建议停用药物，如果需要，放疗后 1 周可恢复使用。主要的并发症有腺垂体功能减退、视神经损伤，以及远期的脑血管病、神经认知障碍等。

6. 妊娠前准备　在女性，无论是微腺瘤或者大腺瘤，多巴胺受体激动剂是治疗的首选，可以使 PRL 水平降至正常，恢复性腺功能，促进肿瘤缩小。虽然卡麦角林是目前催乳素瘤的一线推荐，且卡麦角林和溴隐停在妊娠后果方面至今未见有明显差异的报道，但是由于它半衰期长（停药后血中存留 30 天），用于诱导妊娠的病例数相对较少，溴隐亭仍作为备孕阶段主要的治疗药物，在 FDA 妊娠用药分级中这两种药物均为 B 级。

微腺瘤或鞍内大腺瘤患者，PRL 正常即可考虑妊娠，鞍外大腺瘤要缩小到鞍内方可考虑妊娠。为了减少肿瘤生长的风险,建议溴隐停治疗至少1年。对于多巴胺激动剂抵抗的患者及PRL正常但肿瘤未缩小的患者,建议妊娠前行经蝶手术。一般而言,经过药物或手术治疗后,约85%的患者可以达到自然受孕。

有鞍外扩张的大腺瘤妊娠后肿瘤增大(仅用药)的风险大约为23%,选择怎样的治疗最合理并没有定论,需要和患者进行探讨(评估治疗风险),可以考虑手术治疗,减少妊娠期间肿瘤增大的风险,但即使行手术治疗,仍有肿瘤增大的报道。对于侵袭性肿瘤患者,到底是孕期保留多巴胺受体激动剂,还是必要时重新启用,需要医生根据患者情况来个体化考量。

放疗后有垂体减退的风险,故不主张孕前使用。

女性患者用药后,仍不能恢复排卵自然受孕的,可采用氯米芬(克罗米芬)或来曲唑等促排卵药物,但对于垂体大腺瘤或垂体组织由于手术等破坏严重的患者是无效的,后者可用外源性人促性腺激素来促排卵。术后低Gn的患者,可用注射用尿促性素(每支含FSH和LH各75 U),开始时每日1支,5~7日后,如卵泡未发育,增至每日2支,以此类推。当优势卵泡直径达到18 mm后,注射HCG。

7. 妊娠期治疗建议及随访

(1) 尽早停药:目前比较一致的观点是尽量减少胎儿暴露于任何药物,这也包括多巴胺受体激动剂。因此,建议一旦发现妊娠,立即停用多巴胺受体激动剂,这样可将胎儿暴露于药物的时间控制在3~4周。已有的数据显示,确定妊娠前使用溴隐亭并不增加自发流产、异位妊娠、滋养层疾病、多胎妊娠或者先天畸形等的风险,而且有研究还对患者6个月至9岁的后代进行了随访,未发现不良影响。应用卡麦角林治疗的数据相对较少,但同样未发现明显的不良反应。《中国垂体催乳素腺瘤诊治共识(2014版)》建议妊娠12周后停药,以保证足够的黄体功能得以维持。

(2)妊娠期随访:微腺瘤和鞍内大腺瘤患者,妊娠停药后需要随访,建议每3个月评估一次临床症状,而不测定PRL,MRI虽未证实对胎儿有不利影响,但不作为常规随访手段。如果患者出现疑似肿瘤生长的迹象,如进行性头疼或视野缺损,才需要行眼科检查和垂体MRI平扫。对于侵袭性肿瘤建议每次随访要进行眼科检查,疑似肿瘤生长的再行垂体MRI检查,一旦明确肿瘤在增大,建议重新启用多巴胺受体激动剂。如果药物无法快速改善,可在孕中期进行手术治疗,孕早期和晚期手术会增加流产风险(1.5倍/5倍),如果妊娠接近足月时,可考虑尽早终止妊娠。

8. 产后及哺乳期治疗 由于高浓度雌激素可以诱导肿瘤坏死,有研究发现产后催乳素瘤患者的肿瘤缩小或者消失,PRL水平较孕前下降,甚至正常。据报道,妊娠后高催乳素血症的缓解率在10%~68%,因此,产后应重新评估病情(表3-1)。

表3-1 催乳素瘤妊娠前后的处理

肿瘤情况	治疗	孕前准备	孕期用药	孕期随访	垂体MRI平扫	重启药物或手术治疗	产后
微腺瘤	溴隐停	PRL正常	停	每3个月临床评估	怀疑肿瘤生长时需要	明确肿瘤有进一步生长	要重新评估,多数可哺乳
鞍内大腺瘤							
鞍外大腺瘤		PRL正常、肿瘤缩回鞍内,药物无效者建议手术	达标者,停	每3个月临床评估			
侵袭性肿瘤			肿瘤未小已妊娠,医生评估是否继续用药	每个月临床评估;每3个月眼科检查			

　　吸吮刺激虽然可以在产后的几周到几个月刺激正常女性 PRL 分泌增加,但哺乳并不刺激肿瘤生长,因此,绝大多数患者可以哺乳,对于希望哺乳的患者,可在患者想结束哺乳时再使用药物治疗,除非因肿瘤生长而需要使用。有报道称,部分患者产后催乳素水平和肿瘤体积都比妊娠前小,不需要给予药物治疗,但是这些患者的乳汁相对较少。

(二) 生长激素瘤

1. 概述　　生长激素瘤是指垂体生长激素细胞增生所产生的实体瘤,由于生长激素分泌过多可以导致肢端肥大症(骨骺闭合以后)及巨人症(骨骺闭合之前)。生长激素瘤占垂体瘤的 25% ~ 30%,70% ~ 80% 为大腺瘤,约 1/3 有鞍外生长,1/3 有侵袭性,可因为占位效应导致垂体功能减退。生长激素瘤可以是散发的,也可以是基因相关的、某种综合征的表现之一,如果是后者,则患者发病年龄更轻,肿瘤更大,对治疗反应更差。

2. 临床表现

(1) 特征性外貌:幼年起病的,往往比同龄儿童明显高大,直至性腺发育完全,骨骺闭合,身高可达 2 m 或以上,呈现巨人症。若成年后生长激素持续高水平,同一患者可兼有巨人-肢端肥大症。成年起病则只表现肢端肥大症,如唇厚舌大、眉弓外突、鼻宽、高颧骨、下颌增大前突、手脚粗大呈杵状指等。患者皮肤和皮下组织肥厚增生,多汗。20%的患者因特征性的外貌改变而就诊。

(2) 代谢异常:由于生长激素是升糖激素,患者表现明显的胰岛素抵抗,并出现糖耐量异常及糖尿病,患病风险增加 4 倍,但程度一般较轻;由于骨转换增加,易出现骨质疏松;钙吸收增加,导致泌尿系结石。

(3) 心肺功能受损:心肌肥厚、心脏扩大、心律失常、心力衰竭及动脉粥样硬化性心脏病,高血压;呼吸道感染、

OSAS 和呼吸困难等。

（4）神经肌肉骨骼系统：易出现神经肌肉痛、骨关节病、腕管综合征等。

（5）肿瘤占位效应：压迫症状，如头痛、恶性呕吐、视野受损等；腺垂体功能减退的相应表现。

（6）伴发恶性肿瘤：结肠息肉及腺癌、甲状腺结节和甲状腺癌发生率增加。

3. 生长激素瘤对妊娠的影响　生长激素瘤的局部占位效应可引起腺垂体功能减退，最敏感易受累的是促性腺激素细胞，在女性，表现为闭经或月经减少、泌乳、性欲减退、生育能力低下。另外，患者血中高水平的 IGF‐1 还可以刺激卵巢产生雄激素、GH 可以作用于 PRL 受体产生催乳效应，这些都参与了不孕的发生，如果合并催乳素瘤，则患者性腺功能障碍则进一步加重，同时，生长激素瘤导致促性腺激素、GnRH 储备和分泌减少，因此患者自然受孕的机会非常小。部分患者会有雌激素缺乏的症状，如潮热、阴道萎缩。

同时，生长激素瘤可以增加妊娠相关并发症，如糖尿病、高血压，并增加后代的出生体重，尤其是妊娠前生长激素和 IGF‐1 没有得到很好控制的妇女，其妊娠期并发症的发生率更高。有报道，糖尿病和葡萄糖耐量异常的发生率为 13%～32% 和 60%，妊娠胰岛素抵抗又进一步增加了生长激素瘤患者患糖尿病的风险。因此，妊娠期间筛查患者的血糖（初次产检和妊娠 28 周）和血压十分必要。由于 GH 和 IGF‐1 很难透过胎盘，因此胎儿受影响不大。

4. 妊娠对生长激素水平的影响　胎盘在整个妊娠期间充当一个额外的、短暂的内分泌腺，产生雌激素、孕酮、HCG、胎盘催乳素和胎盘生长激素，它与垂体产生的生长激素有 96% 的序列同源性。胎盘生长激素的产生在整个妊娠期间不断增加,从而抑制垂体生长激素的分泌,成为妊娠后半期母体循环中主要的生长激素来源。胎盘生长激素的分泌不能被外源性激素所改变,因此,胎盘作为一个功能独立的实体,不参与任何反馈机制。在正常妊娠女性,胎盘产生的 GH 从孕早期就开始逐渐增加,直到孕 37 周达到高峰,而垂体分泌逐渐被抑制,甚至测不出,因此,多数女性患者妊娠后生化和临床指标是稳定的,垂体分泌生长激素水平会有所改善,肿瘤也不再受刺激进一步生长。但是也有报道提示,妊娠期间生长激素瘤的症状会加重,17% 的垂体肿瘤增大,垂体卒中的风险会增加;实际上,在正常妊娠的前 3 个月,垂体体积可增大 45%,这对于大腺瘤患者可能会导致视交叉压迫和视野受损。

5. 诊断　对于有典型临床表现,生长激素水平升高并有垂体影像学改变的患者诊断较容易。由于生长激素呈脉冲式分泌,因此单次测定的意义不大,最好在静脉穿刺后维持 4~6 h,每 30~60 min 抽血 1 次测定生长激素后取平均值,如果>232.5 pmol/L,则判定为分泌过多;如果>930 pmol/L,则更加肯定。IGF-1 比较稳定,可疑病例可以直接测定此指标。生长激素和 IGF-1 水平均高的患者,可进行葡萄糖抑制试验,具体操作流程为:晨起静脉置管,1 h 后抽血测定生长激素,30~60 min 后重复 1 次,然后给患者喝 75 g 糖水,之后每间隔 30 min 抽血测定生长激素值,共 4 次,如生长激素不能被抑制到 46.5 pmol/L 以下为阳性。生长激素的定位诊断首选 MRI 检查,增强扫描可帮助识别病灶,注意异位生长激素瘤的筛查。确诊生长激素瘤的患者还要进行病情活动情况的评估,如果达到 3 项以上为病情活动:① 肢端肥大,进行性肥大;② 体重持续增加;③ 头痛持续或进行性加重;④ 多汗、溢乳;⑤ 短期视野缩小明显;⑥ 糖代谢异常;⑦ 血压升高和动脉硬化;⑧ 高血磷、高血钙;⑨ IGF-1

水平明显升高;⑩ 生长激素水平高于正常并不能被葡萄糖抑制;⑪ 靶腺功能异常进行性加重。

6. 妊娠期诊断的特殊性 胎盘是母体血中 GH 的主要来源,它刺激肝脏 IGF-1 随之升高,不仅反馈抑制垂体,使其中生长激素细胞的数量和生长激素水平均明显下降,还导致妊娠妇女呈现假性肢端肥大样面貌。同时,GH 水平不能被葡萄糖所抑制,这种生理性和病理性表现的重叠使得妊娠期间诊断生长激素瘤有一定困难,因此,不主张妊娠期间确诊此病,建议产后再明确诊断。

7. 治疗 生长素瘤首选经蝶手术切除治疗,微腺瘤术后治愈率可达 90%,大腺瘤仅 50%,治疗后基础 GH<2.5 μg/L,葡萄糖负荷后<1 μg/L 为治愈标准。药物治疗包括多巴胺受体激动剂、生长抑素及其类似物和 GH 受体拮抗剂。多巴胺受体激动剂对肿瘤的抑制不完全,因此用于术后或放疗尚未显效前以缓解临床症状;生长抑素类似物(奥曲肽)长期应用可缩小肿瘤,改善症状,降低 GH/IGF-1;生长激素受体拮抗剂(培维索孟)是新开发的一类药物,目前已用于临床治疗肢端肥大症,它可直接作用于外周生长激素受体,减少后续的信号传导,可使肝和其他组织合成 IGF-1 减少,有效改善肢端肥大症患者的临床症状及糖代谢紊乱,但不能缩小肿瘤。由于用药后生长激素水平反而上升,因此不主张单独使用,可与生长抑素类似物合用或作为生长抑素类似物抵抗患者的补充治疗。用药期间注意监测肝功能。放疗是三线治疗手段,用于手术不成功、药物疗效不佳或不能耐受药物的患者,疗效显现需要 6 个月至 15 年不等。

8. 妊娠前治疗 对于有妊娠要求的女性患者,应该评价其垂体功能,并给予适当的治疗,包括药物治疗或手术治疗。妊娠前治疗仍以手术治疗为首选方法,对于手术治疗不达标者可以选择药物治疗或放疗,待 GH、IGF-1 和 PRL 乳素水平正常后即可考虑妊娠,备孕前 2 个月建议停用长效生长抑素受体配体制剂(SRL)和培维索孟,必要时予短效奥曲肽直至妊娠,一旦妊娠,建议立即停药,除非临床需要。

9. 妊娠期治疗 确诊妊娠后几乎所有患者都可以停用治疗药物,停药后肿瘤长大和胎儿异常的风险很小。

如果确实需要保留药物(如大腺瘤引发临床症状),目前已有的药物中溴隐亭安全性最高,但是主要用于同时分泌生长激素和催乳素的肿瘤,其安全数据多数来源于催乳素瘤患者的研究。奥曲肽是 B 类妊娠用药,研究显示其用于诱导妊娠并在明确妊娠后停药,未发现不良反应。

回顾性和小样本研究显示,生长抑素类似物在妊娠期使用通常是安全有效的,但是,生长抑素类似物可以通过胎盘,潜在风险是可以影响胎儿大脑生长抑素受体,减少子宫动脉血流,因此,妊娠期间不推荐使用。

生长激素受体拮抗剂(培维索孟)在孕期使用的研究未提示不良的妊娠结局,但是,考虑 GH 受体异常导致的莱伦综合征(Laron syndrome)患儿会有多种异常,此药在妊娠期不推荐使用,它是否进入乳汁目前不清楚,因此哺乳期也不推荐使用。

妊娠期要避免视力恶化,间隔 4~6 周评价大腺瘤患者的视野,一旦有肿瘤增大造成视力损伤的证据,需紧急进行经蝶手术。

妊娠期不建议监测 GH 和 IGF-1。

(三)库欣病

由于垂体分泌 ACTH 过多,刺激肾上腺过度合成和分泌肾上腺皮质激素引起的一系列综合征,称为库欣病,是一种少见病,ACTH 腺瘤是库欣病的主要发病原因。

1. 病理生理和临床表现　糖皮质激素可以促进外周脂肪分解,内脏脂肪合成;促进蛋白质分解、糖异生;刺激醛固酮分泌,保钠排钾;抑制维生素 D 活化,抑制肠道钙吸收,促进骨吸收;促进雄激素合成等。因此,过多的糖皮质激素导致典型的临床表现是体重增加、满月脸、水牛背、皮肤菲薄、有紫纹、远端肌肉萎缩、易发生骨折。

生理水平的糖皮质激素对不同发育阶段的生殖系统功能非常重要,但是如果分泌过多,常导致女性月经紊乱、月经周期延长,甚至停经;卵泡成熟障碍、不孕;多毛、毳毛增多;PCOS 的发生率增加。

有调查显示,库欣病患者中 80% 有月经紊乱,33.3% 出现闭经,31.1% 呈现稀发排卵。高水平的糖皮质激素可以阻断促性腺激素的释放及其在性腺水平的作用,同时,升高的 CRH 和 ACTH 也影响下丘脑-垂体分泌 GnRH 和 LH,这些改变会导致下丘脑性排卵障碍及 PCOS 的发生。

库欣病患者原始卵泡明显减少、间质增生、黄素化、纤维变性和体积缩小,均提示存在促性腺激素的刺激不足。

由于高水平的 ACTH,库欣病患者还可以出现皮肤色素沉着,尤其是在胫前、瘢痕和皮肤褶皱处。几乎所有患者都有不同程度的心理或情绪问题。

2. 正常妊娠时 HPA 轴的变化　HPA 轴在正常妊娠时会发生非常复杂的变化,血中总皮质醇和游离皮质醇及尿游离皮质醇会升高 2~4 倍,皮质醇节律存在但变迟钝,肾上腺皮质醇分泌对 ACTH 的敏感性增加,但是 CRH 和 ACTH 对皮质醇的负反馈却变得不敏感。

3. 高皮质醇水平对母亲和胎儿的影响　库欣病患者由于高皮质醇激素会抑制下丘脑 GnRH,从而使促性腺激素分泌和作用均降低,75% 女性存在性腺功能低下,卵巢可呈现多囊或体积减小,原始卵泡减少,间质增生、纤维化,同时,肥胖、低性激素结合蛋白、高雄激素以及可能的高催乳素也进一步促使慢性不排卵的发生，因此，患者受孕的机会不大，但仍然有妊娠的可能。一旦妊娠，高水平的皮质醇可以对母亲和胎儿产生不利影响，包括糖尿病、高血压、先兆子痫、高脂血症、骨质疏松、伤口难以愈合、精神障碍、早产、自发流产、死产、早期新生儿死亡等，所以，未控制的库欣病不建议妊娠。

4. 诊断　首先通过血液及尿液检测确定是否存在高皮质醇血症，然后行 1 mg 地塞米松抑制试验，如果不能被抑制到 50% 以下，初步确定为真性皮质醇增多，否则考虑肥胖、酗酒等相关的假性皮质醇增多。测定血 ACTH 以确定是否为 ACTH 依赖的皮质醇增多症，后者的 ACTH 水平正常或高于正常，而肾上腺来源的皮质醇增多症的 ACTH 会明显低于正常范围。最后，通过大剂量地塞米松抑制试验区分是垂体来源的 ACTH 还是异位来源的 ACTH，后者多见于肺部、胸腺、胰腺或支气管的恶性肿瘤。对于诊断困难的患者，可行岩下窦静脉取血测定 ACTH 来区别病灶来源是垂体还是外周。

垂体高分辨率 CT 和 MRI 对于发现病灶的位置有帮助，病灶多位于垂体中部，可使鞍隔向上隆起。但是，由于库欣病多数为微腺瘤，因此两者仅能发现一半左右的病灶。

5. 妊娠期的诊断方法　正常妊娠过程中 HPA 轴处于激活状态，血皮质醇水平从妊娠 11 周开始升高，第 2 个孕周持续升高，到第 3 个孕周达到顶峰。这可能与孕激素对皮质醇的抵抗作用、ACTH 调定点的改变以及胎盘分泌 ACTH 有关。但是，由于胎盘有代谢皮质醇的酶(11β-HSD2)存在，可以将活性皮质醇向非活性形式转化，以避免胎儿暴露于高水平的皮质醇。这些改变将干扰妊娠期激素测定，使诊断库欣病或库欣综合征变得更加困难。

如果孕妇出现肌无力、腹部宽大紫纹、骨质疏松症都提示库欣综合征,而非正常妊娠期反应。尿游离皮质醇被认为是最好的筛查方法,如果在后 2 个孕周其水平达到正常值 3 倍以上,考虑为病理状态。由于孕妇反馈调定点改变(不敏感),小剂量地塞米松抑制试验会呈现假阳性,一般不推荐继续使用,而皮质醇分泌的昼夜节律仍然是可靠的,如果午夜皮质醇水平下降<50%,也就是说,患者失去了皮质醇分泌的昼夜节律,可提示真性皮质醇增多症。

鉴别是否为 ACTH 依赖性皮质醇增多症,仍然可以通过测定血 ACTH 水平,但需要注意的是,由于胎盘可产生 ACTH,其水平不是很低,也不能完全排除肾上腺的原因,还需结合其他检查。

大剂量地塞米松抑制试验对于鉴别高水平 ACTH 是否为垂体来源在妊娠期仍然有效。

对于库欣病患者,高剂量的 CRH(100 μg)可以升高 ACTH 和皮质醇水平,而对异位来源的 ACTH 则无反应。

考虑射线暴露问题,岩下窦静脉取血一般不用于妊娠期。

准备进行手术治疗库欣病的孕妇可以用 MRI(非增强)检查明确肿瘤位置,但由于妊娠期本身垂体会增大,影像学检查时会掩盖微腺瘤的存在,造成假阴性。

6. 治疗 首选的治疗方法是选择性肿瘤切除,经蝶窦肿瘤摘除术是最常用的手术方式,有经验的医师可使肿瘤的治愈率达 80%。手术前要进行视野和垂体功能的评估,如果患者的临床症状重,可先行药物治疗,控制症状以后再进行手术。放疗一般局限于不能切净的大腺瘤或侵袭性肿瘤、手术失败或手术后复发的情况,但容易继发腺垂体功能减退。抑制激素合成的药物(米替拉酮、氨鲁米特、酮康唑)

主要作用于肾上腺,仅作为辅助治疗手段,不能从根本上治疗 ACTH 瘤;溴隐亭、赛庚啶通过抑制 ACTH 释放起到治疗效果,对 30%~50% 的患者有效。

7. 妊娠期库欣病的治疗 妊娠期胎盘不规律地产生 ACTH 会加重原有库欣病的症状,高皮质醇血症的严重程度和患者所处的妊娠期决定了患者是否需要治疗以及采取什么样的治疗方法,密切监测、手术和药物治疗都有报道。已有的数据显示,妊娠期间出现库欣病的患者有 42.5% 不需要特殊治疗。如果在用药期间怀孕,则主张停药,密切监测即可,主要控制相关并发症,如糖尿病和高血压。经蝶窦腺瘤摘除术是首选方法,一般推荐在孕中期进行。手术不能完全缓解或者诊断较晚(孕晚期)的患者可以用药物治疗,卡麦角林和酮康唑似乎都是安全的,能很好地控制疾病。不推荐放疗。无论用什么方法治疗,都需要密切监测肾上腺功能,一旦出现肾上腺功能不全要及时补充治疗。

(四) 腺垂体功能减退

各种原因导致的垂体激素分泌减少,可以是单种激素减少,也可以是多种激素同时减少,可以是原发于垂体本身的病变造成,如垂体瘤、垂体缺血坏死、垂体卒中、垂体感染或手术创伤等,也可以是来源于垂体门脉系统障碍或下丘脑等其他中枢神经系统疾病造成,如垂体柄破坏、中枢肿瘤、炎症、白血病、肉芽肿等,前者称为原发性,后者称为继发性。

1. 临床表现 一般而言,垂体破坏超过 50% 才出现临床症状。原发病不同,垂体破坏程度、受影响的垂体激素的种类以及激素下降的速度也不同,导致不同患者临床表现差异较大,激素分泌不足可以是部分激素缺乏或全部激素缺乏,可出现相应的靶腺功能减退(性腺、甲状腺及肾上腺)

的临床表现,最早表现常是促性腺激素、生长激素和催乳素缺乏。需要注意的是,ACTH 缺乏可以掩盖 ADH 缺乏的临床表现。

垂体功能减退症患者的生育能力主要取决于 HPG 轴的功能,但同时也受其他垂体激素的影响,如生长激素,如果接受了足量的激素替代治疗后,部分女性可以自然受孕,但更多的患者需要借助辅助生殖技术。与单纯下丘脑性闭经的女性相比,垂体功能减退症女性排卵周期更少、怀孕率更低、流产率更高,辅助生殖的成功率也更低。如果垂体功能减退发生在青春期前,除了影响 HPG 轴功能以外,还会导致子宫和卵巢变小,平均卵巢体积和窦卵泡数量显著减少,单纯生长激素缺乏患者子宫缩小的同时会有多囊卵巢样改变,这些因素可能导致患者生育结局更差。

2. 诊断　有明确的病史、症状和体征,实验室检查提示垂体激素分泌不足即可诊断垂体功能减退症。需要注意的是,一些患者可能处于亚临床状态,临床症状并不明显,另外,垂体激素分泌为脉冲式,如果有条件,可间隔 15~20 min 抽一次血,取 3 次标本混合后的测定结果作为判断依据。给予下丘脑激素进行的兴奋试验可以帮助区分原发性或继发性垂体功能减退,同时可以了解腺垂体储备功能,但是由于试验用药的可获得性问题,目前常用的是 GnRH 兴奋试验(戈那瑞林兴奋试验)。

3. 治疗和随访　明确病因的患者要给予针对病因的治疗,比如肿瘤需要手术等。所有功能低下患者均需要补充相应靶腺激素,如果是多种激素缺乏,原则上应先补充糖皮质激素,之后再补充甲状腺激素,防止诱发肾上腺危象。参考的生理剂量:氢化可的松 20~30 mg/d,泼尼松 5~7.5 mg/d,左甲状腺激素 50~150 µg/d。女性人工周期:炔雌醇 5~20 µg/d(月经周期第 1~25 天),甲羟孕酮 5~

10 mg/d(月经周期第 12~25 天),男性十一酸睾酮 40 mg,每日 3 次。应激状态下需要增加糖皮质激素用量。患者需要定期复诊、评估并及时调整替代激素的剂量。

对于有生育要求的女性,经过雌激素补充可以促进子宫生长,雌孕激素补充建立人工月经周期,在此基础上通过药物刺激卵巢促进卵泡生长并诱导排卵以达到受孕目的。虽然脉冲式给予 GnRH 是一种更接近生理模式的促排卵方式,但是由于垂体功能减退患者无法产生促性腺激素(FSH和 LH),因此,这种促排卵方式并不适合,推荐使用 FSH/HCG 或 HMG/HCG 方案。一些回顾性研究显示,经过积极治疗,垂体功能不全妇女的生育率在 47%~76%,低于单纯克氏综合征妇女(81%)。

4. **妊娠期间的激素替代** 妊娠期糖皮质激素替代治疗应根据孕期需求的变化,既要满足母体需求,同时也对胎儿没有伤害。糖皮质激素过高可以导致胎儿出生体重低、神经发育问题和心血管代谢疾病的倾向。氢化可的松不会进入胎儿循环,是妊娠期推荐使用的唯一糖皮质激素,患者在备孕阶段需要先将糖皮质激素调整为氢化可的松,孕期剂量个体化,参照剂量为每天 $12~15 mg/m^2$,密切监测,及时进行调整,一般不需要因孕周不同而增加剂量,除非有肾上腺功能不全的征象,个别患者在孕晚期可能需要增加 30%~40% 剂量。分娩属于应激情况,需要追加激素剂量,如果是顺产,建议在第二产程中静注 50 mg 氢化可的松;如果是剖宫产,建议术前和剖腹产术后每 8 h 静注 50~100 mg 氢化可的松。只要没有围产期并发症,在产后数天内,即可把氢化可的松剂量逐渐恢复到孕前水平。

甲状腺激素对胎儿的认知发育至关重要,妊娠期对甲状腺激素的生理需求是增加的,胎盘分泌的 HCG 可以模拟TSH 的作用,刺激甲状腺生成更多的甲状腺激素,参与了这一生理过程,致使孕早期 TSH 水平有所下降。对于原发性甲状腺功能减退,激素补充剂量在孕早期需要增加 20%~50%,但是,对于垂体功能减退导致的甲状腺激素缺乏并不能完全参照这种方法,因为患者甲状腺本身没有疾病,至少可以部分应答 HCG 的刺激,所以,建议调整剂量参照游离 T_4 和总 T_4,将这两个指标保持在正常范围的上半区间,产后再恢复到孕前剂量。

生长激素替代是垂体功能减退孕妇管理中最具争议的话题。生长激素并不允许在备孕和妊娠期间使用。而在欧洲以及其他一些国家,有生育计划的垂体功能低下女性的标准治疗策略中就包含使用生长激素。目前,内分泌专家的建议是发现妊娠后停用生长激素。正常生理情况下,妊娠女性的垂体分泌生长激素直到孕中期,之后被胎盘分泌的生长激素所取代,因此,如果没有明显的禁忌证,在妊娠前 3 个月继续使用生长激素应该是合理的。

神经垂体功能减退的患者会出现尿崩症,往往在患者妊娠前即可诊断,对于孕前不明显的部分性尿崩症也可能因妊娠而凸显出来,因为妊娠本身可以使身体总水分增加,血浆容量的增加和血清渗透压的降低,同时胎盘分泌的酶可以加速抗利尿激素的降解,使得部分患者孕期对于抗利尿激素的生理需求增加。去氨加压素可以在怀孕期间安全使用,注意通过临床(多尿、多饮)和生物化学(血浆渗透压、血清钠)的监测及时发现患者对药物剂量的需求变化并及时调整。

三、肾上腺源性疾病

(一) 肾上腺解剖、生理特征

人体肾上腺组织由皮质和髓质两个功能不同的内分泌

器官组成,皮质分泌肾上腺皮质激素,髓质分泌儿茶酚胺激素。肾上腺皮质又可分为3个区带,从外到内依次为:球状带、束状带和网状带。其中束状带体积最大,约占皮质的75%。

1. **球状带** 位于肾上腺皮质最外层,主要合成和分泌肾上腺盐皮质激素,如醛固酮等。

2. **束状带** 位于中间层,是储存胆固醇的重要场所,主要合成肾上腺糖皮质激素,如皮质醇及少量脱氧皮质酮(DOC)、脱氧皮质醇和皮质酮。

3. **网状带** 位于肾上腺皮质最内层,主要合成肾上腺雄激素。肾上腺皮质激素均为胆固醇的代谢衍生物,其合成过程极为复杂,必须经过一系列的酶促反应加工才能合成(图3-1)。

(二)先天性肾上腺皮质增生症(CAH)

1. 21-羟化酶缺乏症

(1)病理生理:21-羟化酶缺乏症(21-OHD)是先天性肾上腺增生症中最常见的类型,是由于编码21-羟化酶的*CYP21A2*基因缺陷导致肾上腺皮质类固醇激素合成障碍的一种先天性疾病,呈常染色体隐性遗传。经典型患者可发生肾上腺危象,导致生命危险;高雄激素血症使女性男性化,导致骨龄加速进展、矮身材及青春发育异常,并影响生育能力。*CYP21A2*基因的突变类型有百余种,80%存在基因型和表型的相关性。当突变导致21-羟化酶活性低于1%时,表现为严重失盐,呈现低钠血症和高钾血症,新生儿肾上腺危象。当酶活性残留为1%~2%时,醛固酮还可维持在正常范围,失盐倾向低(但应激时仍可发生)。酶活性保留20%~50%时,皮质醇合成几乎不受损。

(2)临床表现:临床主要特征是皮质醇合成分泌不足、失盐及雄激素分泌过多所致的各种表现。通常临床上将

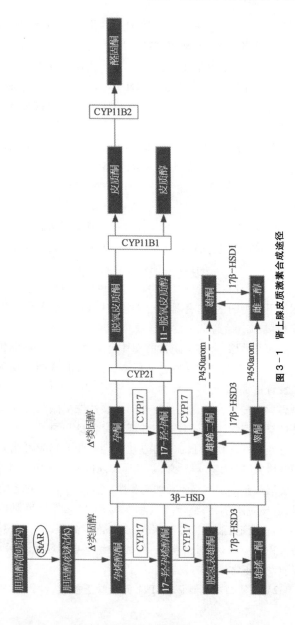

图 3 - 1 肾上腺皮质激素合成途径

CYP21 缺陷分为 3 种类型,即单纯男性化型、失盐型和迟发型。前两者又称为经典型,多为 21 - 羟化酶完全缺乏,临床多见失盐及男性化表现;而后者称为非经典型,多为 21 - 羟化酶不完全性缺乏,可通过 ACTH 分泌增加,代偿性地促使皮质醇分泌近似正常人水平,故无临床表现,仅在应激状态时出现临床症状。

1) 单纯男性化型(simple virilizing, SV):本型约占经典型 CYP21 缺乏症患者总数的 25%,是 21 - 羟化酶不完全缺乏所致(酶活性为正常的 1% ~ 11%)。由于本型患者仍有残存的 CYP2l 活力,能少量合成皮质醇和醛固酮,故可无失盐症状。临床主要表现为雄激素增高的相应症状和体征。① 女孩:经典型 21 - OHD 的女性患儿出生时外生殖器有不同程度男性化。轻者表现为孤立性阴蒂肥大,重者外生殖器可接近男性,大阴唇呈阴囊样,阴蒂呈尿道下裂型阴茎样,并具共通的尿道阴道口,故易致性别错判,是临床女性假两性畸形最常见的原因。但大阴唇内不能触及性腺,有完全正常的女性内生殖器结构(卵巢和子宫)。患者其他体格发育亦可类似男孩,但 B 超子宫卵巢发育正常,染色体核型为 46, XX。值得注意的是,该类型患者在围青春期或更早时期即由假性性早熟演变为真性性早熟。女性还可有第二性征发育不良和原发性闭经或月经稀发。② 男孩:男性新生儿期和婴儿期时可能无阴茎增大等外生殖器异常,是延误诊断的常见原因。至 6 月龄后逐步出现体格生长加速和性早熟,4 ~ 5 岁时更趋明显,表现为阴茎、阴囊增大及色素沉着,但无外生殖器畸形,出现阴毛、腋毛、变声、痤疮、皮肤色较深等,生长速率加快和肌肉发达,骨龄提前,但成年终身身高明显落后。智能发育正常。

2) 失盐型:本型是 CYP21 完全缺乏所致,约占经典型 CYP21 缺乏症患者总数的 75%。临床上除出现上述男性化表现外,还可因醛固酮严重缺乏及血浆肾素活性(PRA)增高导致低血钠、高血钾症状。新生儿期起病的患儿表现为不同程度肾上腺皮质功能不足的表现,临床症状出现较早,可在出生第一周内发病,表现为软弱无力、恶心、呕吐、喂养困难、腹泻、慢性脱水、皮肤色素沉着和生长迟缓等。肾上腺危象常是 21-OHD 失盐型在新生儿期的首发表现,表现为严重低血钠、高血钾、低血容量性休克,可伴有低血糖,由应激诱发。严重的低钠血症可导致抽搐等中枢神经系统表现,严重的高钾血症则可引起致命的心律失常。治疗不及时,可在出生后 2 周内死亡。随着年龄的增大,一般在 4 岁以后患者对失盐的耐受性有所增加,临床症状改善。

3)迟发型或非经典型(non-classic,NC):非经典型 21-OHD 在 CAH 中约占 1/3。该型是 CYP21 轻微缺乏所引致的一种变异型,一般 21-羟化酶活性为正常人的 20%~50%,故可迟发或症状轻微、表现各异,甚至早期无任何症状。女性无外生殖器异常。女性青春期或成年期可有多毛症、囊性痤疮、初潮延迟、原发性闭经、月经紊乱、多囊卵巢综合征和不孕等,少数患者无雄激素过多症状(隐匿性非经典型)。男性患者可无症状或症状较轻,可出现青春发提前、性毛早现、痤疮、生长轻度加速,但成年后身材较矮。雄激素过多分泌可引起垂体促性腺激素释放抑制而致生精障碍和生育能力下降。因此,该型 CYP21 缺乏症是引起男女生育力低下的原因之一,故应与女性继发性闭经、月经量减少、PCOS 及其他生育力障碍相鉴别。

非典型 21-OHD 是内分泌医生最常遇见的临床表型,症状隐匿不易诊断,或因高雄激素、卵巢多囊样改变和不孕等相似的临床表现易被误诊为 PCOS。非典型 21-OHD 诊断有特异性的实验室指标(基础17-OHP和ACTH刺激后的17-OHP),而PCOS是排除性诊断。非典型21-OHD和PCOS同样有2型糖尿病、肥胖、胰岛素抵抗和血脂紊乱等代谢异常,但PCOS代谢问题更为突出。

(3)辅助检查:血液包括ACTH、皮质醇和17-OHP、脱氧皮质酮(DOC)、孕酮、DHEA、DHEAS、雄烯二酮、睾酮、钠、钾、血浆肾素活性(PRA)及醛固酮。尿液包括17-羟皮质类固醇(17-OHCS)、17-酮类固醇(17-KS)等。其中血清17-OHP升高是21-OHD特异性的诊断指标和主要的治疗监测指标。一般而言,17-OHP升高幅度越高,酶缺陷程度越重,但要排除应激等干扰情况。

1)基础血清皮质醇和ACTH:经典型患者血清皮质醇降低伴ACTH升高。也有21-OHD患者皮质醇在正常范围,而ACTH升高,需结合其他指标综合判断。21-OHD非经典型患者两种激素基本在正常范围。

2)雄激素:各雄激素测定值需按照性别、年龄和青春发育期建立的正常参照值判断。血清各雄激素指标可能升高,显著程度依次为雄烯二酮、睾酮和DHEA、DHEAS。雄烯二酮与17-OHP有较好的相关性,诊断和监测意义最佳。DHEAS在多囊卵巢综合征中亦可有升高。

3)血浆肾素浓度或肾素活性、血管紧张素Ⅱ和醛固酮:肾素在21-OHD失盐型中升高,但诊断特异性不高。部分非失盐型患者肾素也可升高,肾素是盐皮质激素替代治疗中的重要监测指标。醛固酮低下支持失盐型诊断,但有1/4患儿血清醛固酮可正常。

4)染色体:染色体主要用于排除46,XY性发育异常疾病。

5)影像学:肾上腺的B超和CT等影像学检查有助于肾上腺肿瘤或其他肾上腺(发育不良)病变鉴别。B超对肾上腺肿瘤有定位诊断价值,但一般不能检测到双侧肾上腺增生,未发现结节不能排除肾上腺病变。若发现双侧肾上腺回声增强、增宽,应进一步行 CT、MRI 检查。CAH 患者的 CT 和 MRI 表现为双侧肾上腺影普遍增大,边缘略呈结节状,但仍保持其大体形态,结构正常。绝大部分肾上腺肿瘤可在薄层 CT 扫描或 MRI 中发现,且分泌皮质醇的单侧肾上腺肿瘤可导致 ACTH 分泌受抑制,使同侧和对侧肾上腺萎缩。女性应完善子宫、双附件 B 超,2 岁开始需检查骨龄。

6) 基因诊断: 21 - OHD 的基因诊断无论对生化诊断明确或者不明确的鉴别诊断都十分重要,并且能诊断杂合子携带者,对遗传咨询也非常重要。

(4) 诊断流程: 21 - OHD 的诊断流程如下(图 3 - 2)。

1) 17 - OHP 是 21 - OHD 特异性诊断指标,应首选检查。推荐早 8 时前采血,月经规律的女性在卵泡早期检查,检测方法为液相色谱-质谱联用方法(LC - MS/MS)。17 - OHP 在 21 - OHD 的诊断界值为 >30 nmol/L (1 000 ng/dL),排除诊断界值为 <6 nmol/L(200 ng/dL),6~30 nmol/L(200~1 000 ng/dL)为临界值。

2) 当 17 - OHP 处于临界值时,推荐行 ACTH 刺激试验评估"肾上腺皮质全貌",用于鉴别 21 - OHD 与 CAH 其他类型的酶缺陷。ACTH 刺激试验的方法如下:0.25 mg ACTH 静脉用药,在基础状态和刺激后 60 min 均需采集血样,血皮质醇和 17 - OHP 是基本的检测指标。ACTH 刺激后,21 - OHD 的诊断界值不变,同样是 17 - OHP>30 nmol/L。"肾上腺皮质全貌"评估包括测定 17 - OHP、皮质醇、11 -去氧皮质酮、11 -去氧皮质醇、17 -羟孕烯醇酮、DHEA 和雄烯二酮等,测定方法同为 LC - MS/MS。

3) 若 ACTH 刺激试验结果模棱两可,或 ACTH 试验无法准确进行(如糖皮质激素治疗者),或用于遗传咨询时,建议行基因分型。

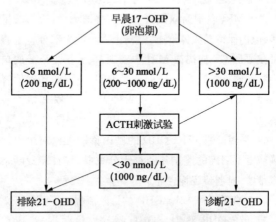

图3-2　21-羟化酶缺陷的诊断

(引自2018年美国内分泌学会21-OHD临床实践指南)

(5) 21-OHD与妊娠

1) 遗传咨询:CAH成人和配偶为CAH的夫妇计划怀孕前需进行遗传咨询。典型CAH患者生育典型CAH子代的概率是1:120。非典型CAH约70%为复合杂合子,其生育的子代携带典型CAH等位基因的概率是50%,所以理论上非典型CAH患者生育典型CAH子代的概率是1:250。但现有临床研究观察到非典型CAH母亲生育典型CAH子代的实际风险是1.5%~2.5%,远高于估算的风险值,因此为了降低风险,非典型CAH患者也需进行遗传咨询。

2) 生育力:不同分型的21-OHD生育力不同,失盐型显著降低,男性化型轻度降低,而非典型90%可正常妊娠,生育力与普通人群基本相似,且超过50%的妊娠未进行不孕症或CAH的治疗。相关指南建议生育力受损的CAH患者转诊至生殖内分泌专家和(或)生育专家,并建议计划怀孕的女性卵泡期孕酮水平宜控制在<2 nmol/L(0.6 ng/mL),这给临床治疗 CAH 生育障碍设立了治疗目标。

3)产前诊断:因 CAH 是常染色体隐性遗传病,每生育一胎就有 1/4 概率为 CAH 患者。因此,对家族中有本病先证者的孕妇应做产前诊断。产前诊断的目的是尽早发现 CAH 患儿,阻止女性胎儿外生殖器男性化,避免后期手术治疗,且可以鉴定性别,防治女性男性化胎儿性别误判。21-OHD 通常在孕 9~11 周取绒毛膜活检进行胎儿细胞 DNA 分析,孕 16~20 周取羊水检测孕三醇、17-OHP 等生化项目。由于大部分非典型 21-OHD 患儿出生后 17-OHP 水平未明显升高,因而无法通过新生儿筛查而发现,基因检测是此型患儿唯一早期诊断的手段。

4)妊娠期管理:CAH 患者常生育力受损。2018 年美国内分泌学会 21-OHD 临床实践指南对 CAH 妊娠期管理的推荐意见如下:对于怀孕或正在尝试怀孕的 CAH 女性,反对使用可经过胎盘的糖皮质激素,如地塞米松。对于妊娠的 CAH 女性,建议转诊给熟悉 CAH 诊疗的内分泌学专家,继续维持孕前糖皮质激素的剂量,若出现糖皮质激素不足的症状和体征,再调整药物剂量。同时指南认为临床医生应该评估在妊娠第二和第三阶段是否需要增加糖皮质激素的用量,并且建议在分娩时增加糖皮质激素用量。对于非典型 CAH,新版指南通过有限的证据分析,新增推荐有不孕或自然流产史者采用不通过胎盘的糖皮质激素治疗。妊娠时高孕酮水平会竞争盐皮质激素受体,理论上需增加糖皮质激素的剂量,有研究认为妊娠早期氢化可的松无需增加剂量,妊娠中晚期剂量增加 25%~40%,但没有形成共识,目前尚缺乏 CAH 妊娠期糖皮质激素管理的指南,CAH 患者妊娠期激素的剂量调整应该个体化。

5) 21-羟化酶缺乏症新生儿筛查:目的为,① 预防危及生命的肾上腺皮质危象及盐皮质功能不足而导致的 CAH 患儿脑损伤或死亡;② 预防女性患儿由于外生殖器男性化造成性别判断错误;③ 预防过多雄激素造成患儿日后身材矮小、心理和生理发育障碍等。方法:生后 2～5 天足跟采血滴于特制滤纸片上,经 ELSA、荧光免疫等方法测定 17-OHP 浓度以行早期诊断。正常新生儿出生后 17-OHP 可增高,至 12～24 h 后降至正常。

6) 非典型 21-OHD 的管理:虽然糖皮质激素是 21-OHD 的主要治疗手段,对于非典型 CAH,2018 年美国内分泌学会 21-OHD 临床实践指南提到无症状非妊娠期的非典型 21-OHD 不推荐糖皮质激素治疗。同时,如果非典型 21-OHD 成年女性伴有患者看重的高雄激素血症或不孕症是适用糖皮质激素治疗的亚组人群。如果非典型 21-OHD 在没有糖皮质激素治疗的情况下怀孕,妊娠后亦无需糖皮质激素治疗。指南在总结和分析关于非典型 21-OHD 生育力的回顾性研究基础上认为糖皮质激素治疗带来的益处是缩短患者达到妊娠所需的时间、降低流产率、维持妊娠。对于存在性腺轴功能紊乱和高雄激素的非典型 21-OHD,指南治疗意见认为,单纯糖皮质激素治疗 3 个月对月经紊乱和痤疮有效,但对多毛无效。多毛的最佳治疗方案是口服避孕药或联合抗雄激素药物。

2. 11-β 羟化酶缺乏症　11-羟化酶缺乏症(11β-OHD)亦称 CYP11B 缺陷症。

(1) 病理生理:CYP11B1 和 CYP11B2 基因发生基因缺陷,11-脱氧皮质酮和脱氧皮质醇不能被进一步转化成皮质酮和皮质醇,皮质醇的合成减少,反馈调节使 ACTH 分泌增加,刺激肾上腺皮质的束状带增生,产生过量的皮质酮和皮质醇前体物质。DOC 是一种弱盐皮质类固醇,CYP11B

缺陷者血浆 DOC 水平升高,引起钠潴留和血容量增加,进而抑制 PRA,导致球状带醛固酮分泌减少。故 PRA 低下已被认为是 CYP11B 缺陷症的特征性改变。

(2)临床表现:临床可分为经典型与非经典型。主要是由于 *CYP11B1* 基因缺陷所致。新生儿患者对盐皮质激素有一定的抵抗或不敏感,故可出现轻度的暂时性失盐症状。患者主要表现为低肾素性高血压和高雄激素的临床表现。

1)经典型 CYP11B 缺乏者可导致 DOC 增加,使部分患儿出现高血钠、低血钾、碱中毒及高血容量,故有 2/3 患者出现高血压症状;又因皮质醇合成减少引起肾上腺雄激素水平增高,出现类似 CYP21 缺乏的高雄激素症状和体征。但一般女孩的男性化体征较之为轻,如仅有阴蒂肥大而无阴唇融合,男孩出生后外生殖器正常,至儿童期才出现性早熟体征。

2)非经典型临床表现差异较大,部分患儿可至青春发育期因多毛、痤疮和月经不规则而就诊,大多血压正常,男孩有时仅表现为生长加速和阴毛早现,临床较难与 CYP21 缺乏症的非经典型患者区别。

3. β-羟类固醇脱氢酶缺乏症

(1)病理生理:患者肾上腺和性腺中的 3β-HSD 酶活性均下降。3β-HSD 缺陷可使 Δ^5-孕烯醇酮不能转化为孕酮,17α-羟孕烯醇酮不能转化为 17-OHP、Δ^4 雄烯二酮及孕酮,以至皮质醇、醛固酮及雄激素合成均受阻,而 DHEA 和 Δ^5-雄烯二酮可增加,尿中 17-酮类固醇排出量增多。

(2)临床表现:主要如下,① 醛固酮分泌不足引起的失盐表现;② 雄激素合成受阻,但 DHEA 增加,对于男性和女性而言均不能发挥正常作用,常导致男性患者男性化不足,女性患者假两性畸形和不同程度的男性化。临床表现分为经典型和非经典型。严重病例出生后即出现失盐、肾上腺皮质功能不全及性发育异常的症状,如呕吐、脱水、低血钠、高血钾及酸中毒等,严重者因循环衰竭而死亡。经典型男性患儿可表现为男性假两性畸形,外生殖器不同程度发育不良,青春期可出现男性乳房发育。女性患者则由于大量的 DHEA 在外周转化为活性较强的雄激素,因而出现女性假两性畸形,临床表现为不同程度男性化,即阴蒂肥大,甚至出现阴唇和阴囊皱襞融合。非典型病例占 3β-HSD 的 10%~15%,类似于非经典型 CYP21 缺乏症,出生时往往无异常表现,至青春发育期前后女性可出现轻度雄激素增高体征,如女孩阴毛早现、多毛、痤疮、月经量少及多囊卵巢等,可能是 PCOS 的主要病因之一。值得注意的是,疾病的严重程度不与外生殖器发育异常程度相关。

4. 17α-羟化酶缺乏症(17α-OHD) 亦称 CYP17A 缺陷症,临床较为少见。

(1) 病理生理:本病是由 CYP17A 基因突变所致。CYP17A 缺陷可引起肾上腺皮质醇和性激素合成不足,反馈刺激 ACTH 分泌增加,使肾上腺盐皮质激素途径活性增强,皮质酮和 DOC 合成增加(可达正常的 30~60 倍)。

(2) 临床表现:

1) 性发育障碍:本病患者因雄激素和雌激素合成障碍,故女性患者表现为性幼稚,青春期乳房不发育,无腋毛、阴毛,无月经,外阴幼女式,体型瘦高,肤色黧黑。患者常由于原发性闭经或青春期延迟而就诊。男性则表现为男性假两性畸形,外生殖器酷似女孩,但无子宫和卵巢,阴道呈盲端,可伴隐睾,内生殖器亦发育不良,往往作为女性培养。

2) 高血压、低血钾:由于皮质醇合成受阻,而 DOC 和皮质酮分泌增多,导致临床表现为高血压、低血钾、碱中毒。

患者往往有不同程度的高血压,儿童期即可出现高血压,个别高血压严重。本病患者一般没有肾上腺皮质功能减退表现,这是由于该酶缺陷时皮质酮分泌大量增加,而皮质酮本身具有一定程度的糖皮质激素活性。

5. StAR 缺陷症

(1)病理生理:本症是由于 StAR 基因突变所致,极罕见。其病理特征为肾上腺组织明显增生,并呈脂肪样外观,这是由于肾上腺皮质细胞中胆固醇和胆固醇酯大量堆积所致,故该症亦被称为类脂性肾上腺增生症(类脂性 CAH)。StAR 缺陷可致所有类型的类固醇激素(包括盐、糖皮质激素及性激素)合成障碍且程度较重。

(2)临床表现:在新生儿期或婴儿早期即可发病。出生时,大多数患儿肾上腺皮质功能不足,表现为严重失盐症候群及皮肤色素较深。对于有皮质功能不足症候群的新生儿、假两性畸形的男性、出生后不久出现肾上腺功能减退危象,均应考虑 StAR 缺陷症。若实验室检查发现所有的肾上腺或性腺激素均减低或不可检出,即可确诊。

6. 17β-羟类固醇脱氢酶 3(17β-HSD3)缺乏症

(1)病理生理:本病临床极为少见,是一种单基因遗传病,常染色体隐性遗传。17β-HSD3 缺陷主要影响肾上腺和性腺的性皮质类固醇激素合成,肾上腺盐、糖皮质激素合成均正常。本病可造成睾酮及雌二醇合成障碍,而 DHEA 水平正常或增加。

(2)临床表现:主要表现为性腺发育异常,如男孩多见假两性畸形,外生殖器似女性,而男性内生殖器发育可完好,也可发育不全,成年后男性化不足,肌肉亦不发达;女孩则缺乏相应临床症状。

7. CAH 的治疗

(1)糖皮质激素(GC)替代治疗:GC 为各种类型 CAH

的主要治疗手段,主要作用是抑制 ACTH,降低雄激素水平,进而改善患者的骨龄、身高或高血压,增强患者应激能力。女性患者治疗目的是恢复正常的排卵和生育能力。对不同时期的患者选用不同种类的糖皮质激素。氢化可的松属于生理性糖皮质激素,本身具有一定的潴钠作用,更加适合儿童患者应用。泼尼松或地塞米松作用更强、作用时间持续更久,但对生长的抑制作用大,故不用于生长发育期的儿童。对于儿童和青春发育期的患者,一般选用生理性的氢化可的松或醋酸可的松,开始用药剂量宜偏大,以后按照氢化可的松每日 10~20 mg/m^2 或醋酸可的松每日 20~30 mg/m^2,分 2~3 次口服,维持治疗。成年患者多采用获取药物更方便且药效更强的泼尼松和地塞米松,剂量分别为泼尼松 5~7.5 mg/d,分 2 次口服,或地塞米松每 1~2 日 0.25~0.5 mg。在治疗过程中注意监测糖皮质激素过多的症状。应激,如外伤手术、发热时,需要酌情增加 GC 剂量。严重应激可静脉应用氢化可的松,稍后迅速减量。

(2)盐皮质激素替代治疗:盐皮质激素主要用于治疗失盐型 21 - OHD 患者,但大多数盐皮质激素缺乏的患儿(失盐型尤其是 21 - OHD)"失盐"表现可以随年龄增长而缓解,盐皮质激素治疗也可随之停止。常用的盐皮质激素为 9α -氟氢可的松,剂量通常 0.05~0.2 mg/d。治疗期间应对血压、电解质、卧立位肾素活性进行检测以评估治疗反应。对于严重失盐型患者,有严重脱水或休克时,需要静脉补液及静脉应用皮质醇,经上述治疗使血压升高,尿钠排泄增多后,肌肉给予醋酸去氧皮质酮 1~5 mg/d。急性危象纠正后,可改用口服氢化可的松和氟氢可的松。

(3)长期管理:CAH 亦是一种慢性病,治疗目标随患者生命周期的不同阶段而发生转变,治疗主体也发生改变。儿童和青春期患者主要就诊于儿科,治疗目标是保证正常的生长发育;育龄期因月经、生育和妊娠问题就诊于妇产科或生殖医学科或内分泌科,治疗目标是促进生育;成年期维持治疗和并发症防治就诊于内分泌科,治疗目标是预防骨质疏松和减少心血管风险。替代治疗剂量和方案应结合年龄和发育期个体化设定,并尽可能控制在最低有效剂量,避免对生长的抑制和发生医源性库欣综合征。盐皮质激素替代治疗需要在防止失盐危象的同时,关注盐激素敏感性的年龄变化规律并及时调整剂量,避免发生医源性高血压。CAH 的治疗为终生性的,如果治疗及时且适当,效果较好,部分患者可获得正常的生长、发育和生育能力。

(三)库欣综合征

肾上腺瘤导致的库欣综合征,其临床表现和垂体库欣病一致,详见垂体章节。

(杨明兰　王丽华)

第二节 · 甲状腺疾病与不孕症

甲状腺是人体最大的内分泌器官,其分泌的甲状腺激素不仅调节能量代谢和生长发育,更与女性生殖功能密切相关,影响性激素的分泌、效应及调节。甲状腺功能紊乱,包括甲状腺功能亢进、甲状腺功能减退和慢性甲状腺炎等。甲状腺功能紊乱通过影响性激素的分泌及女性性腺轴的功能,从而导致月经紊乱、排卵障碍、卵巢功能减退、不孕及不良妊娠结局。

甲状腺激素是通过 HPO 轴来影响卵巢功能。首先,甲状腺激素是甾体激素合成、分解和转化过程的重要调节因素之一,可直接参与并影响雌激素的合成和代谢,也可抑制卵巢内分泌细胞的分化和增殖;其次,通过影响垂体促性腺激素 LH 和 FSH 的分泌间接影响卵巢功能,过量甲状腺激素可以抑制促性腺激素的分泌;此外,人卵母细胞表达甲状腺激素受体和 TSH 受体,甲状腺激素和 TSH 可以直接与受体结合抑制卵巢功能,降低卵巢对垂体促性腺激素的反应性;同时甲状腺激素还可使 SHBG 水平增加,从而调节循环中活性性激素水平。

基于以上机制,我国相关指南支持对妊娠早期女性开展甲状腺疾病筛查(包括 FT$_4$、TSH 和甲状腺抗过氧化物酶抗体)。筛查时间以妊娠 8 周前最佳。本章主要探讨甲状腺功能亢进症、甲状腺功能减退症和桥本甲状腺炎对女性生殖功能的影响。

(一) 甲状腺功能亢进(hyperthyroidism)

甲状腺功能亢进(简称甲亢)是由于甲状腺激素合成和释放过多造成的交感神经兴奋和高代谢综合征,表现为善食易饥、消瘦、怕热、心悸、多汗、排便次数增加、甲状腺肿大和突眼征等。根据病情轻重可分为临床型和亚临床型,前者是指 FT$_3$、FT$_4$ 水平升高,TSH 水平下降;后者仅有 TSH 下降,而 FT$_3$、FT$_4$ 正常。甲状腺功能亢进(主要指 Graves 病)在女性中的患病率为 1%~2%,且以 20~40 岁育龄女性更为好发。甲状腺功能亢进女性血中雌二醇的浓度是正常女性的 2~3 倍,可能是由于 SHBG 水平增加、雌二醇和雄激素清除率降低、雄激素向雌激素转化增加所致。甲状腺功能亢进患者的 LH 和 FSH 水平也升高,可能是促性腺激素对促性腺激素释放激素的反应增加所致。

月经异常在正常女性中发生率大约为 17%,而在患有甲亢的育龄期女性中发生率高达 65%。此外,甲亢女性原发性或继发性不孕症的发生率约为 5.8%,总体生育能力下降。临床表现包括月经周期延长、偶有缩短,经量减少,甚至闭经。月经量少可能与凝血因子Ⅷ合成增加有关。同时,患者常常存在排卵障碍,妊娠的概率下降,即使有排卵并妊娠,流产的概率也较高,这与甲状腺激素对孕酮代谢的影响以及月经中期 LH 峰值不足有关。有研究者认为,自身抗体的存在是预测流产的敏感指标,而非甲状腺功能亢进状态。甲状腺功能亢进引起不孕还与紧张、惊恐和焦虑等精神因素或免疫障碍有关。

1. 诊断 根据典型的临床表现,结合甲状腺激素和自身抗体测定以及甲状腺 B 超,诊断甲状腺功能亢进并不困难。甲亢明确后,需进一步进行病因诊断。

2. 治疗 Graves 病甲亢孕龄妇女,如计划妊娠,建议最好在甲状腺功能正常且病情平稳之后(2 次间隔至少 1 个月的甲状腺功能测定结果在正常参考范围内,提示病情平稳)。常用的抗甲状腺药物(ATD)有 2 种,即硫脲类(丙硫氧嘧啶,PTU)和咪唑类(甲巯咪唑,MMI)。MMI 致胎儿发育畸形已有报道,主要是皮肤发育不全和"甲巯咪唑相关的胚胎病",包括鼻后孔闭锁、食管闭锁、颜面畸形等。妊娠 6~10 周是 ATD 导致出生缺陷的危险窗口期,MMI 和 PTU 均有影响,PTU 相关畸形发生率与 MMI 相当,只是程度较轻。所以在妊娠前和妊娠早期优先选择 PTU。美国食品药品监督管理局(FDA)报告,PTU 可能引起肝脏损害,甚至导致急性肝脏衰竭,建议仅在妊娠早期使用 PTU,以减少造成肝脏损伤的概率。在 PTU 和 MMI 转换时应当注意监测甲状腺功能变化及药物不良反应,特别是血常规和肝功能。一般甲状腺功能亢进症状控制后患者常可自然恢复月经和排卵功能,不能恢复者可行促排卵治疗。放射治疗对女性的生殖功能没有影响,但是同位素治疗有延后效应,因此建议患者在治疗后 6 个月再考虑妊娠,防止甲状腺功能减退对妊娠的影响。对于选择手术治疗的患者,也是建议术后 6 个月再备孕,这个阶段可用左甲状腺素(LT$_4$)将 TSH 控制在 0.3~2.5 mU/L。

3. 妊娠甲亢的诊断和治疗 甲状腺功能亢进对妊娠母体及胎儿会产生不利的影响,妊娠激素反过来也会影响甲状腺功能,如妊娠会使甲状腺激素结合球蛋白浓度增加,导致总 T_3、T_4 水平升高,在妊娠 20 周达到高峰,并持续到分娩。因此,妊娠期评价甲状腺功能推荐使用 FT_3、FT_4 及 TSH。TSH 是最主要的指标,美国甲状腺学会(ATA)指南建议,如果不能获得妊娠特异的 TSH 参考范围,可以采用以下标准:妊娠早期(1~12 周)0.1~2.5 mU/L,妊娠中期(13~27 周)0.2~3.0 mU/L,妊娠晚期(28~40 周)0.3~3.0 mU/L。妊娠期甲状腺功能亢进的病因主要包括 Graves 病(包括妊娠前和新发 Graves 病)、妊娠一过性甲状腺毒症(GTT),以及甲状腺高功能腺瘤、结节性甲状腺肿、甲状腺破坏和外源性甲状腺激素过量应用等少见情况。

GTT 发生在妊娠前半期,呈一过性,与 HCG 产生增多、过度刺激甲状腺激素产生有关。临床特点是妊娠 8~10 周发病,出现心悸、焦虑、多汗等高代谢症状。GTT 比 Graves 病更易引起高甲状腺素血症,血清 FT_4 和 TT_4 升高,血清 TSH 降低或者检测不到,甲状腺自身抗体阴性。本病与妊娠剧吐相关,30%~60% 妊娠剧吐者发生 GTT。研究显示,短暂性甲亢合并妊娠剧吐,在妊娠 8~9 周 FT_4 升高至 40 pmol/L,妊娠 14~15 周恢复正常;妊娠 19 周 TSH 仍处于被抑制状态。GTT 需要与 Graves 病甲亢鉴别,后者常伴有弥漫性甲状腺肿、突眼征,以及 TRAb、TPOAb 阳性;T_3 升高较 T_4 更明显。GTT 以对症治疗为主,不主张 ATD 治疗。妊娠剧吐需要控制呕吐,纠正脱水,维持水、电解质平衡。当 GTT 与 Graves 病甲亢鉴别困难时,如果症状明显及 FT_4、FT_3 升高明显,可以短期使用 PTU。如果轻度升高则可以先观察,每 1~2 周复查甲状腺功能指标,大部分患者随 HCG 下降逐渐缓解。如需对症治疗,可短时小剂量使用 β 受体阻滞剂,但需要密切随访。

妊娠合并 Graves 病患者 ATD 是主要治疗手段。为了避免 ATD 对胎儿的不良影响,应当使用最小有效剂量的 ATD 实现控制目标,即妊娠妇女血清 FT_4 或 TT_4 水平接近或者轻度高于参考范围上限。在妊娠早期,建议每 1~2 周监测一次甲状腺功能,及时调整 ATD 用量,避免 ATD 的过度治疗,减少胎儿甲状腺肿及甲状腺功能减退的可能性。妊娠中、晚期每 2~4 周监测一次,达到目标值后每 4~6 周监测一次。妊娠期血清 FT_4/TT_4 是甲亢控制的主要监测指标,而不是 TSH。从自然病程看,Graves 病甲亢在妊娠早期可能加重,此后逐渐改善,所以,妊娠中、晚期可以减少 ATD 剂量,在妊娠晚期有 20%~30% 患者可以停用 ATD。但在伴有高水平 TRAb 的妊娠妇女中,ATD 需持续应用直到分娩。Graves 病症状加重经常发生在分娩后。由于 LT_4 与 ATD 联合应用可能增加 ATD 剂量,因此不推荐妊娠期联用 LT_4。妊娠期原则上不建议手术治疗甲状腺功能亢进,如果患者对抗甲状腺药物过敏或是不敏感,可在 T_2 期的后半期进行手术治疗,术前可用 β 受体阻断剂和碘化钾溶液(50~100 mg/d)进行准备。

TRAb 较高常提示疾病的活动性高,TRAb 可以通过胎盘,从而引起胎儿或新生儿甲状腺功能亢进/甲状腺功能减退,所以对于既往/现在有 Graves 病的患者应该在妊娠 24~28 周监测 TRAb,如果在参考值的 3 倍以上,则需要密切观察胎儿情况,以便及时诊断和治疗。胎儿心动过速(>170 次/min,持续 10 min 以上)是怀疑胎儿甲状腺功能亢进的最早体征。胎儿甲状腺肿是另一个重要体征,发生在心动过速以前。超声检查是发现甲状腺肿的主要方法,超声检查还可以发现胎儿骨龄加速、生长受限、充血性心力衰竭及水肿。新生儿甲亢的症状和体征通常在出生后 10 天左右出现,由于母体 ATD 或抑制性抗体同时存在,症状体征可能推迟至数天后,出现明显甲状腺毒症症状,血清 FT_3、FT_3、TT_3 或 TT_4 水平增高和 TSH 降低,即可诊断新生儿甲亢。

低至中等剂量 PTU 和 MMI 对母乳喂养儿是安全的,建议最大剂量为 MMI 20 mg/d 或 PTU 300 mg/d,服药时间一般在哺乳后。

(二) 甲状腺功能减退(hypothyroidism)

甲状腺功能减退(简称甲减)是由于甲状腺激素合成和分泌减少,导致机体的代谢和多系统功能减退为特征的内分泌疾病。女性的发病率是男性的 4 倍,20~40 岁育龄期女性的发病率为 2%~4%。而在不孕女性中甲状腺功能减退的患病率显著升高,最高可达 43%。甲减女性月经异常发生率为 25%~60%,远高于甲功正常女性(10%)。根据疾病起源,可将疾病分为原发性甲状腺功能减退(甲状腺性甲状腺功能减退)、中枢性甲状腺功能减退(垂体来源的继发性甲状腺功能减退和下丘脑来源的散发性甲状腺功能减退)、受体性或周围性甲状腺功能减退(TSH 或甲状腺激素抵抗)。自身免疫性甲状腺炎是引起甲状腺功能减退最常见的原因。如果患者血循环中 TSH 水平升高,而甲状腺激素水平正常,称为亚临床型甲状腺功能减退,患者常无明显的临床症状,得不到及时治疗,容易转化为典型甲状腺功能减退。有研究显示,不孕女性中亚临床型甲状腺功能减退的患病率为 1%~4%,且大多数患者伴有排卵功能障碍。在丹麦的一项大型横断面研究中显示,TSH>3.7 mU/L 与生育能力下降相关。

甲状腺功能减退伴随很多与女性生殖相关的激素改变,从而引起女性月经紊乱、排卵障碍和不孕。甲状腺功能减退患者雄烯二酮和雌酮的清除率下降,外周组织的芳香化能力增强,SHBG 的结合活性下降,使得患者游离雄激素和雌激素水平在升高的同时总的水平下降。患者下丘脑分泌 GnRH 出现紊乱,导致 LH 脉冲分泌异常,对 GnRH 的反应延迟且不敏感,但患者 LH/FSH 水平可能正常。由于下丘脑分泌 TRH 增加,可以导致催乳素分泌增加,抑制 GnRH 分泌,导致 LH 排卵峰延迟和黄体功能不足。另外,已知甲状腺激素可以和 LH/HCG 协同刺激颗粒细胞功能,促进滋养层细胞分化、分泌孕酮,并且其与 GnRH 在受精和胚囊发育过程中发挥重要作用,甲状腺素不足将影响上述过程。甲状腺功能减退患者月经频繁、量多,可能是源于排卵障碍引起的雌激素突破性出血,也与凝血因子Ⅶ、Ⅷ、Ⅸ 等下降有关。另有研究发现 TSH>3 mU/L 的育龄期女性,抗苗勒管激素显著低于 TSH<3 mU/L 的女性。

1. 临床表现　一般表现:乏力、畏寒、声音嘶哑、水肿、唇厚舌大。

神经系统表现:表情淡漠、记忆力、注意力减退、反应迟钝,严重者可出现精神抑郁、痴呆、幻想、木僵、昏睡。

心血管系统表现:心动过缓、心脏增大,甚至心包等多浆膜腔积液。

消化系统表现:食欲减退、腹胀、便秘。

代谢异常:血胆固醇和三酰甘油水平升高。

血液系统表现:贫血,多为正细胞正色素性贫血,也可能是小细胞(胃酸缺乏导致铁缺乏)或大细胞性贫血(吸收障碍导致维生素 B_{12} 缺乏)。

生殖系统表现:性功能减低、月经过多、经期延长、闭经、排卵障碍、卵巢萎缩及不孕症。1/3 患者出现泌乳。甲减越严重,闭经、不孕、流产、胎儿畸形和不良妊娠结局的发生率越高。

2. 诊断　妊娠期临床甲减诊断标准是:TSH>妊娠期参考范围上限,且 FT_4<妊娠期参考范围下限。妊娠期临床甲

减仅占 TSH 升高者中的 2.4%,美国妊娠期临床甲减的患病率是 0.3%~0.5%;中国报告的患病率是 1%。在碘充足地区,引起临床甲减的最常见原因是自身免疫性甲状腺炎,其他原因包括甲状腺手术和^{131}I 治疗等。妊娠期亚临床甲减是指妊娠妇女血清 TSH 水平高于妊娠期特异性参考范围上限,而 FT$_4$ 水平在妊娠期特异性参考值范围内。当不能获得 TSH 妊娠期特异性参考范围时,妊娠早期 TSH 上限的切点值可以采用非妊娠人群 TSH 参考范围上限下降 22% 得到的数值,或为 4.0 mU/L。

3. 治疗 除补充蛋白质和热量、纠正贫血等一般对症治疗外,主要进行甲状腺激素的替代治疗,多数患者需终身用药。常用药物有甲状腺素(40 mg/片)和左甲状腺素(50 µg/片或 100 µg/片)。研究认为经左甲状腺素治疗可改善激素异常和月经异常,进而提高生育力。妊娠期间首选左甲状腺素片,从小剂量开始,每日 12.5~25 µg,每 1~2 周增加 25 µg,每个月复查甲状腺功能,调整药物剂量,直至 TSH 水平达到正常范围。替代治疗后可正常妊娠并分娩正常的婴儿,妊娠前给予左甲状腺素治疗,原发性甲状腺功能减退患者需将 TSH 控制于特异性参考范围的下 1/2,如无法获得妊娠期特异性参考范围,TSH 控制在 2.5 mU/L 以下。中枢性甲状腺功能减退患者需将 FT$_4$ 控制于正常范围的中值附近。妊娠期母体和胎儿对甲状腺激素的需求增加,故正在治疗中的甲减妇女,妊娠后左甲状腺素的剂量需要增加 30%~50%。产后左甲状腺素剂量应当减少到妊娠前水平,并于产后 6 周复查血清 TSH 水平。妊娠期亚临床甲减根据 TSH 水平和 TPOAb 是否阳性选择不同治疗方案:① TSH>妊娠期特异性参考范围上限(或 4.0 mU/L),无论 TPOAb 是否阳性均推荐左甲状腺素治疗;② TSH>2.5 mU/L 且低于妊娠期特异性参考范围上限(或 4.0 mU/L),伴 TPOAb 阳性,考虑左甲状腺素治疗;③ TSH>2.5 mU/L 且低于妊娠期特异性参考范围上限(或 4.0 mU/L)、TPOAb 阴性,不考虑左甲状腺素治疗;④ TSH<2.5 mU/L 且高于妊娠期特异性参考范围下限(或 0.1 mU/L),不推荐左甲状腺素治疗。TPOAb 阳性,需要监测 TSH。TPOAb 阴性,无需监测。

4. **妊娠甲减的诊断和治疗** 甲状腺功能减退患者受孕的概率低,尤其是重度甲状腺功能减退,但是仍然有受孕的机会。妊娠期甲状腺功能减退的诊断步骤与非妊娠期相同。但推荐判断 FT_3、FT_4、TSH 水平是否异常应使用妊娠期参考值。

甲状腺功能减退会增加妊娠的不良后果,如早产、低体重儿、流产(增加 60%)、死胎(增加 20%)及妊娠期高血压(增加 22%)等。即使是亚临床甲状腺功能减退,未经治疗,其不良妊娠结局(如流产、死胎)的风险也升高 2~3 倍。妊娠期临床型甲状腺功能减退还可能损害后代神经和智力发育,但亚临床甲状腺功能减退对胎儿神经和智力发育的影响并没有定论,但比较一致的观点是,妊娠甲状腺功能减退需要积极治疗,亚临床甲状腺功能减退孕妇如果合并过氧化物酶抗体阳性同样推荐治疗,而对于前述抗体阴性的孕妇不推荐,也不反对。

对于妊娠前已经明确甲状腺功能减退未完全纠正或者是妊娠后确诊的甲状腺功能减退,都应立即调整激素剂量或开始激素替代治疗。妊娠期推荐使用左甲状腺素进行激素替代,而不推荐甲状腺素。可根据不同 TSH 水平给予不同剂量:2.5~5.0 mU/L 时,给予 50 μg;5.0~8.0 mU/L 时,给予 75 μg;>8 mU/L 时,给予 100 μg,药物剂量需随孕周增加而增加,每 4 周复测甲状腺功能,以及时调整剂量。治疗目标是 TSH 水平在妊娠早期为 0.3~2.5 mU/L,妊娠中期为 0.2~3.0 mU/L,妊娠晚期为 0.3~3.0 mU/L。产后激素替代剂量应减少,恢复到妊娠前水平,产后6周复查。

(三) 桥本甲状腺炎(Hashimoto thyroiditis, HT)

桥本甲状腺炎又称慢性淋巴细胞性甲状腺炎,是常见的一种自身免疫性甲状腺炎,育龄妇女高发,发生率为5%～20%,以无痛性弥漫性甲状腺肿大为特征,血清中存在高滴度的甲状腺自身抗体,最终大约半数患者发展为甲状腺功能减退。

HT的主要致病机制是Th1细胞介导的细胞免疫反应。同时,患者体内有多种甲状腺自身抗体,其中最常见的是TGAb和TPOAb。TPOAb可以介导抗体依赖性细胞介导的细胞毒效应(ADCC),并可以结合补体,产生补体依赖的细胞毒作用,所以TPOAb是桥本甲状腺炎最敏感的指标,与亚临床甲减风险相关。高滴度的TGAb对于诊断HT具有同样的意义,但它并不是导致甲状腺组织破坏的原因。TPOAb和TGAb在妊娠妇女中的阳性率为2%～17%。甲状腺自身抗体阳性者顺利妊娠后,在妊娠晚期,病态的甲状腺因为失代偿可出现不同程度的功能减退。

多数学者认为,HT可以影响女性的生育能力和妊娠结局,导致不孕、流产等。抗体阳性的甲状腺功能正常女性不能解释的生育能力下降风险增加1.5倍。在自身免疫性甲状腺炎妇女中,存在子宫内膜异位症者所占的比例高达44%,同时,HT在PCOS患者中也较为常见,其与这两种疾病(子宫内膜异位症和PCOS)相关的不孕有密切关系。PCOS患者HT患病率增加的原因可能与PCOS相关基因*FBN3*有关,其可影响TGF-β活性,而低TGF-β活性、低维生素D和高雌孕激素比共同促进自身免疫有关。有报道,TPOAb或TGAb阳性的女性自然流产率是阴性者的3～5倍,复发性流产的概率也明显升高。在接受辅助生殖治疗的女性中,抗体阳性者的流产率是阴性者的2倍。另外,抗体阳性的女性还易发生早产、胎膜早破、死胎、先兆子痫、低体重儿、后代智力评分和运动评分下降。有学者认为，并不是 HT 或抗体阳性直接导致生殖功能损伤，而是它提示患者处于一种异常的免疫状态，后者才是患者不孕或不良妊娠的根源所在。还有学者认为，患者的甲状腺功能可能在正常可接受的范围，但其甲状腺已经受到损伤，可能存在极轻微的甲状腺激素不足，而妊娠期对甲状腺激素的需求是明显增加的，使得甲状腺激素的轻微不足显现明显效应。另外，有研究显示，甲状腺抗体可影响胎盘功能，从而阻碍胚胎着床等。

1. 临床表现　患者往往以甲状腺弥漫性肿大来就诊，触诊甲状腺质地偏韧，早期表面光滑，后期呈结节样，一般无疼痛。每年 3%~5% 的本病患者发生甲状腺功能减退，也有患者可以在疾病早期表现为甲状腺功能亢进，称为桥本甲状腺功能亢进。

2. 诊断　甲状腺弥漫性肿大（有时也可呈结节状）伴有高滴度的自身抗体[TPOAb 和（或）TGAb]，即可诊断为 HT，临床症状不典型，需多次测到高滴度的自身抗体才可诊断，对于年轻女性，抗体滴度低也要考虑自身免疫性炎症的存在。对于临床症状可疑而抗体阴性者，必要时行甲状腺穿刺细胞学检查。

3. 治疗　本病进展缓慢，通常不需要特殊治疗。限制高碘食物的摄入，可以减轻甲状腺的自身免疫破坏。目前尚无有效控制自身免疫异常的治疗手段，临床主要针对甲状腺功能减退、甲状腺肿及甲状腺结节导致的压迫或恶性结节进行治疗。对伴有 TSH 水平升高的患者，无论是临床或亚临床状态，均应开始甲状腺激素的补充，使血清 TSH 水平达到 0.3~3.0 mU/L。HT 也可表现为甲状腺功能亢进，一般甲状腺功能亢进轻微且持续时间比较短，只要对症治疗，必要时可给予小剂量抗甲状腺药物治疗，尽量不采用^{131}I或手术治疗，以防止甲状腺功能减退。

国外给予甲状腺功能正常的HT女性静脉注射免疫球蛋白、泼尼松和阿司匹林等治疗，证实可提高妊娠率，降低不良妊娠结局的发生率。免疫球蛋白治疗可以获得95%的妊娠成功率，具体用法是：妊娠前2周内给予免疫球蛋白200 mg/kg，成功妊娠后继续每个月1次同剂量输注，直至妊娠26~30周。有学者用甲状腺激素来治疗反复流产的患者，有效率可达81%，明显优于免疫球蛋白注射的效果（55%）。微量元素硒可以硒蛋白的形式发挥抗氧化作用，有研究者认为在甲状腺激素治疗的基础上加用硒进行治疗，抗体滴度明显低于单用甲状腺激素的人群。然而，另一项在英国轻度碘缺乏地区进行的随机临床试验发现，硒治疗并未影响TPOAb的浓度或TPOAb的阳性率。此外，长期硒治疗可能增加罹患2型糖尿病的风险。因此，目前不支持TPOAb阳性的妇女妊娠期常规补硒治疗。

（蔡一澄　王丽华）

第三节·早发性卵巢功能不全

早发性卵巢功能不全（premature ovarian insufficiency，POI）是指女性在40岁以前出现卵巢功能低下，导致闭经、低雌激素和促性腺激素水平升高，达到绝经水平的一种病理状态。POI在30~40岁女性中的发病率为1%~2%，在30岁以下女性中的发病率约为0.1%。其发病率还与人种有关，东方人的发病率低，美国黑种人的发病率明显高于白种人。有早绝经家族史的女性POI的发生风险高。

（一）病因类型

POI的病因很多，特发性占比最大，为85%~90%；基因异常占比为 10%~13%（如 Turner 综合征）；自身免疫性原因占比约 5%（其中 60%~80% 合并自身免疫性肾上腺疾病，20% 合并自身免疫性甲状腺疾病）；医源性损伤也是原因之一，继发于肿瘤化疗、盆腔放疗及外科手术；感染引起的 POI 多继发于病毒感染，如 HIV、腮腺炎病毒；其他原因还包括癫痫、内分泌疾病、重金属、溶剂、农药、塑料、工业化合物及吸烟等。

（二）临床表现

POI 的发病年龄取决于患者卵巢中剩余的有功能卵泡的数量，临床表现也因疾病发展阶段不同而不同，与患者的真实年龄关系不大。

月经不规律甚至闭经是患者最主要的表现。继发性闭经中 4%~18% 的患者为 POI，而原发性闭经中 10%~28% 的患者为 POI。如果青春期前患者的滤泡就快速减少，则患者会出现原发闭经及性发育障碍。但是，有些青春期患者月经周期表现为不规律（<21 日或 >35 日或不规则出血），与正常青春期很难鉴别。不孕症是 POI 最直接的后果，但是由于患者的卵巢功能在疾病早期会有波动性，5%~10% 的年轻 POI 患者可以自发妊娠，妊娠结局和患者的发病年龄相关。早期研究显示，11.1%~24% 的继发性闭经患者有排卵，而原发性闭经患者中没有 1 例排卵。POI 患者的流产率约为 20%，和正常人接近。

血管舒缩症状（潮热和盗汗）是女性更年期症状中最常见的，另外，失眠、关节疼痛、情绪不稳定、精力不足、性欲低下以及记忆力和注意力受损都是雌激素缺乏的表现，40%~50% 的女性有与萎缩性阴道炎相关的症状，可能表现为阴道干燥、性交困难、尿频和尿失禁。且由于缺少雌激素的保护，远期发生骨量减少、骨质疏松及心血管疾病的风险会明显增加。

POI 可作为某种基因异常综合征的一个组分,从而表现出该综合征的其他临床特征,如 Turner 综合征患者会表现为蹼颈、高腭弓、身材矮小,脆性 X 综合征患者会表现为类似帕金森的症状。POI 也可以是自身免疫性多内分泌腺体综合征(APS)Ⅰ型和Ⅲ型的组成部分。

(三)诊断及鉴别诊断

患者出现月经稀少或闭经至少 4 个月,血中 FSH 水平 2 次测定均>40 U/L(间隔 4~6 周),同时雌激素水平降低达到绝经水平,即可诊断。大约 50% 的患者孕激素试验阳性,不能因此确定患者雌激素水平足够,否则将延误诊断。AMH 不作为诊断依据,在 POI 诊断不确定时可作为参考。

POI 确诊后还需要通过询问病史(尤其是放化疗、盆腔手术病史、家族史、自身免疫病史)、核型分析、特殊基因(如 FMR1)检测、肾上腺抗体等自身抗体检测、盆腔超声检查等进行病因鉴别。发病年龄越小,核型异常的可能性越大,如果患者年龄在 30 岁以下,存在 Y 染色体,则其发生性腺肿瘤(如性腺母细胞瘤)的可能性较大。基因检测不能预测患者未来妊娠的可能性,但对于其女性后代是否会有生育问题具有重要价值,如 FMR1 突变的患者其后代即有发生脆性 X 综合征的风险。卵巢活检是有创检查,是确定自身免疫性卵巢破坏的金标准,但由于没有有效的治疗方法,且通过这个检查也不能预测疾病过程,在临床中不推荐其作为常规检查手段。盆腔 B 超检查也不具备预测妊娠结局的价值,但通过无创方法可以看到卵巢体积及活性滤泡数量,对病因诊断及确定哪些患者将来可能需要用到卵母细胞储备或成熟技术有帮助。对于接受化疗、放疗、卵巢手术或者是 POI 的高危人群的患者,AMH 可以作为评价其卵巢储备功能的指标。

青少年 POI 的诊断标准缺乏共识，月经不规律与青春期月经较难鉴别，诊断常被延误，如果患者从月经规律转变为不规律并超过 3 个连续周期以上需高度怀疑 POI，可进一步行相关检查。

（四）治疗

POI 患者除表现为月经紊乱、不孕外，还会因长期类固醇激素不足引起一系列远期并发症，如心血管疾病、脑卒中、骨折和相关癌症风险。同时，这些患者经常合并心理问题，如焦虑、抑郁等，需要同时予以关注。

1. 激素替代　口服雌孕激素替代治疗直至正常绝经年龄（一般为 50 岁），这不仅有助于缓解雌激素缺乏症状，还可以维持骨密度、健康的性生活、预防心血管疾病并改善认知功能。局部雌激素治疗可以改善萎缩性阴道炎相关症状。POI 患者需要的雌激素剂量比老年女性要高，每日给予 $100\ \mu g$ 雌激素即可达到正常女性的雌激素水平。来自大型观察研究和荟萃分析的数据表明，经皮给予雌二醇不增加自然绝经女性静脉血栓栓塞的风险，因此，对于体重指数 $>30\ kg/m^2$ 的静脉血栓风险增加的妇女，应考虑经皮给予雌二醇。子宫完好的患者，每个月联合孕激素间断（10～14 日）或持续治疗可以防止子宫内膜增生及癌变，间断用药可以保证每个月有月经来潮，有利于年轻女性的心理健康，持续用药避免了撤退性出血，但是由于年轻女性不像正常绝经妇女的子宫萎缩明显，常常会出现突破性出血。孕激素治疗的类型很多，患者可以选择最适合自己的方法和药物，带有左炔诺孕酮的子宫节育器可以使患者避免口服孕激素，减少了发生相关并发症的风险。对于青春期前发生 POI 的患者，应先用雌激素并逐渐加量，直至乳房和子宫发育完全后再加用孕激素，另外，对未完成青春期生长的患者，应咨询儿科医师给予相应的激素治疗。口服避孕药中包含的雌激素剂量较生理需要量大,因此不推荐作为一线用药,而且口服避孕药有每个月1周的"空窗期",每年的药物"空窗期"总计超过3个月,可以出现雌激素缺乏症状和骨量丢失。大多数女性用药后每6个月根据症状和血中雌激素水平调整药物剂量即可。局部阴道给予雌激素也可作为全身给药的补充。另外,乳膏、子宫托、阴道环都可以用来改善雌激素缺乏的症状。当合适的雌激素替代以后仍出现乏力、性欲减退,可经皮给予睾酮或硫酸脱氢表雄酮使症状得以改善。

2. 生育问题 POI患者有自发妊娠的可能,服用雌激素治疗并不影响患者排卵,即使口服避孕药期间患者也有妊娠的可能,因此如果没有妊娠计划,推荐患者采取屏障避孕的方式。用药期间一旦出现停经,要排除妊娠。

虽然有氯米芬、促性腺激素使用后成功诱发排卵的报道,但是之后的系统回顾研究提示,对于卵巢功能的恢复,目前没有哪种药物干预显示有明显的改善效果。由于POI患者的卵巢功能有波动性,因此评价一种方法是否成功诱发排卵需要谨慎。利用捐赠的卵母细胞,通过IVF和胚胎移植可以达到将近50%的成功受孕率,被认为是POI患者解决生育问题的有效治疗手段。胚胎冷冻保存技术也被用于解决POI患者的生育问题,每次移植的成功率约为30%。还有研究者尝试卵巢移植,使患者成功受孕。通过卵母细胞捐赠受孕的女性在妊娠期间可能增加胎儿发育迟缓、妊娠期高血压及产后大出血的风险。

纠正了患者的免疫状态或者控制了共存的内分泌疾病可能有助于患者卵巢功能的改善。有报道显示,同时患有重症肌无力和POI的患者在胸腺切除术后月经得以恢复;1例APS患者在纠正了甲状腺和肾上腺功能后成功妊娠。但是,免疫抑制治疗并没有RCT研究支持其是安全有效的,且存在引起骨坏死的风险。

一些新的策略可能对生育有帮助,如每日给予 800 mg 的己酮可可碱和 1 000 U 的维生素 E 连续治疗 9 个月,可以改善 POI 患者子宫纤维化的情况和子宫对激素治疗的反应性,有助于胚胎移植和妊娠顺利进行;每日给予 1 000 mg 生长激素释放激素有助于提高卵泡诱导的成功率。

3. 其他临床问题的治疗　POI 患者的骨密度较同龄人低,应该注意监测(可采用 DEXA),注意保持骨骼健康,可以参照给予围绝经期或绝经后女性的建议补充钙和维生素 D,每日摄入元素钙 1 200 mg 及足够量的维生素 D,使血清 $25-(OH)-D_3$ 水平 $\geqslant 75$ nmol/L(30 ng/mL),对于无法晒太阳的患者,可每日摄入 800~1 000 U 及以上维生素 D。另外,患者还要多运动,避免吸烟、酗酒。双膦酸盐不作为 POI 患者骨质疏松的一线治疗。青少年在骨骼生长最快的时期发生卵巢功能衰退会影响骨骼结构,尽管一些专家建议在青春期早中期每年、晚期每 2 年监测骨密度,但由于风险收益不明确而意见不一。对于青少年,长期使用二膦酸盐制剂的安全性尚不清楚,不推荐应用。

POI 患者心血管疾病的发生风险有所增加,但缺乏青少年的数据。患者应该注意不吸烟,合理饮食和锻炼,监测血压、血脂等心血管危险因素。对于特殊人群(如 Turner 综合征)应给予更多关注,每 5~10 年进行心脏影像学检查。

POI 容易合并内分泌疾病,如甲状腺功能减退(20%)、肾上腺功能不全(50%)、糖尿病、重症肌无力、眼干燥症(干眼病)、系统性红斑狼疮(SLE)等,患者要注意定期随访,发现问题及时进行相应治疗。

对于 POI 患者的心理问题也要足够重视,尤其是发病较早的青少年女性,患者及家属往往对生育受损、需要长期用药治疗等没有心理准备,容易出现焦虑、抑郁等不良情绪，除了家属给予患者足够的关心和帮助以外，患者可以寻求心理医师的帮助。

(五) 预防

除尽量减少接触可能影响女性生殖健康的环境因素以外，还要尽量避免医源性损伤，如放疗、化疗和盆腔手术。放疗对卵巢功能的损伤与年龄和剂量相关，给予40岁以下女性20 Gy的放射量即可以导致POI，而对于40岁以上的女性导致POI只需要6 Gy，青春期前女性卵巢对放疗和化疗的毒性有一定的抵抗能力。因此，对于需要进行盆腔放疗的患者，可以通过卵巢牵引固定手术将卵巢移出照射区，使卵巢功能不损伤或损伤的风险降低。另外，在放疗、化疗前进行卵母细胞或卵巢组织的冷冻保存也是保存患者生育能力的手段。盆腔手术主要因炎症或卵巢血供受损而影响了卵巢功能，手术中应注意尽量减少血管损伤。

(王丽华)

第四节·单纯性肥胖症

肥胖症是指因遗传因素和环境因素共同引起的，机体脂肪含量过多和(或)局部含量增多及分布异常的一种慢性代谢性疾病。肥胖症迅速蔓延，已经成为发达国家和发展中国家一个严重的公共卫生问题，目前肥胖症被认为是全球流行病。一项基于200个国家数据的成人BMI趋势分析显示，1975年至2014年间，男性的年龄标准化全球平均BMI从21.7 kg/m^{2}增加到24.2 kg/m^2。在同一时间间隔内，年龄标准化肥胖患病率(BMI ≥30 kg/m^2)男性从3.2%上升到10.8%，女性从6.4%上升到14.9%。肥胖症是高血压、2型糖尿病、血脂紊乱、冠心病等许多代谢性疾病的共同危险因子，还可以伴发骨关节炎及呼吸、消化系统疾病等。对于女性而言,它还可以导致月经紊乱、不孕、妊娠及分娩异常,甚至是子宫内膜癌和乳腺癌等。

（一）肥胖症的分类和诊断方法

按照病因不同可将肥胖症分为原发性肥胖和继发性肥胖,其中前者占绝大多数,约为99%,后者主要指由下丘脑、垂体及甲状腺等疾病导致的。按照脂肪蓄积的部位不同,肥胖还可以分为腹型肥胖或苹果形肥胖（以内脏脂肪增加为主）和皮下脂肪型肥胖或梨形肥胖,前者与代谢性疾病的发生密切相关。

目前肥胖症的诊断方法有两大类:体脂测定法和体重测定法。

1. **体脂测定法**　人体的脂肪含量多用脂肪占体重百分率（FAT%）来表示,测定方法包括水下称重（金标准）、双能X线吸收法（DEXA）、CT、MRI及生物电阻抗分析法等,这些方法虽然准确但操作麻烦,多用于临床研究。近年来,生物电阻测量法（BIA）因其简便,短时间内可得到比较准确的数值而多用于家庭或门诊检测。肥胖的标准:男性体脂含量超过25%（正常为15%~18%）,女性体脂含量超过30%（正常为20%~25%）。

2. **体重测量法**　$BMI = 体重(kg)/[身高(m)]^2$,BMI用来诊断肥胖症的切点在不同人种中不同（表3-2）。根据BMI也可以大致计算体脂含量,$1.48 \times BMI - 7.17 = 女性脂肪(\%)$。

表3-2　不同地区的肥胖标准（按BMI分组）

项　　目	超重（kg/m²）	肥胖（kg/m²）
WHO标准	≥25	≥30
亚太地区标准	23.0~24.9	≥25
中国标准	24.0~27.9	≥28

不同脂肪分布类型的划分主要依据腰围和腰臀比,在欧美白种人中,男性腰臀比>1.0,女性腰臀比>0.85,男性腰围≥102 cm,女性腰围≥88 cm 视为腹型肥胖;在中国人中,男性腰臀比≥0.9,女性腰臀比≥0.8,男性腰围≥85 cm,女性腰围≥80 cm 为腹型肥胖。由于腰臀比还受体型影响,WHO认为腰围更适合测量腹型肥胖。

(二) 肥胖症对女性生殖功能的影响

体重对生殖功能的影响呈倒"U"形,一定的脂肪储存量和足够的营养环境对维持正常月经和生殖能力是必需的,体重过低可以导致生殖能力下降,同样肥胖也可以使其下降。

1. 肥胖导致月经紊乱 研究发现,肥胖,尤其是腹型肥胖的女性,可以出现月经初潮提前、无排卵月经、月经稀发,甚至闭经,卵巢功能衰退也早于正常体脂女性。

2. 肥胖导致不孕

(1) 干扰 HPO 轴:肥胖可以通过中枢和外周两个途径影响 HPO 轴的功能,脂肪因子(尤其是瘦素)通过刺激 GnRH,启动女性青春期,同时也是女性未来生育能力的"守门人"。肥胖患者由于瘦素抵抗(包括下丘脑)继发高瘦素血症,但是这种抵抗是选择性的,卵巢敏感性正常,导致卵巢暴露于高瘦素中,后者可以抑制颗粒细胞和膜细胞类固醇激素的合成,干扰排卵。另外,肥胖所致的中枢胰岛素抵抗,还会通过影响 LH 分泌脉冲频率和幅度导致不孕。

(2) 性激素紊乱:肥胖患者脂肪合成雄激素能力增强,后者可以进一步在脂肪中转化为雌激素,并在脂肪这个大仓库中储存下来,致使患者"高雌高雄"并存。同时,由于肥胖患者肝脏产生 SHBG 能力降低,进一步增强了性激素的活性,导致肥胖患者处于"功能性高雄激素血症"的状态,不仅加重肥胖,也与不孕的发生密切相关。

（3）胰岛素抵抗和高胰岛素血症：由于选择性胰岛素抵抗，高水平的胰岛素作用于敏感性正常的卵巢，不仅增加卵巢对 LH 的敏感性，也增加其膜细胞产生雄激素的能力，过多的雄激素致使滤泡过早闭锁、发育停滞，颗粒细胞过早黄素化，卵母细胞质量下降，无法排卵。

（4）生长激素轴受损：肥胖患者 GH 分泌减少、清除增多，血中 GH 水平较正常人低，这与生长激素释放激素（GHRH）、生长抑素和胃促生长素通路下调及高胰岛素血症和过多的 FFA 有关。低 GH 状态会影响子宫内膜和肌层功能，影响滤泡生长发育、优势卵泡形成及黄素化过程，导致不孕。

（5）卵巢异常：肥胖鼠卵母细胞小，减数分裂成熟延迟，卵泡凋亡增加，卵母细胞中的线粒体异常分布、更多被氧化、功能障碍，而线粒体在卵母细胞成熟、受精、着床及妊娠发育中发挥多种调节作用，它的异常导致更高的染色体异常率和流产率。

（6）子宫内膜异常：肥胖诱发慢性炎症和氧化应激的过度激活，致使子宫内膜蜕膜化受损；同时，肥胖女性 MAPK/ERK 信号通路下调，这是受精卵滋养细胞植入子宫内膜的必经通路；而且，肥胖女性的高雌状态、低 IGFBP－1、瘦素失调等会导致子宫内膜的容受性下降，这些不利的宫内环境是肥胖女性不孕、高流产率的重要原因。即使超重也会产生上述影响，BMI 从正常到超重再到肥胖，其自然流产率可以从 11% 逐渐升至 14% 和 15%。

3. 肥胖增加辅助生殖的难度　肥胖不孕女性进行辅助生殖时会面临更大的困难，比如需要更高剂量的促性腺激素，卵母细胞采集率低，因过度刺激而被迫取消周期的发生率更多，流产率更高，妊娠率、活产率更低。鉴于上述原因，英国生育协会（BFS）建议肥胖女性应将 BMI 降至 35 kg/m²

以下才能进行助孕。

4. 肥胖对母婴健康的不利影响 产前超重或肥胖增加母体妊娠高血压、先兆子痫、妊娠糖尿病、贫血及剖宫产等可能,且增加过期妊娠、胎位异常、头盆不称、胎膜早破等病理妊娠的发生率,同时母体肥胖还增加单一或多重胎儿畸形的风险,如神经管缺陷(包括脊柱裂和无脑儿等)、先天性心脏病(房间隔缺损或室间隔缺损)、巨大儿、妊娠28周后胎儿死亡(比正常体重女性高4倍)及新生儿肥胖。

(三) 改善肥胖女性生育力的治疗手段

关于肥胖或超重女性不孕的治疗探索很多来源于PCOS患者的相关研究,减少原有体重的5%~10%即可改善激素水平,实现自发排卵,提高卵母细胞的质量,改善肥胖女性的生育能力,明显提升妊娠率,降低不孕治疗的费用,减少孕前和围产期并发症及心血管代谢疾病跨代传播的风险,而且,合并PCOS的患者减重治疗的获益会更多。一项纳入2 347名妇女的丹麦研究显示,超重或肥胖妇女平均每减轻1 kg体重,怀孕时间就缩短5.50天。《中国成人肥胖症防治专家共识》提出,6个月减少原有体重的5%~15%是比较合适的速度,对于BMI>35 kg/m^2的患者可能需要减少更多的体重(20%或以上)。

减重的具体措施包括医学营养治疗、体力活动、认知行为干预、药物治疗和手术治疗。

目前推荐,非药物干预作为超重和肥胖妇女不孕症的一线治疗手段。通过饮食、运动及行为干预可以增加自然妊娠率、活胎出生率。肥胖或超重女性应至少先进行6个月的生活方式管理,个体化设定减重目标,通过减少摄入和增加运动相结合的方式来逐渐达成目标。然而,为了提高生育率和妊娠结局,推荐的最佳减肥阈值还没有确定,也不清楚特定的生活方式的改变除了促进减肥外,是否对生育能力有直接的影响,需要进一步研究以证实。对于 BMI ≥ 30 kg/m² 的肥胖女性,建议在孕前 1 个月和孕后 3 个月坚持服用叶酸(5 mg/d)。

如果肥胖或超重女性经过至少 6 个月的生活方式干预并不能达到理想的减重效果且没有恢复自发排卵,可以试用减重药物,但是,由于药物对母亲及后代的安全性研究还不够充分,一旦发现妊娠需立即停用。二甲双胍已被广泛用于 PCOS 患者以改善胰岛素抵抗、改善激素异常、提高生育能力,但是由于它对母婴健康的潜在风险,一般不用来单纯提高不孕妇女的生育能力。一项双盲随机对照试验显示,服用二甲双胍的非糖尿病妇女妊娠期体重增加较低,但与安慰剂相比,先兆子痫的风险增加。奥利司他是外周性的减重药,通过抑制胃肠道和胰腺的脂肪酶,从而减少 30% 肠道脂肪的吸收,达到减重目的。奥利司他很少被机体吸收且有肝首过效应,因此其吸收入血不足 1%,相对于其他减重药,用于妊娠期的安全性更好些,但其说明书提示妊娠期仍需谨慎使用。

GLP-1RA 是一类兼具减重效果的降糖药,近来的研究显示,它与人类生殖功能有着密切联系。GLP-1RA 通过减重逆转肥胖对 GnRH 和 LH 的抑制,还可以通过调节突触前兴奋性氨基丁酸能神经元和 Kp 神经元直接刺激下丘脑释放 GnRH,并进一步刺激 LH 的释放。在卵巢和子宫内膜中,GLP-1RA 可能有直接的抗炎和抗纤维化作用。有研究显示,在超重和肥胖的 PCOS 患者中,孕前短期应用艾塞那肽或利拉鲁肽(联合或不联合二甲双胍)可以比单用二甲双胍获得更高的自然妊娠率或辅助生殖成功率,包括一些之前对生活方式调整和一线生殖治疗手段反应比较差的患者。因此,利用 GLP-1RA 进行受孕前治疗可能为肥胖、糖尿病和 PCOS 相关不孕问题提供了一些新的治疗策略,但这一领域还需要更深入的探索。目前而言,无论采用哪种药物进行孕前减重的治疗,建议备孕即停用。

减重手术不能作为肥胖妇女的一线生育治疗推荐。根据美国代谢和减肥手术学会的建议,对于 BMI ≥40 kg/m² 或 BMI≥35 kg/m² 且有至少两种肥胖相关并发症的人应考虑手术。8 种常见手术包括最常见的袖状胃切除术,通过切除胃大弯,减少胃体积 75%,从而限制食物摄入量,这个过程也会去除胃大弯处分泌胃促生长素的内分泌细胞,有助于减少食欲。减重手术通过恢复排卵有助于提高生育能力,但是术后短期内体重快速下降,加之肠道解剖学和生理学的变化可能导致营养不良,增加了围产期不良结果的可能性,如小于胎龄儿、早产、先天性畸形和新生儿死亡。因此,建议推迟怀孕直到术后体重稳定,防止营养素缺乏和电解质失衡,通常袖状胃切除或胃旁路手术是术后 1 年、胃束带手术是术后 2 年,在这期间建议采用肠外长效可逆的避孕方法,如节育器(IUD)、宫内系统(IUS)、孕激素植入物和避孕套等,因为胃肠手术可能影响口服避孕药的效果,导致避孕失败。

对于减重手术后妊娠女性,没有特定的基于证据的饮食建议,鼓励一般的健康饮食模式和生活方式,根据患者孕前 BMI、体力活动及血糖水平等个体化给予合适的能量供应(有研究者推荐术后患者每天至少进食 60 g 蛋白质),要考虑到患者胃肠道结构的变化,全程注意监测营养状况。建议避免进食快速吸收的碳水化合物,进食前后 30 min 内不摄入液体,进食缓慢,充分咀嚼,减少倾倒综合征的发生。由于减重手术后患者微量元素缺乏的风险增加,建议在受孕前 3~6 个月开始并在整个孕期补充复合维生素和矿物质,包含铜(2 mg)、锌(15 mg)、硒(50 g)、叶酸(5 mg)、铁(45~60 mg)、硫胺(>12 mg)、维生素 E (15 mg)和 β 胡萝卜素(维生素 A,5 000 IU)。视黄醇类维生素由于致畸风险孕妇应避免使用。手术后计划怀孕的妇女,有条件者应至少每 3~6 个月监测血常规、血清叶酸、维生素 B_{12}、血清铁、铁蛋白、25 -羟基维生素 D、钙、磷、镁等。与体重匹配孕妇相比,减重术后的妇女后代中胎儿生长受限和低出生体重儿发生风险增加 2 倍,是否增加胎儿畸形风险并不确定,建议超声密切监测。考虑倾倒综合征,除束带术外,其他术后女性孕期筛查糖尿病不建议采用 OGTT,建议 24~28 周测定空腹血糖或糖化血红蛋白。

(四)肥胖女性无排卵性不孕的治疗

氯米芬通过拮抗雌激素、减弱其对 FSH 的负反馈作用,从而升高 FSH,促进卵泡发育。肥胖症女性对氯米芬的反应差,因此可能药物的用量大和(或)使用时间长,这样会增加患者卵巢过度刺激和多胎妊娠等,肥胖引起的胰岛素抵抗是患者对促排卵治疗反应低下的潜在原因。二甲双胍可以通过改善胰岛素抵抗、减轻体重,从而促进卵泡发育和排卵,尤其是对于存在氯米芬抵抗的女性,但是也有研究显示,二甲双胍的治疗并没有想象中的效果好。HMG/FSH 是促排卵的二线用药,若使用上述方法未能妊娠,可在月经周期第 3~5 日开始加用 FSH/HMG,根据卵泡发育情况调整用药,直到有 1 个卵泡直径超过 18 mm 或 2 个卵泡直径超过 17 mm,停用促排卵药,注射 HCG,并指导在注射 HCG 后 36 h 左右同房。

(岳江　王丽华)

参·考·文·献

[1]　潘萍,杨冬梓.先天性肾上腺皮质增生症 21 -羟化酶缺陷新指南解读[J].实用妇产科杂志,2020,v.36(11):24 - 27.

[2] 杨菁,倪媛,孙伟. 甲状腺功能及其相关疾病与女性生殖关系的研究进展[J]. 中国性科学, 2016,25(4): 141 - 144.

[3] 中国垂体腺瘤协作组. 中国垂体催乳素腺瘤诊治共识(2014 版)[J]. 中华医学杂志,2014,94(31): 2406 - 2411.

[4] 中华人民共和国国家卫生健康委员会. 中国罕见病诊疗指南(2019 年版)[J]. 中华人民共和国国家卫生健康委员会官网,2019: 1 - 788.

[5] 中华医学会儿科学分会内分泌遗传代谢病学组. 先天性肾上腺皮质增生症 21 - 羟化酶缺陷诊治共识[J]. 中华儿科杂志, 2016,54(008): 569 - 576.

[6] 中华医学会内分泌学分会. 中华医学会围产医学分会. 妊娠和产后甲状腺疾病诊治指南(第 2 版)[J]. 中华内分泌代谢杂志, 2019,35(8): 636 - 665.

[7] 中华医学会内分泌学分会肥胖学组. 中国成人肥胖症防治专家共识[J]. 中华内分泌代谢杂志,2011,27(9): 711 - 717.

[8] 中华医学会神经外科学分会. 高泌乳素血症诊疗共识[J]. 中华医学杂志,2011, 91(3): 147 - 154.

[9] Alexander EK, Pearce EA, Brent GA, et al. 2017 Guidelines of the American Thyroid Association for the Diagnosis and Management of Thyroid Disease During Pregnancy and the Postpartum[J]. Thyroid, 2017, 27(3): 315 - 389.

[10] Alnæs M, Melle KO. Kallmann syndrome[J]. Tidsskr Nor Laegeforen, 2019, 139 (17).

[11] Balsamo A, Baldazzi L, S Menabò, et al. Impact of Molecular Genetics on Congenital Adrenal Hyperplasia Management[J]. Sexual Development, 2010, 4(4-5): 233 - 248.

[12] Bao Y, Lu J, Wang C, et al. Optimal waist circumference cutoffs for abdominal obesity in Chinese[J]. Atherosclerosis, 2008, 201: 378 - 384.

[13] Baumgartner-Parzer S, Witsch-Baumgartner M, Hoeppner W. EMQN best practice guidelines for molecular genetic testing and reporting of 21 - hydroxylase deficiency [J]. European Journal of Human Genetics, 2020, 28(10): 1341 - 1367.

[14] Belan M, Harnois-Leblanc S, Laferrère B, et al. Optimizing reproductive health in women with obesity and infertility[J]. CMAJ, 2018, 190(24): E742 - E745.

[15] Berga SL, Loucks TL. Use of cognitive behavior therapy for functional hypothalamic amenorrhea[J]. Ann N Y Acad Sci, 2006, 1092: 114 - 129.

[16] Caron P, Broussaud S, Bertherat J, et al. Acromegaly and pregnancy: a retrospective multicenter study of 59 pregnancies in 46 women[J]. J Clin Endocrinol Metab, 2010, 95: 4680 - 4687.

[17] Chandrasekaran S, Neal-Perry G. Long-term consequences of obesity on female fertility and the health of the offspring[J]. Curr Opin Obstet Gynecol, 2017, 29(3): 180 - 187.

[18] Gambineri A, Laudisio D, Marocco C, et al. Obesity Programs of nutrition, Education, Research and Assessment (OPERA) group[J]. Female infertility: which role for obesity? Int J Obes Suppl, 2019, 9(1): 65 - 72.

[19] Glezer A, Bronstein MD. Prolactinomas: how to handle prior to and during pregnancy? [J]. Minerva Endocrinol, 2018, 43(4): 423 - 429.

[20] Glezer A, Bronstein MD. Prolactinomas in pregnancy: considerations before conception and during pregnancy[J]. Pituitary, 2020, 23(1): 65 - 69.

[21] Gordon CM, Ackerman KE, Berga SL, et al. Functional Hypothalamic Amenorrhea: An Endocrine Society Clinical Practice Guideline[J]. J Clin Endocrinol Metab, 2017, 102(5): 1413 - 1439.

[22] Gordon CM. Clinical practice. Functional hypothalamic amenorrhea[J]. N Engl J Med, 2010, 263: 365 - 367.

［23］ Hamoda H. British Menopause Society and Women's Health Concern. The British Menopause Society and Women's Health Concern recommendations on the management of women with premature ovarian insufficiency［J］. Post Reprod Health, 2017, 23(1): 22-35.

［24］ Huang W, Molitch ME. Pituitary Tumors in Pregnancy［J］. Endocrinol Metab Clin North Am, 2019, 48(3): 569-581.

［25］ Jensterle M, Janez A, Fliers E, et al. The role of glucagon-like peptide-1 in reproduction: from physiology to therapeutic perspective［J］. Hum Reprod Update, 2019, 25(4): 504-517.

［26］ Leo SD, Pearce EN. Autoimmune thyroid disease during pregnancy［J］. Lancet Diabetes Endocrinol, 2018, 6(7): 575-586.

［27］ Lim WH, Torpy DJ, Jeffries WS. The medical management of Cushing's syndrome during pregnancy［J］. Eur J Obstet Gynecol Reprod Biol, 2013, 168(1): 1-6.

［28］ Maiter D. Prolactinoma and pregnancy: From the wish of conception to lactation ［J］. Ann Endocrinol, 2016, 77(2): 128-34.

［29］ Marques JVO, Boguszewski CL. Fertility issues in aggressive pituitary tumors［J］. Rev Endocr Metab Disord, 2020, 21(2): 225-233.

［30］ Molitch ME. Diagnosis and Treatment of Pituitary Adenomas: A Review［J］. JAMA, 2017, 317(5): 516-524.

［31］ Molitch ME. Pituitary diseases in pregnancy［J］. Semin Perinatol, 1998, 22(6): 457-470.

［32］ Muhammad A, Neggers SJ, van der Lely AJ. Pregnancy and acromegaly［J］. Pituitary, 2017, 20(1): 179-184.

［33］ Papadakis G, Kandaraki EA, Tseniklidi E, et al. Polycystic Ovary Syndrome and NC-CAH: Distinct Characteristics and Common Findings［J］. A Systematic Review. Frontiers in endocrinology, 2019, 10: 388.

［34］ Poppe K. Mangement of endocrine disease: Thyroid and female infertility: more questions than answers?［J］. Eur J Endocrinol, 2021, 184(4): R123-R135.

［35］ Roberts RE, Farahani L, Webber L, Jayasena C. Current understanding of hypothalamic amenorrhoea［J］. Ther Adv Endocrinol Metab, 2020, 11: 1-12.

［36］ Ruiz-Zambrana A, Berga SL. A Clinician's Guide to Functional Hypothalamic Amenorrhea［J］. Clin Obstet Gynecol, 2020, 63(4): 706-719.

［37］ Shawe J, Ceulemans D, Akhter Z, et al. Pregnancy after bariatric surgery: Consensus recommendations for periconception, antenatal and postnatal care［J］. Obes Rev, 2019, 20(11): 1507-1522.

［38］ Silvestris E, de Pergola G, Rosania R, et al. Obesity as disruptor of the female fertility［J］. Reprod Biol Endocrinol, 2018, 16(1): 22.

［39］ Simon A, Pratt M, Hutton B, et al. Guidelines for the management of pregnant women with obesity: A systematic review［J］. Obes Rev, 2020, 21(3): e12972.

［40］ Sophie Gibson ME, Fleming N, Zuijdwijk C, et al. Where Have the Periods Gone? The Evaluation and Management of Functional Hypothalamic Amenorrhea［J］. J Clin Res Pediatr Endocrinol, 2020, 12(Suppl 1): 18-27.

［41］ Speiser PW, Arlt W, Auchus RJ, et al. Congenital Adrenal Hyperplasia Due to Steroid 21-Hydroxylase Deficiency: An Endocrine Society Clinical Practice Guideline［J］. The Journal of clinical endocrinology and metabolism, 2018, 103(11): 4043-4088.

［42］ Suckling J, Lethaby A, Kennedy R. Local oestrogen for vaginal atrophy in postmenopausal women［J］. Cochrane Database Syst Rev, 2006, (4): CD001500.

［43］ Trapp CM, Oberfield SE. Recommendations for Treatment of Nonclassic Congenital

Adrenal Hyperplasia (NCCAH): an Update [J]. Steroids, 2012, 77(4): 342 – 346.

[44] Unuane D, Tournaye H, Velkeniers B, et al. Endocrine disorders & female infertility [J]. Best Pract Res Clin Endocrinol Metab, 2011, 25(6): 861 – 873.

[45] Unuane D, Velkeniers B. Impact of thyroid disease on fertility and assisted conception [J]. Best Pract Res Clin Endocrinol Metab, 2020, 34(4): 101378.

[46] Vila G, Fleseriu M. Fertility and Pregnancy in Women With Hypopituitarism: A Systematic Literature Review [J]. J Clin Endocrinol Metab, 2020, 105(3): dgz112.

[47] Wittenberger MD, Hagerman RJ, Sherman SL, et al. The FMR1 premutation and reproduction [J]. Fertil Steril, 2007, 87(3): 456 – 465.

[48] Woad KJ, Watkins WJ, Prendergast D, et al. The genetic basis of premature ovarian failure [J]. Aust N Z J Obstet Gynaecol, 2006, 46(3): 242 – 244.

[49] Woo I, Ehsanipoor RM. Cabergoline therapy for Cushing disease throughout pregnancy [J]. Obstet Gynecol, 2013, 122: 485 – 487.

附　　录

一、解读 2018 年多囊卵巢综合征
中国指南和专家共识

多囊卵巢综合征（polycystic ovary syndrome，PCOS）是育龄期女性最常见的生殖内分泌代谢性疾病。由 Stein 和 Leventhal 于 1935 年首次报道而被称为 Stein‐Leventhal 综合征，其患病率为 5%～10%。根据 2003 年鹿特丹诊断标准，我国育龄期女性的患病率为 5.6%。由于 PCOS 严重影响患者生育能力、生活质量及远期健康，心理健康亦容易受到影响，因此越来越受到妇产科、生殖医学和内分泌与代谢等专家的重视。本文结合中国相关诊疗指南、共识及文献总结如下。

（一）临床表现

PCOS 是一种多病因、多症状的妇科内分泌和代谢性疾病，具有很强的临床异质性，其主要临床表现如下。

1. 月经异常及排卵异常　月经异常表现为周期不规律（初潮 2 年后仍不能建立规律月经）、月经稀发（周期≥35 天），或闭经（停经时间超过 3 个以往月经周期，或停经时间≥6 个月）。排卵异常表现为稀发排卵（每年≥3 个月不排卵）或无排卵。月经和排卵的关系非常密切，排卵决定着月经，如果没有排卵，一般情况下不会有月经。如果没有

排卵,并且有月经,这个时候是无排卵型的月经,对生育会产生一定的影响,导致不孕。

2. 高雄激素的临床表现

多毛	体毛:上唇、下颌、胸背部(包括乳晕)、下腹部(包括脐周及脐中线)、大腿内侧。阴毛:呈男性型分布;mFG评分>4分
痤疮	青春期后痤疮,表现为粉刺、丘疹、脓疱和结节,好发于面部中下1/3处,常伴有明显皮脂溢出和月经前期加重
脱发	头发从前额两侧开始变纤细而稀疏,逐渐向头顶延伸,但前额发际线不后移
男性化特征	声音低沉,喉结突出,女性第二性征减退或消失

3. 胰岛素抵抗相关的代谢异常

肥胖	在PCOS中患病率为30%~60%,以腹型肥胖为主
黑棘皮病	为高胰岛素血症的皮肤表现,好发部位有颈部、腋窝、腹股沟及乳房下方;表现为绒毛状角化过度及灰棕色色素沉着
糖调节受损/2型糖尿病	糖调节受损包括空腹血糖受损(IFG)及糖耐量受损(IGT),PCOS患者以餐后血糖升高为主
脂代谢异常	主要表现为甘油三酯(TG)、低密度脂蛋白(LDL)及非高密度脂蛋白(nHDL)升高
非酒精性脂肪性肝病(NAFLD)	比年龄、体重匹配的正常女性更易患NAFLD,病理评分更高
高血压	以收缩压升高为主,30岁以后发病率升高
心血管疾病风险	随年龄增长而显著升高,血管功能不良与肥胖相关

(二)实验室检查

1. 生殖轴的评估

高雄激素血症	最常用的是测定血清总睾酮(TT)水平,正常或轻度升高,通常不超过正常上限的2倍
	雄烯二酮升高
	硫酸脱氢表雄酮(DHEAS)正常或轻度升高

（续表）

高雄激素血症	建议同时测定性激素结合球蛋白（SHBG），计算游离雄激素指数（FAI）=［总睾酮（nmol/L）×100/SHBG（nmol/L）］,更好地反映体内活性睾酮水平，FAI 正常值为 0.7~6.4
LH、FSH、雌二醇	月经第 2~5 天或 B 超未见优势卵泡时检测,部分伴有 LH/FSH 值≥2
抗苗勒管激素（AMH）	较正常增高

2. 其他内分泌激素测定排除相关疾病　如甲状腺功能、肾上腺皮质功能、血清催乳素、血清 17-羟孕酮（17-OHP）等。

3. 代谢风险和心血管疾病风险评估

（1）葡萄糖耐量实验（OGTT）+胰岛素释放实验（IRT）：推荐 5 点法。

（2）其他指标：血脂、肝肾功能、C 反应蛋白、同型半胱氨酸、心电图、颈动脉超声等。

（3）如有条件，可行体脂率分析。

4. 子宫及附件超声检查　随着超声技术进展、分辨率逐渐提高，越来越多的无内分泌异常女性超声检查提示多囊卵巢（PCOM）表象，美国生殖医学学会（ASRM）/欧洲人类生殖与胚胎学会（ESHRE）国际循证医学指南建议 PCOM 阈值为每侧小卵泡数≥20 个，而结合我国国情及技术手段，目前仍然沿用了 2003 年鹿特丹标准中的定义：一侧或双侧卵巢内直径 2~9 mm 的卵泡数≥12 个，和（或）卵巢体积≥10 mL（卵巢体积按 0.5×长径×横径×前后径计算）。

超声检查前应停用性激素类药物至少 1 个月。稀发排卵患者若有卵泡直径>10 mm 或有黄体出现，应在以后的月经周期进行复查。无性生活者，可选择经直肠超声检查或腹部超声检查，其他患者选择经阴道超声检查。

（三）诊断标准

1. PCOS 的诊断标准　目前全世界范围内应用最广泛

诊断标准仍是2003年鹿特丹PCOS诊断标准。最新的建议是2018年由澳大利亚学者牵头,ASRM与ESHRE提出的共识性意见,仍然认可成人采用2003鹿特丹标准,并推荐PCOS渐进式的诊断,围绕临床表现:如有月经不规律+高雄临床表现,诊断即可成立,不需要做超声检查或检测性激素;月经不规律+无高雄临床表现,检测存在高雄激素血症可诊断;单有月经不规律或高雄,需行超声检查,有多囊卵巢形态,才诊断PCOS;同时需要排除其他雄激素过多的疾病及其他无排卵和卵巢多囊性改变的情况。

由于亚洲与欧美在人种上不同,血清雄激素水平、临床高雄激素表现、代谢情况等存在明显的种族差异。2008年我国卫生部正式立项"多囊卵巢综合征诊断标准"以建立适合中国人群的诊断标准,2011年发布基于中国人群循证医学研究的中国PCOS诊断标准,该标准更加强调卵巢功能障碍,将月经稀发或闭经或不规则子宫出血作为诊断必要条件。与国外标准不同的是,我国标准首次提出了"疑似PCOS"诊断名称,也就是满足符合诊断标准后必须逐一排除其他可能引起高雄激素血症、排卵异常的疾病才能确诊,主要需鉴别诊断的疾病包括:库欣综合征、非经典型先天性肾上腺皮质增生、卵巢或肾上腺分泌雄激素的肿瘤、功能性下丘脑性闭经、甲状腺疾病、高催乳素血症、早发性卵巢功能不全等。附表1-1总结了国内外各类诊断标准的具体差异。

附表1-1　各诊断标准比较

症　状	月经稀发或闭经	高雄激素血症和(或)临床表现	PCOM
1990年NIH标准(2条同时满足)	必须具备	必须具备	—
2003年鹿特丹标准(3条符合任意2条)	非必须具备	非必须具备	非必须具备

（续表）

症　状	月经稀发或闭经	高雄激素血症和（或）临床表现	PCOM
2006 年 AES 标准（高雄激素加另外 2 条之一）	非必须具备	必须具备	非必须具备
2011 年中国标准（中国指南及共识均推荐）（月经异常加另外 2 条之一）	必须具备	非必须具备	非必须具备

2. PCOS 患者代谢综合征诊断标准（附表 1 - 2）

危　险　因　素	切　点
（1）腹型肥胖（腰围）	>85 cm
（2）三酰甘油	≥1.69 mmol/L
（3）HDL - C	<10 mmol/L
（4）血压	≥130/85 mmHg
（5）OGTT 空腹血糖和餐后 2 h 血糖	空腹 6.1~7.0 mmol/L 和（或）餐后 2 h 血糖 7.8~11.1 mmol/L

（四）治疗原则

PCOS 多同时伴有内分泌异常、代谢紊乱和生殖障碍，且自发病起贯穿女性终身，需要根据女性各个生理阶段进行有针对性的治疗，以期提高患者生活质量，缓解生殖障碍，减少远期并发症。由于患者临床表现存在显著异质性，且需求各异，因此提倡个体化综合治疗。

1. 生活方式干预　生活方式干预已成为 PCOS 治疗的普遍共识，被国内外列为一线基础治疗。建议由经过适当培训的医生、护士、营养师、运动教练组成的多学科团队为 PCOS 患者提供有效的生活干预措施。

饮食干预	总能量的控制及膳食结构的合理化是关键。对于大多数患者推荐碳水化合物占 45%~60%,选择低生糖指数(GI)食物;脂肪占 20%~30%,不饱和脂肪酸代替饱和脂肪酸;蛋白质占 15%~20%,植物蛋白、乳清蛋白为主;建议摄入丰富维生素、矿物质及膳食纤维(注意:增肌与减脂膳食结构有不同)
运动干预	主要目标是改善身体脂肪分布及减重。建议每周累计进行至少 150 min 中等强度(达到最大心率 50%~70%)的运动效果;以有氧运动为主,每次 20~60 min,视运动强度而定
行为干预	戒烟限酒,心理调整(去除焦虑、抑郁等不良情绪)

2. 代谢异常干预　内分泌专家共识在代谢紊乱的控制上做了更详细的说明:

合并 IGR	非孕期	二甲双胍	首选,增加胰岛素敏感性,抗代谢性炎症,适应证:① PCOS 伴胰岛素抵抗者;② PCOS 不孕、枸橼酸氯米芬(CC)抵抗者促性腺激素促排卵前的预治疗。禁忌证:心肝肾功能不全、酗酒等。建议小剂量开始,非肥胖患者 1 000~1 500 mg/d,肥胖者 2 000~2 500 mg/d,疗程至少 3~6 个月;备孕者建议使用至确诊妊娠
		噻唑烷二酮类(如吡格列酮)	为胰岛素增敏剂,还具有改善血脂代谢、抗炎、保护血管内皮细胞功能等作用;用药期间需避孕
		α 葡萄糖苷酶抑制剂	竞争性抑制 α 糖苷酶而减少糖类在小肠中的吸收,降低餐后血糖,用药期间需避孕
	孕期		对于确认妊娠患者,首选生活方式干预,若血糖控制不佳,及时使用胰岛素;无二甲双胍禁忌证情况下,征得患者同意后可谨慎使用
肥胖和脂肪肝	非孕期		推荐二甲双胍,若体重下降幅度小于原体重 5%,建议联用或改用奥利司他;代谢手术适用人群:BMI>35 kg/m² 或 BMI>30 kg/m²,至少有一项或以上并发症(年龄、C肽等其他)
	孕期		不建议在孕期中继续减重,但应控制体重增加速度
脂质代谢异常			首选他汀类药物,但对 PCOS 患者的长期影响不明确,若患者无血脂紊乱及心血管疾病高危因素,不作为常规推荐药物
心血管疾病风险			降低 PCOS 患者心血管疾病风险作为治疗的远期目标,需要综合管理

3. 生殖异常干预

(1) 高雄激素的治疗

短效口服避孕药(OCP)	首选治疗;治疗痤疮一般需 3~6 个月可见效;治疗多毛至少需 6 个月才显效;治疗无效者需到皮肤科就诊
螺内酯	适用于 OCP 治疗效果不佳、OCP 禁忌或不耐受的高雄激素患者的二线治疗;每日剂量 60~100 mg,至少需 6 个月见效;治疗期间需监测血钾和注意避孕

(2) 调整月经周期

周期性使用孕激素	无高雄激素血症及临床高雄表现及无胰岛素抵抗(IR)患者使用。用药时间一般为每月经周期的第 10~14 天,包括地屈孕酮(10~20 mg/d)、微粒化黄体酮(100~200 mg/d)、醋酸甲羟孕酮(10 mg/d)、黄体酮(肌内注射 20 mg/d,每月 3~5 d)。推荐首选口服制剂,优点是不抑制卵巢轴的功能或抑制较轻,对代谢影响小;缺点是无降低雄激素、治疗多毛及避孕的作用
短效口服避孕药(OCP)	不仅可调整月经周期、预防子宫内膜增生,还可使高雄激素症状减轻;可选达英-35、优思悦、优思明,连续使用不超过 6 个月
雌孕激素序贯疗法	对于有生育要求或雌激素偏低、有围绝经期症状的患者首选;可口服雌二醇 1~2 mg/d(每月 21~28 天),周期的后 10~14 天加用孕激素,孕激素的选择和用法同上述的“周期性使用孕激素”,也可使用雌孕激素的复方制剂,如芬吗通等

(3) 促进生育

一线诱导排卵治疗	氯米芬(CC)	传统一线用药;从自然月经或撤退性出血的第 2~5 天开始,50 mg/d,共 5 天;如无排卵则每周增加 50 mg,直至 150 mg/d;如卵泡期长或黄体期短提示剂量可能过低,可适当增加剂量;如卵巢刺激过大可减量至 25 mg/d;单独 CC 用药建议不超过 6 个周期;孕妇禁用
	来曲唑	更常用于 CC 抵抗或治疗失败者;从自然月经或撤退性出血的第 2~5 天开始,2.5 mg/d,共 5 天;如无排卵则每周期增加 2.5 mg,直至 5.0~7.5 mg/d;孕妇禁用

(续表)

二线促进生育治疗	促性腺激素	常用的促性腺激素包括 HMG、高纯度 FSH(HP - FSH)和基因重组 FSH(rFSH);适用于 CC 抵抗和(或)失败的无排卵不孕患者。用药条件:具备妇科超声及雌激素监测的技术条件,具有治疗卵巢过度刺激综合征(OHSS)和减胎技术的医院。用法:① 联合来曲唑或 CC 使用,增加卵巢对促性腺激素的敏感性,降低促性腺激素用量;② 低剂量逐渐递增或常规剂量逐渐递减的促性腺激素方案
	腹腔镜卵巢打孔术(LOD)	不常规推荐,主要适用于 CC 抵抗、来曲唑治疗无效、顽固性 LH 分泌过多、因其他疾病需腹腔镜检查盆腔、随诊条件差不能进行促性腺激素治疗监测者。建议选择 BMI ≤ 34 kg/m², 基础 LH>10 U/L、游离睾酮水平高的患者
三线治疗方式	宫腔内人工授精(IUI)	必须在腹腔镜或子宫输卵管造影证实至少一侧输卵管通畅情况下使用
	体外授精-胚胎移植(IVF-ET)	控制性卵巢刺激方案,包括 GnRH 温和刺激方案、GnRH - a 长方案
		全胚冷冻策略

(4) 远期并发症的预防与随访管理:定期随访和综合管理对于 PCOS 本身及其远期并发症的预防极为重要,需贯穿疾病治疗的始终。

(5) 心理治疗:患者外在的临床表现、激素异常、生殖需求和代谢问题显著影响心理健康及生活质量,且研究显示心理障碍与患者肥胖/超重相关。如患者同时合并不孕,焦虑、抑郁状态发生比率更高,心理状态随着生活方式干预及药物治疗也可得到显著改善。反之,长期慢性压力暴露也可影响 PCOS 的病情,促进疾病及并发症进程,包括肥胖、代谢紊乱及不孕等。心理治疗是维持心理健康的有效辅助方案,包括科普宣教、心理疏导、行为疗法及家属情感支持等,严重者需要药物治疗。

（注：本解读参考《多囊卵巢综合征中国诊疗指南》《多囊卵巢综合征诊治内分泌专家共识（草案）》《多囊卵巢综合征相关不孕治疗及生育保护共识》）

（廖宇　李圣贤）

二、基于国际循证证据的多囊卵巢综合征评估和管理建议

（一）介绍

PCOS 是育龄期女性最常见的内分泌疾病，不同诊断标准导致 PCOS 在不同人群患病率不一致。PCOS 患者以生育障碍和代谢障碍为主要临床特点。目前由于缺乏临床循证医学证据，PCOS 患者的临床评估和管理不一致，导致诊断出现延迟和管理效果不理想，PCOS 女性的需求未能得到充分满足，证据和临床实践仍存在差异。

为了弥补这个遗憾和空白，来自六大洲的国际咨询和项目委员会、5 个指南制定小组以及患者和翻译委员会，结合已有的最佳证据、临床经验和患者意愿，制定了 PCOS 女性的评估标准和管理建议。共 71 个国家的 37 个协会和组织的专业人士，提出了 60 个优先考虑的临床问题，涉及 40 个系统回顾研究和 20 个综述。本国际循证指南，包括 166 项推荐意见和实践要点，阐述了需优先解决的问题，以统一诊疗流程，改善 PCOS 女性的个人感受和健康状态。在指南中，把基于循证理论或专家共识的建议及临床实践中的要点进行分类，采用 GRADE 建议进行强度分级（注：-，无 GRADE 分级；*，不推荐；**，不推荐亦不反对；***，有条件推荐；****，强烈推荐）（附表 2 - 1、附表 2 - 2）。本文就指南中的要点做一解读，以期对我国临床工作提供参考。

附表 2-1　PCOS 指南建议分类

EBR	临床证据充分,由指南制定小组提出的基于循证证据建议
CCR	在缺乏足够临床证据的情况下,指南制定小组达成共识,并提出的建议
CPP	在没有临床证据的情况下,基于问题的讨论或者临床共识建议提出的,指南制定小组达成共识而提出的临床实践要点

附表 2-2　证据类别的质量(确定性)(改编自 GRADE)

质 量	标 识	含 　义
高级证据	++++	非常确信,真实效果非常接近预计效果
中级证据	+++	对效果评估有中等信心:真实效果可能接近预期效果,但也可能存在差异
低级证据	++	对效果评估信心有限:真实效果可能与预期效果不相同
极低级证据	+	对效果评估信心很小:真实效果可能与预期效果大不相同

(二) 筛查、诊断评估、风险评估不同年龄阶段月经不规律和排卵功能障碍

1. 月经不规律和排卵功能障碍

(1) 月经不规律的定义(CCR, ****)

1) 初潮后第一年,属于青春期过渡期,此为正常生理现象。

2) 初潮后 1~3 年:月经周期<21 天,或>45 天。

3) 初潮后 3 年到围绝经期,月经周期<21 天或>35 天,或者每年<8 个月经周期。

4) 初潮 1 年后,任一月经周期超过 90 天。

5) 年龄>15 岁发生原发性闭经,或乳房发育后 3 年无月经来潮。

(2) 对于具有 PCOS 特征但不符合诊断标准的青少年,可将其列为"高风险"人群,并在初潮后 8 年即完全性成

熟时或之前重新评估。"高风险人群"包括在开始使用复方口服避孕药（COCP）之前就具有 PCOS 特征的青少年、长期具有 PCOS 临床表现的青少年和在青春期体重明显增加的青少年。（CPP，****）

（3）月经周期正常并不能排除排卵功能障碍。如果需要，可通过测量血清孕酮水平来确认是否排卵。（CPP，-）

2. 高雄激素血症（生化指标）　游离睾酮和游离睾酮指数可作为 PCOS 高雄激素血症的生化指标。（EBR，****，++）

（1）应该采用高质量检测方法，如液相色相偶联质谱（LC-MS）和提取/色谱免疫方法，用来准确评估总睾酮或者游离睾酮水平。（EBR，**，++）

（2）如果总睾酮或游离睾酮正常，那么应该检测雄烯二酮和脱氢表雄酮，但是这些结果对于诊断 PCOS 价值有限。（EBR，***，++）

（3）受限于灵敏度、准确度和精确性，直接检测游离睾酮（如放射性或酶联测定）不适用于评估生化高雄激素血症。（CCR，-）

（4）由于避孕药物会影响性激素结合球蛋白和促性腺激素依赖的雄激素产生，因此，对于正在服用激素类避孕药物的女性，实验室检测得到生化高雄激素血症的结果并不可靠。（CPP，-）

（5）在使用激素避孕的妇女，评估生化高雄激素血症前，建议至少停药 3 个月，停药期间采用非激素避孕方法。（CPP，-）

（6）雄激素水平明显高于实验室上限，应该考虑其他原因导致的生化高雄激素血症。症状产生和发展历程为诊断肿瘤关键因素，一些分泌雄激素的肿瘤可能导致轻中度生化高雄激素血症。（CPP，-）

3. 高雄激素血症临床表现

(1) 临床高雄的症状和体征包括痤疮、脱发和多毛。(CCR,****)

(2) 多毛的严重程度用标准视觉标尺评估,比如mFG评估,≥4~6分可诊断多毛症(不同种族 mFG 切点不同),患者自我治疗可能会影响多毛症的临床评估。(CCR,****)

(3) 脱发程度和分布首选 Ludwing 视觉评估。(CCR,****)

(4) 目前尚无可以用于不同种族的评估痤疮程度的方法。(CPP,****)

(5) 由于毳毛的密度种族差异明显,如果混淆毳毛和终毛,常导致多毛过度诊断。仅仅将终毛作为多毛症诊断依据,终毛没有治疗情况下长度>5 mm,形状和质地存在个体差异,常为深色。(CPP,-)

4. 超声下卵巢多囊样改变

(1) PCOM 在初潮后<8年内的女孩比较普遍,因此超声不适合诊断 PCOS。(CCR,****)

(2) 选择频率宽带 8MHz 经阴道超声探头,单侧卵泡≥20个,和(或)卵巢体积≥10 mL,且无黄体,囊肿或优势卵泡。(CCR,***)

(3) 在经腹超声难以分辨卵泡数目时,PCOM 诊断标准为单侧卵巢体积≥10 mL。(CPP,-)

(4) 建议固定方案用以评估窦卵泡数目和卵巢体积,报告内容至少包括:① 末次月经周期;② 探头换能器的频宽带;③ 评估方法/方式(经阴道/经腹部);④ 单侧卵巢直径 2~9 mm 卵泡数目;⑤ 每侧卵巢三维径线和体积;⑥ 子宫内膜厚度和表现,子宫内膜 3 层评估以评估子宫内膜形态;⑦ 其他子宫和尿道的形态,还有卵巢囊肿、黄体、优势卵泡(直径≥10 mm)。

5. 抗苗勒管激素(AMH)　　血清 AMH 不应作为评估 PCOM 的方法,也不能单独用以诊断 PCOS。(EBR, ****, ++)

6. 绝经期

(1)绝经后,若存在持续的高雄激素血症,可考虑诊断 PCOS。(CCR, ***)

(2)育龄期有 PCOS 既往史,且长期月经周期不规律、高雄激素血症和(或)PCOM,那么考虑绝经后 PCOS。(CCR, ***)

(3)如果绝经后妇女新出现严重的或进行性加重的高雄激素血症(包括多毛症),需要完善检查以排除分泌雄激素的肿瘤和卵巢过度增生。(CPP,-)

(三)健康生活方法

1. 生活方式干预

(1)生活方式干预(最好是饮食、运动和行为策略等多方面的干预)应该推荐给所有 PCOS 和体重超重的患者,以减轻体重和腹型肥胖,改善胰岛素敏感性。(EBR, **,++)

(2)超重或肥胖患者在 6 个月内,体重减轻 5% 至 10%,可以认为成功减重,会明显改善临床症状。(CPP)

2. 饮食干预

(1)为了达到体重超标人群减重目标,每天摄入能量应减少 30% 或 500~750 kcal/天(女性每天可摄入 1 200~1 500 kcal),同时需要考虑个人能量要求,体重和体育锻炼情况。(CPP,-)

(2)尚无证据表明,与非 PCOS 患者相比,PCOS 患者采用任何特定能量等效饮食类型更好,或者对体重管理干预有益。(CPP,-)

3. 运动干预

(1) 医学专业人员应鼓励并建议采用以下运动方案预防体重增加并保持健康。(CCR, ***)

1) 在18~64岁成年人中，每周至少进行150 min的中等强度的体育锻炼，或每周75 min的剧烈运动，或两者的等效组合，包括每周非连续2天肌肉加强锻炼。

2) 在青少年中，每天至少进行60 min中等强度到剧烈强度的体育锻炼，包括每周至少3次加强肌肉和骨骼的运动，活动至少进行10 min或大约1 000步，每天至少30 min。

(2) 卫生专业人员应鼓励并建议以下措施以减轻体重，预防增重，获得更大的健康益处。(CCR, ***)

1) 至少250 min/周的中等强度活动或150 min/周的剧烈强度或两者的等效组合，以及每周非连续2天，进行主要肌肉群肌肉增强活动。

2) 尽量减少久坐的时间。

(四) 非生育药物治疗适应证

1. 口服复合避孕药制剂COCP

(1) 对于患有PCOS的成年女性，推荐单独使用COCP治疗高雄激素血症和(或)月经周期不规则。(EBR, ****, ++)

(2) 对于明确诊断PCOS的青少年，如果有高雄激素血症和(或)月经周期不规则的症状，考虑单独使用COCP。(EBR, ***, ++)

(3) 有"高风险"但尚未被诊断PCOS的青少年，COCP适用于治疗临床高雄激素血症和月经周期不规则。(EBR, ***)

(4) 针对成人和青少年PCOS患者使用孕激素、雌激素或COCP，医疗专业人员应遵循针对一般人群的临床指南，不指定使用特定类型或剂量的药物。(EBR, ***, ++)

（5）35 μg 乙炔雌二醇加醋酸环丙孕酮（达英-35）制剂可能导致静脉血栓风险在内的不良反应，不应该推荐为 PCOS 一线用药。（CCR，*）

（6）在使用 PCOS 的成年人和青少年中处方 COCP 时需要注意以下情况。（CPP，-）

1）不同 COCP 制剂对于多毛症，治疗效果类似。

2）在平衡疗效、代谢风险、不良反应、成本和药物供应前提下，选用最低有效雌激素剂量（如 20～30 μg 乙炔雌二醇等效）或天然雌激素制剂。

3）关于 COCP 对 PCOS 影响的整体证据有限，并应根据一般人群的指南方针（WHO 指南）应用 COCP，向 PCOS 患者推荐 COCP 时，应考虑 COCP 的相对和绝对禁忌证和不良反应，并与患者解释沟通，需要考虑 PCOS 患者特异的危险因素，如超重、高脂血症和高血压。

2. COCP 联合二甲双胍和（或）抗雄药物治疗

（1）无法通过单用 COCP 和生活方式干预控制代谢紊乱，推荐二甲双胍联用 COCP 治疗。（EBR，****，++）

（2）BMI≥25 kg/m² 青少年中，单用 COCP 和生活方式干预不能达到预期治疗目标，考虑联用二甲双胍。（EBR，****，++）

（3）二甲双胍和 COCP 联用可能使高代谢风险人群获益，包括糖尿病高危人群、糖耐量受损或高危种族。（CPP，-）

（4）若超过 6 个月 COCP 和对症治疗未能明显改善 PCOS 患者多毛症状，考虑使用抗雄激素药物治疗。（EBR，**，++）

（5）对于雄激素相关脱发，考虑使用抗雄激素药物联合 COCP 治疗。（CCR，**）

（6）PCOS 患者服用抗雄药物时，必须同时使用避孕

药,以避免意外妊娠后可能出现的男性胎儿男性化不足。(CPP,-)

3. 二甲双胍

(1) 对于患 PCOS 的成年女性,除生活方式调整,可推荐使用二甲双胍管理体重,改善激素和代谢结果。(EBR,***,++)

(2) 在 PCOS 成年女性,如果 BMI≥25 kg/m²,考虑使用二甲双胍管理体重和代谢紊乱。(EBR,**,++)

(3) 除生活方式干预外,二甲双胍还可用于明确诊断 PCOS,或在诊断前出现 PCOS 症状的青少年。(EBR,***,++)

4. 抗雄激素药物

(1) 如果存在 COCP 使用禁忌或不能耐受,在进行严格避孕情况下,可以考虑使用抗雄激素药物治疗脱发、多毛症和雄激素相关的疾病。(EBR,****,+)

(2) 由于循证依据不足,目前不建议指定使用特定类型或剂量的抗雄激素药。(CPP,***,-)

5. 肌醇 肌醇治疗 PCOS 仍在实验阶段,其治疗效果需要进一步循证证据支持。(EBR,****,++)

(五)不孕症的评估和治疗

1. 促排卵原则

(1) 促排卵药物(来曲唑、二甲双胍和氯米芬)为非说明书适应证。若条件允许,医疗专业人士需要告知患者相关证据和可能的副作用。(CPP,-)

(2) 需要在诱导排卵前排除妊娠可能。(CPP,-)

(3) 鉴于低成功率,如果促排卵失败,也要避免长期使用促排卵药物。(CPP,-)

2. 来曲唑

(1) 来曲唑应作为女性促排卵的一线药物治疗。对于

无排卵性不孕的 PCOS 患者,排除其他不育因素的,来曲唑可改善排卵、怀孕和活产率。(EBR,****,++)

(2)在无来曲唑或禁止使用时,医疗专业人员可以使用其他促排卵药物。(CPP,-)

(3)与氯米芬相比,来曲唑导致多胎妊娠的风险更低。(CPP,-)

3. 氯米芬和二甲双胍

(1)氯米芬可单独用于单纯的无排卵性不孕的 PCOS 女性。(EBR,***,++)

(2)在排除其他不孕因素外,二甲双胍可以单独用于无排卵性不孕症患者,以诱导排卵、妊娠和活产率。(EBR,***,++)

(3)排除其他不孕因素,肥胖(BMI ≥ 30 kg/m²)且无排卵的 PCOS 患者,在氯米芬或二甲双胍选择上,可优先考虑使用氯米芬。(EBR,***,++)

(4)排除其他不育因素,肥胖(BMI ≥ 30 kg/m²)的 PCOS 患者且无排卵性不孕,氯米芬联合二甲双胍可能增加排卵、怀孕和活产率。(EBR,***,++)

(5)无排卵性不孕 PCOS 女性出现氯米芬抵抗时,排除其他不孕因素后,相对于长期单用氯米芬,与二甲双胍联用可以改善排卵和提高妊娠率。(EBR,***,++)

(6)氯米芬会增加多胎的风险,因此应进行严密监测。(CPP,-)

4. 促性腺激素

(1)对于一线口服排卵诱导疗法失败,排除其他不孕因素,促性腺激素可作为无排卵和不孕 PCOS 患者的二线治疗药物。(EBR,***,++)

(2)在超声监测的情况下,对无排卵的不孕症 PCOS 女性,排除其他不孕因素,促性腺激素可以作为一线治疗。

(EBR，***，++)

(3) 氯米芬抵抗的单纯无排卵性不孕的 PCOS 患者，使用促性腺激素联合二甲双胍可以改善排卵，提高妊娠率和活产率。(EBR，****，++)

(4) 对于氯米芬抵抗的单纯无排卵性不孕的 PCOS 患者，在与患者分析利与弊后，可以选择促性腺激素或者腹腔镜卵巢手术。(EBR，****，++)

(5) 促性腺激素使用时的考虑因素(CPP，-)

1) 成本和药物供给。

2) 排卵诱导所需的专业知识。

3) 需要增加超声监测频率的程度。

4) 不同促性腺激素制剂的临床疗效无差异。

5) 低剂量促性腺激素方案可促进单卵泡发育。

6) 多胎妊娠的风险。

(6) 促性腺激素诱导的排卵仅在<3 个成熟卵泡时触发，如果有 2 个以上的成熟卵泡，则需要取消周期，建议患者避孕。(CPP，-)

5. 腹腔镜手术

(1) 对于氯米芬抵抗且单纯无排卵性不孕的 PCOS 的女性，腹腔镜卵巢手术作为二线治疗。(EBR，***，++)

(2) 患有单纯无排卵性不孕的 PCOS 女性，如果进行腹腔镜手术，可以将腹腔镜卵巢手术作为一线治疗方法。(CCR，***)

6. 减肥手术

(1) 减肥手术应被认为是 PCOS 患者的实验疗法，风险受益比率目前尚不确定。(CCR，-)

(2) 如果要进行减肥手术，则需要考虑以下几点。(CCR，-)

1) 手术费用。

2）需要术前和术后完整的体重管理计划,包括饮食、体育锻炼及改善心理。

3）肌肉骨骼和心血管健康。

4）围产期风险,如小于胎龄儿、早产、新生儿死亡等增加。

5）潜在的获益,如减少大于胎龄儿和妊娠期糖尿病的发生风险。

6）快速减肥期间和减肥手术后 12 个月内避孕。

（3）如果怀孕,则需要考虑以下几点。

1）术前和术后营养不足的意识和预防管理是重要的,需要进行专业的跨学科护理。

2）孕期检测胎儿发育。

7. *体外受精-胚胎移植(IVF-ET)*

（1）治疗排卵诱导疗法失败后,在没有 IVF/卵泡内单精子注射(ICSI)绝对适应证的情况下,无排卵性不孕的 PCOS 患者可以选择 IVF 作为三线治疗。(CCR,＊＊＊)

（2）对于无排卵性不孕的 PCOS 患者,IVF 的治疗是有效的,并且选择单胚胎移植同时,可降低多胎妊娠可能。(CPP,-)

（3）接受 IVF/ICSI 治疗的 PCOS 妇女在开始治疗前需要咨询以下问题(CPP,-)

1）实用性、成本和便利性。

2）增加卵巢过度刺激综合征(OHSS)的风险。

3）减少 OHSS 的方案。

（4）尿源性或重组 FSH 均可用于 PCOS 患者接受 IVF/ICSI 的控制性超促排卵过程,尚无足够证据以推荐具体的 FSH 制剂类型。(CCR,-)

（5）PCOS 患者接受 IVF/ICSI 助孕的控制性超促排卵过程中,不应常规将外源性重组 LH 与 FSH 联合使用。

(CCR，-)

（6）对进行 IVF/ICSI 助孕的 PCOS 患者，与长方案相比，拮抗剂方案减少刺激时间，减少促性腺激素总剂量，以降低 OHSS 发生率。（EBR，***，++）

（7）进行 IVF/ICSI 助孕的 PCOS 患者，建议以最低剂量的人绒毛膜促性腺激素触发卵母细胞最终成熟，以减少 OHSS 的发生。（CPP，-）

（8）若进行 IVF/ICSI 助孕的 PCOS 患者有 OHSS 的高危因素，或无新鲜周期移植计划，应考虑使用 GnRH－a 诱发卵母细胞成熟，并冻存所有胚胎。（CPP，-）

（9）在 PCOS 患者的 IVF/ICSI 周期中，需要考虑全部胚胎冻存。（CPP，-）

接受 GnRH－a 方案促排卵的 PCOS 患者，在使用 FSH 期间或之前，加用二甲双胍可以提高临床妊娠率，降低 OHSS 风险。（EBR，***，++）

（10）在接受 GnRH 方案，同时联用二甲双胍，可考虑下列因素。

1）每天服用二甲双胍的剂量在 1 000～2 550 mg。

2）确定妊娠后或月经时停用二甲双胍（除非有二甲双胍其他适应证）。

3）二甲双胍的副作用。

（11）在 IVF/ICSI 周期中，应告知 PCOS 患者 GnRH 拮抗剂方案中添加二甲双弧可降低 OHSS 的风险。（CPP，-）

（12）未成熟卵母细胞体外成熟培养（IVM）治疗周期指的是将从窦卵泡中收集未成熟的卵丘卵母细胞复合体在体外培育成为成熟的卵细胞（包含刺激和非刺激周期，但并不使用人促性腺激素作为触发剂）。（CPP，-）

（13）在有条件的医院，可为 PCOS 患者提供 IVM 技术，体外受精、培养、选择优胚冻存后，在合适的周期进行移

植,此方案可达到与普通 IVF/ICSI 周期相似的妊娠率和活产率,并且无 OHSS 的风险。(CCR,**)

这些基于循证医学的推荐和建议,提供了高质量基于循证依据的 PCOS 评估和管理方式,有助于提高医疗工作者的能力,提高 PCOS 患者的健康水平和自我管理能力。

与国内指南相比,该版本建议和推荐包含 PCOS 诊断相关的症状、评分,以及实验室检测基本概念、专业定义和说明,有利于非专科或初学医生对疾病的准确把握。此外,该版本治疗建议更加详细,由于 PCOS 临床表现种族差异明显,目前仍然缺乏中国人群 PCOS 大规模、高质量和前瞻性临床研究,中国指南中仍然缺乏来自中国人群循证证据支持,需要未来临床和科研人员的一起努力。

(刘宇　李圣贤)

三、解读 2018 年 ACOG 更新的 PCOS 临床管理指导意见

PCOS 是一种以高雄激素、卵巢功能紊乱及多囊卵巢为特征的综合征。其病因尚不明确。PCOS 可以引起一系列代谢疾病,远期会增加心血管疾病的发病风险,在长期治疗中需要关注这些因素。2018 年美国妇产科医师学会(ACOG)发布的《妇产科医师临床管理指南》更新了 PCOS 诊断、临床管理的最佳证据及指导意见。该意见聚焦 9 个具体临床问题并给出相关推荐规范,另依据证据水平提出 13 条推荐和结论。

(一)病因

PCOS 相关的致病基因尚不明确,目前尚无推荐的基因学筛查方法。胰岛素抵抗可能是该病病因的核心。大约 20% 的 PCOS 患者不伴有肥胖,伴有肥胖时可能会加重

PCOS 病情。

(二) 临床表现

PCOS 通常表现为月经紊乱和不孕。雄激素增多引起的症状如多毛和痤疮在 PCOS 患者中很常见,部分患者还表现为雄激素性脱发。PCOS 患者发生胰岛素抵抗及相关疾病的风险增加,如代谢综合征(附表 3-1)、非酒精性脂肪肝,以及肥胖相关的疾病如睡眠呼吸暂停等。而这些都是长期代谢疾病(如 2 型糖尿病和心血管疾病)的危险因素。我国代谢综合征的诊断标准详见附表 3-2。PCOS 女性也有多种子宫内膜癌的危险因素,包括慢性无排卵、向心型肥胖和糖尿病等。近些年来,对 PCOS 相关的情绪障碍和抑郁的认知逐渐增加。值得注意的是,PCOS 女性发生卵巢过度刺激综合征和多胎妊娠的风险增加,在进行促排卵时需要关注。另外,PCOS 女性发生妊娠并发症的风险增加,包括妊娠期糖尿病和妊娠高血压等。在不孕治疗时出现的医源性多胎妊娠会进一步加重妊娠并发症的风险。

附表 3-1 代谢综合征

诊断女性的代谢综合征最常使用的标准是更新的成人治疗小组 Ⅲ 诊断标准:包括血压升高(≥130/85 mmHg)、腹围增加(≥35 英寸,即 88.9 cm)、空腹血糖水平升高(≥100 mg/dL,即 5.6 mmol/L)、高密度脂蛋白胆固醇降低(≤50 mg/dL),以及甘油三酯升高(≥150 mg/dL)

数据来源:Grundy SM, Cleeman JI, Dariels SR, et al. Diagnosis and management of the metabolic syndrome: an American Heart Association/National Heart, Lung, and Blood Institute scientific statement: executive summary. Circulation, 2005,112: e285 - e290.

附表 3-2 我国代谢综合征的诊断标准

(1) 腹型肥胖(即中心型肥胖):腰围男性≥90 cm,女性≥85 cm。(2) 高血糖:空腹血糖≥6.1 mmol/L 或糖负荷后 2 h 血糖≥7.8 mmol/L 和(或)已确诊为糖尿病并治疗者。(3) 高血压:血压≥130/85 mmHg(1 mmHg=0.133 kPa)和(或)已确认为高血压并治疗者。(4) 空腹甘油三酯(TG)≥1.70 mmol/L。(5) 空腹 HDL-C<1.04 mmol/L。以上具备 3 项或更多项即可诊断

数据来源:中华医学会糖尿病学分会.中国 2 型糖尿病防治指南(2020 年版).中华糖尿病杂志,2021,13(4):315-409.

（三）诊断和鉴别诊断

1. 诊断　PCOS 目前尚无公认的定义,关于诊断标准,近几年衍生出多个专家共识(附表 3-3)。高雄激素血症的诊断可以基于临床症状或血清雄激素的测定。与国际共识不同,我国指南更加强调卵巢功能障碍,将月经稀发或闭经或不规则子宫出血作为诊断必需条件。诊断标准虽有差异,但也存在以下共性:① 所有的诊断标准均认为 PCOS 为排除性诊断;② 所有诊断标准均要求多于一种症状或者体征。另外,还有一类特殊的人群,即青春期PCOS。2019 年 ACOG《青少年高雄激素血症的筛查和管理》中指出 PCOS 的症状与正常青春期的症状有很多重叠之处,这使得青春期 PCOS 的诊断很困难:在青春期女孩中进行超声检查可发现高达 30%～40% 的人存在多囊卵巢形态,仅凭这一点不能诊断 PCOS 或预测其未来罹患PCOS 的风险。对于初潮后 2 年内的青春期女孩,诊断PCOS 需要非常谨慎。PCOS 的发病率因诊断标准不同而有差异。

附表 3-3　多囊卵巢综合征诊断标准比较

	高雄激素血症和（或）临床表现	月经稀发或闭经	超声发现多囊卵巢
1990 年 NIH 诊断标准	R	R	
2003 年鹿特丹诊断标准	NR	NR	NR
2006 年 AES 诊断标准	R	NR	NR
2011 年中国诊断标准	NR	R	NR

NIH,美国国立卫生研究院;AES,美国内分泌学会;R,诊断必须具备,NR,诊断标准但是不是必须具备

2. 鉴别诊断　对于 PCOS 患者,病史采集时需关注雄激素过多体征出现的时间、病程,月经情况,以及用药情况(如外源性雄激素使用等)。糖尿病和心血管疾病的家族史

也很重要,尤其是一级亲属患有早发心血管疾病(男性<55 岁,女性<65 岁)。查体时注意评估脱发情况、痤疮、阴蒂增大及体毛分布,同时注意检查盆腔是否有卵巢增大。阴蒂增大很少见于 PCOS 患者,若出现,要鉴别其他原因。病史和体格检查中用于鉴别诊断的要点如附表 3-4 所示。PCOS 的鉴别诊断:分泌雄激素的肿瘤、外源性雄激素、库欣综合征、非经典型先天性肾上腺皮质增生症(CAH)、肢端肥大症、胰岛素作用的遗传缺陷、原发性下丘脑性闭经、原发性卵巢功能衰竭、甲状腺疾病、催乳素异常等。

附表 3-4 多囊卵巢综合征患者的评估

体格检查
血压
BMI:25~30 kg/m² 为超重,>30 kg/m² 是肥胖
腰围判断体脂分布:腰围>35 英寸(约 88.9 cm)为异常
高雄激素血症和胰岛素抵抗的体征:痤疮、多毛、雄激素性脱发、黑棘皮症

实验室检查
生化证实的高雄激素血症:总睾酮和 SHBG 或生物活性的游离睾酮

排除其他原因的高雄激素血症:
  - TSH(甲状腺功能紊乱)
  - 催乳素(高催乳素血症)
  - 17α-羟孕酮(21-羟化酶缺乏引起的非经典型先天性肾上腺皮质增生症):
    随机正常水平低于 4 ng/mL 或者晨起空腹水平低于 2 ng/mL
筛查库欣综合征及其他罕见病,如肢端肥大症

评价代谢异常
  - 75 g 口服葡萄糖耐量试验
  - 空腹血糖:正常<6.1 mmol/L,空腹血糖受损 6.1~7 mmol/L,2 型糖尿病>
    7 mmol/L
  - 2 h 葡萄糖:正常糖耐量<7.8 mmol/L,糖耐量受损 7.8~11.1 mmol/L,2 型
    糖尿病>11.1 mmol/L

空腹血脂及脂蛋白水平[总胆固醇、高密度脂蛋白(低于 50 mg/dL 为异常)、甘油三酯(高于 150 mg/dL 为异常)、低密度脂蛋白(通常用 Friedewald 方程计算)]

（续表）

超声检查
多囊卵巢的诊断：在一侧或两侧卵巢中，直径为 2~9 mm 的未成熟卵泡≥12 个，或者卵巢的体积增大（超过 10 cm³）；如果卵泡的体积大于 10 mm，需要在卵泡早期重新测一次以计算卵巢体积和面积；一侧卵巢呈多囊样改变即可诊断
鉴别异常的子宫内膜

可考虑的其他检验
检测促性腺激素以确定闭经的原因
检测空腹胰岛素水平：年轻、有胰岛素抵抗和高雄激素血症特征的，或者接受促排卵治疗的女性
检测 24 h 尿游离皮质醇或者小剂量地塞米松抑制试验：有迟发多囊卵巢综合征症状或库欣综合征特征的女性

库欣综合征极为罕见，不推荐对高雄激素性慢性无排卵的所有女性常规进行库欣综合征的筛查，对于有库欣综合征表现的女性应当进行筛查，包括满月脸、水牛背、紫纹、向心性肥胖、高血压等。

目前还没有检测循环中雄激素的最佳方法。AES 推荐的是通过平衡透析法直接检测游离睾酮，或者通过精确测定总睾酮水平和 SHBG 计算游离睾酮。每位临床医生都应该了解自己单位实验室的检测分析方法和参考值范围。卵巢是睾酮的主要来源，约有 75% 的循环中的睾酮来源于卵巢；肾上腺倾向于分泌弱的雄激素，如 DHEA 或 DHEAS（90% 来源肾上腺）。既往曾认为睾酮水平 >6.934 nmol/L 和 DHEAS>19 μmol/L（700 μg/dL）分别为可疑卵巢和肾上腺肿瘤的临界值，但上述界值敏感性和特异性很差。目前尚没有确定的雄激素临界值诊断分泌雄激素的肿瘤。

（四）临床注意事项和推荐规范

1. 哪些人需要进行非经典型 CAH 的筛查及如何筛查？　非经典型 CAH 主要是由于 21 -羟化酶（CYP21）的基因缺陷。患非经典型 CAH 高危组女性及可疑 PCOS 患者应该筛查 17α-羟孕酮。清晨空腹 17α-羟孕酮水平<6 nmol/L 为正常;如果为卵泡期采样,其界值建议为 12 nmol/L,黄体期采样特异性降低。17-羟孕酮水平增高时需要进行促肾上腺皮质激素(ACTH)兴奋试验。

2. 肥胖的 PCOS 女性减重可以改善卵巢功能吗? 肥胖主要引起 PCOS 患者的生育和代谢异常。多项研究显示体重减轻可以降低循环中的雄激素水平,恢复月经。减重可以改善血糖、血脂、多毛,改善卵巢功能,提高妊娠率。重度肥胖合并 PCOS 的女性接受胃旁路手术后,可以显著改善其生育和代谢异常。对于正常体重的 PCOS 女性,其减重的获益尚不明确。

3. PCOS 是否增加 2 型糖尿病风险,哪些人群需要接受筛查? PCOS 女性的糖尿病风险增加 2~5 倍。PCOS 患者应完善 75 g 口服葡萄糖耐量试验(OGTT)来评估是否存在 2 型糖尿病或糖耐量受损(附表 3-4)。PCOS 女性糖耐量受损的高危因素包括年龄、BMI 增高、高腰臀比及糖尿病家族史等。代谢综合征(附表 3-1)在 PCOS 女性中很常见。对 PCOS 女性常规进行胰岛素水平检测的作用有限,目前也没有推荐的评估胰岛素抵抗的筛查试验。

4. PCOS 对心血管疾病的发展是否有长期影响,应该对哪些人群进行筛查? PCOS 女性应当进行心血管疾病风险评估,包括 BMI、空腹血脂和脂蛋白水平,以及代谢综合征的危险因素。规律运动和控制体重可以降低心血管疾病的发病率和致死率。

5. 对无生育要求的 PCOS 女性,月经紊乱的最佳治疗方案是什么? 低剂量复方激素避孕药是最常用的治疗月经紊乱的药物。单纯保护子宫内膜,防止异常增生,可选仅含孕激素的避孕药或含孕激素的宫内装置,但是有 50%~89%的使用者会出现异常出血。胰岛素增敏剂包括双胍类药物(如二甲双胍)和噻唑烷二酮类药物(如吡格列酮和罗格列酮)可以改善胰岛素敏感性和降低雄激素水平,提高排卵率。需要注意的是,上述降糖药物目前没有被 FDA 批准用于治疗 PCOS 相关月经异常。

6. 对无生育要求的 PCOS 女性,降低心血管疾病和糖尿病风险的最佳措施是什么? 生活方式改变是降低心血管疾病和糖尿病风险的最好方法,其作用与药物相当,甚至优于药物。增加锻炼和调整饮食可以降低糖尿病风险。减轻体重可以改善 PCOS 相关的代谢异常。代谢方面常用的药物有二甲双胍、TZD 类药物和他汀类药物等。二甲双胍常用剂量为 1 500~2 000 mg/d,分次给药,通常联合生活方式干预。目前没有足够的证据推荐胰岛素增敏剂用于预防 PCOS 患者发生糖尿病。但是,当出现糖耐量受损或者代谢综合征时,倾向于采取积极的措施来预防糖尿病。他汀类药物对于预防年轻 PCOS 女性,尤其是青少年女性心血管疾病的长期效果尚不清楚。没有证据表明复方避孕药和孕激素有增加 PCOS 患者糖尿病和心血管疾病的风险。

7. 对有生育要求的 PCOS 女性,哪种促排卵方案有效?对 PCOS 女性而言,促排卵方案的选择目前还缺乏循证医学证据的指导。不同诱导排卵方式比较详见附表 3-5。ASRM/ESHRE 推荐在开始任何干预措施之前,孕前咨询应强调改变生活方式(特别是超重妇女的减重和锻炼)、戒烟少酒的重要性。目前推荐的促排卵一线治疗方案是氯米芬。然而,最近的随机对照试验数据和 Cochrane 系统回顾结果表明,与氯米芬相比,芳香化酶抑制剂来曲唑可增加排卵率、临床妊娠率和活产率。如果应用氯米芬或来曲唑不能妊娠,推荐促性腺激素或者腹腔镜卵巢手术作为二线方案。所有促排卵药物都会增加多胎胎和相关的产科和新生儿风险,如早产和高血压等。氯米芬和来曲唑与双胎妊娠的风险相当。在接受促排卵治疗的 PCOS 妇女中,这些比率可能更高。

附表 3-5　不同诱导排卵方式比较

诱导排卵方式	具 体 内 容
氯米芬	无排卵女性的一线治疗药物,包括 PCOS 6 个月的活产率 20%~40%不等 对氯米芬抵抗的 PCOS,加用地塞米松作为氯米芬的辅助治疗可以促进排卵和妊娠率
促性腺激素	对氯米芬治疗失败的 PCOS 推荐低剂量方案
卵巢打孔术	二线治疗 打孔术与促性腺激素作为二线治疗相比,并没有足够的证据证明两者在排卵率或者妊娠率上有差异 打孔术后怀孕的女性的多胎妊娠率较低 不能改善 PCOS 患者的代谢异常
芳香化酶抑制剂	来曲唑应被视为诱导排卵的一线治疗,但应该告知患者来曲唑尚未被 FDA 批准用于诱导排卵 来曲唑:从自然月经或撤退性出血的第 3~5 日开始,2.5 mg/d,共 5 日;如无排卵可增加剂量至 5 mg/d,共 5 日;最大剂量为 7.5 mg/d
胰岛素增敏剂	随机试验并不支持单独二甲双胍作为不育的一线治疗药物 荟萃分析表明联合使用氯米芬和二甲双胍可以增加妊娠率,尤其是肥胖的 PCOS 女性

8. 各种药物在治疗 PCOS 女性多毛症方面效果如何?对于 PCOS 的多毛症,尚无明确的一线治疗方案,现有的治疗手段通常只能缓解,而不能治愈。FDA 尚未批准任何复方避孕药用于治疗多毛症。目前也没有 FDA 批准的用于抗雄激素的药物用于治疗多毛症。螺内酯可以与雄激素受体结合发挥拮抗作用,常用的剂量是 25~100 mg,每日 2 次,起效通常需要 6 个月以上。也有小型的研究表明氟他胺治

疗多毛症有效，最常用的剂量是 $125\sim250$ mg/d，但该药有明显的致畸作用，使用时要避孕。FDA 批准局部用依氟鸟氨酸治疗女性面部多毛症。几乎没有数据支持二甲双胍用于治疗多毛症。

9. 多毛症的辅助美容治疗有作用吗？　机械性的脱毛（剃须、拔毛、上蜡除毛、脱毛膏、电解及激光治疗）通常是女性首选的治疗方法。拔毛需要注意预防毛囊炎、色素沉着及瘢痕形成。激光治疗是改善 PCOS 多毛症的有效方法，局部联合依氟鸟氨酸效果更好。对于高雄激素患者，推荐同时采用降雄激素药物进行治疗。

（五）总结

1. 以下的推荐和结论基于一致的、高水平的研究证据（A 级水平的证据）

（1）加强锻炼联合饮食控制可以降低糖尿病的发病风险，效果与药物相当，甚至更好。

（2）胰岛素增敏剂有助于降低循环中的雄激素水平、提高排卵率和改善糖耐量。

（3）对于 PCOS 妇女，推荐来曲唑作为促排卵的一线治疗。因为与氯米芬相比，来曲唑可提高活产率。

（4）联合使用依氟鸟氨酸与激光治疗多毛症优于单独使用激光。

2. 以下的推荐和结论基于有限的、并不一致的研究证据（B 级水平的证据）

（1）诊断为 PCOS 的女性需检测空腹血糖及口服 75 g 葡萄糖后 2 h 的血糖水平，筛查是否有 2 型糖尿病或糖耐量受损。

（2）PCOS 女性应该通过检查 BMI、空腹血脂和脂蛋白水平及代谢综合征的高危因素来评估心血管疾病的风险。

（3）降低体重可以改善糖耐量、血脂紊乱和妊娠率，减轻多毛。

(4) 联合使用二甲双胍和氯米芬可以提高妊娠率,尤其是 PCOS 肥胖女性。

(5) 如果使用氯米芬或来曲唑失败,推荐促性腺激素或腹腔镜卵巢手术作为二线方案。

3. 下面的推荐和结论主要基于共识或者专家的意见(B 级水平的证据)

(1) 低剂量的复方避孕药推荐作为一线治疗方案,最常用于治疗月经紊乱。

(2) 对于疑似 PCOS 的患者,又是非典型 CAH 的高危组女性应该评估 17α-羟孕酮水平。

(3) PCOS 患者推荐使用低剂量促性腺激素促排卵。

(4) PCOS 相关性多毛症的治疗没有明确的一线方案。

(冯娟 李圣贤)

四、2015 年 AACE/ACE《多囊卵巢综合征临床实践指导》的解读

PCOS 是育龄期妇女最常见的内分泌疾病。2015 年美国临床内分泌医师协会(AACE)/美国内分泌学院(ACE)、雄激素过多和多囊卵巢综合征协会(AE-PCOS)联合发布了《多囊卵巢综合征临床实践指导》,旨在突出 PCOS 患者和医生面临的重要的临床问题,现将该指南整理归纳如下。

(一) PCOS 诊断

PCOS 诊断须基于以下 3 个标准中的至少 2 个: 高雄激素血症、慢性无排卵和多囊卵巢(PCOM)。

1. 高雄激素血症

(1) 理想情况下通过评估游离睾酮水平确定是否存在

雄激素过量,这要优于测定总睾酮水平;如果无法准确测定游离睾酮,最好计算游离睾酮指数(FAI),它与平衡透析法测定的游离睾酮有良好的一致性和相关性;此外,只有5%的PCOS患者DHEAS含量增加;同样,雄烯二酮也仅在少数患者中增加。

(2)采用常规RIA检测方法,睾酮的正常值一般低于2.08 nmol/L;目前没有确定的LC/MS技术检测的女性睾酮水平标准值。

(3)在成年女性中,多毛症、脱发和痤疮是高雄激素血症的临床表现。然而,在青春期,痤疮非常常见,而且往往是可逆的,但脱发并不常见。因此,在青春期,只有多毛症应该被认为是高雄激素血症的临床表现。

2. 排卵功能障碍

(1)如果月经周期为35天,可认为存在慢性无排卵,不需要进行特殊检查。然而,如果月经周期仅比正常情况稍长(32~35天),或者月经周期略不规则(32~35~36天),则应评估排卵情况。10%~15%月经周期正常的高雄激素血症女性处于无排卵状态;相反,在月经正常且雄激素分泌正常的女性中发现无排卵是非常罕见的。在黄体中期(21~22天)测量血清孕酮是评估排卵的最好方法。孕激素水平>2.5 ng/mL预示可能排卵,≥7 ng/mL通常是正常黄体功能所必需的。基础体温图、尿黄体生成素试剂盒或定时子宫内膜活检也可代替孕酮水平检测来评估排卵情况。

(2)成年女性月经周期≥35天提示月经稀发;而在青春期,月经周期长达40天也可认为是正常的,更长的月经周期提示月经稀发。

(3)PCOS患者排卵功能障碍可导致不孕,还可增加子宫内膜增生和子宫内膜癌的发病率,应避免长时间没有月经来潮,有指南建议在月经周期>3个月时应重建月经周期。月经过多在 PCOS 患者中相对少见,但如果出现月经过多导致营养性贫血,OCP 治疗可能有助于降低贫血的风险。另外,生活方式、情绪等也与月经周期的改变有关。

3. 多囊卵巢

(1)卵巢形态必须由经阴道超声评估。

(2)鹿特丹指南认为,PCOM 指的是在整个卵巢中存在至少 12 个 2~9 mm 的卵泡,或发现卵巢大小增加(>10 mL)。基于新的超声技术,新的 AES 指南已经将小卵泡的阈值增加到 25 个;卵巢大小阈值判断没有受到新技术的影响,10 mL 仍然是正常卵巢大小和增大卵巢大小之间的阈值。然而,在某些人群中,在青春期或老年阶段,可能需要对卵巢大小设置一个不同的阈值。

(3)除了雄激素和孕酮,血清 17α-羟基孕酮(17-OHP)和 AMH 对 PCOS 的诊断也是有意义的。非典型的 21-羟基酶缺乏症患者可以具有 PCOS 的临床症状如高雄激素血症、无排卵和 PCOM,17-OHP 可作为鉴别诊断的依据。当血清 17-OHP>10 ng/mL 表明其存在 21-羟化酶缺陷,处于 2~10 ng/mL 时,需要行促肾上腺皮质激素兴奋试验来确诊。当没有高分辨率的卵巢超声检查手段时,AMH 值(>4.5 ng/mL)的升高可替代卵巢形态学检查。

(二)高雄激素血症与 PCOS

1. 高雄激素血症的临床表现

(1)多毛症:下巴、颈部、脸下部和鬓角(特别是向中间延伸)、下背部、胸骨、腹部、肩膀、臀部、会阴区域和大腿内侧等解剖部位的毛发生长是由雄激素驱动的,故这些部位毛发过多是高雄激素血症的主要临床症状。Ferriman-Gallwey(FG)量表的 Hatch 改良法是应用最广泛的临床评估量表。

（2）痤疮：在青春期,痤疮不应该被认为是高雄激素血症的临床表现,当痤疮在青春期后持续或在 25 岁或 30 岁时加剧,可能被认为是高雄激素血症的临床表现。

（3）脱发：在雄激素过量的情况下,雄激素敏感的毛囊在生长期缩短,导致头发变少,头发覆盖面积减少,出现脱发。高雄激素血症妇女的脱发模式是多样的,如发生在头顶呈弥漫性脱发等,重度高雄激素血症女性可能会出现双颞脱发和额发际脱发。

2. 高雄激素血症的最佳治疗方案　OCP 通过提高 SHBG 和降低游离睾酮水平,可治疗高雄激素血症所致的多毛症和痤疮等皮肤症状,是一线治疗方案。OCP 含有雌激素(几乎完全是乙炔雌二醇)和孕激素,每日剂量 20～35 μg 的乙炔雌二醇可有效降低雄激素水平。

螺内酯(SPA)是一种雄激素拮抗剂。对于 PCOS 的所有皮肤症状,特别是痤疮和多毛症,相对有效。与其他抗雄激素药物一样,SPA 具有致畸的潜力(特别是男性生殖器的男性化不足),建议与非雄激素性 OCP 联合使用。

非那雄胺是一种 5α-还原酶特异性的抑制剂,一项数据评估表明,当使用 OCP 和 SPA 治疗严重多毛症相对无效时,应考虑使用该类药物治疗。

最后,二甲双胍可作为一种替代疗法,尽管二甲双胍对代谢、血糖异常和改善月经不规律有帮助,但在治疗多毛症或痤疮方面,二甲双胍的效果不如抗雄激素药物。

（三）青春期多囊卵巢征

（1）多囊卵巢综合征常发生于青春期,因此尽早诊断、评估并治疗代谢综合征、心血管(CV)及心理和皮肤问题很重要。诊断青春期女孩多囊卵巢综合征较复杂,如 PCOS 的许多主要特征包括痤疮、月经不规律和高胰岛素血症,在正常的青春期较常见,因此很难与真正的潜在疾病区分;甲状腺、肾上腺和垂体功能检查等也存在一定障碍;月经初潮后2~3年期间下丘脑-垂体-卵巢轴不成熟,由此导致的无排卵周期和不同长度周期的月经不规律也常见。

月经初潮后2~3年持续的月经稀发预示着持续的月经不规律,这提示潜在的卵巢或肾上腺功能障碍。月经初潮时PCOM是很常见的现象,成年的PCOM超声标准不适用于青春期的女孩。由于这些原因,超声对17岁以下女性来说不是一线检查,青少年的卵巢功能障碍应该基于月经少和(或)少排卵/不排卵的生化证据。

青春期女性的正常睾酮下限可能低于成年女性,青春期游离睾酮水平的升高部分是由于生理性高胰岛素血症导致SHBG降低。由于青春期PCOS的体征和症状存在异质性,并且可能随着时间的推移而变化,因此PCOS可能会被忽视。然而,青春期是许多PCOS患者体重开始增加的时期,在该时期早期诊断PCOS是非常关键的。因此,对青少年应加强随访,以明确PCOS的诊断,并进行治疗,降低远期并发症。

(2)二甲双胍是青春期PCOS患者的一线治疗药物,或与OCP和抗雄激素药联合治疗。二甲双胍可以改善胰岛素抵抗、减重、治疗高雄激素血症和雄激素过多的临床表现。对于偏瘦的青春期PCOS患者,每日850 mg可能对减轻PCOS症状有效,但对于超重和肥胖的青春期PCOS患者,可能需要每日增加到1 500~2 500 mg。一些研究表明,对高危的青春期前和初产妇进行早期干预可以预防PCOS的代谢和临床后遗症。

(3)螺内酯和非那雄胺的主要风险是致畸作用,虽然这些药物的安全性和有效性已经在成年女性中进行了研究,但在青春期女性中使用这些药物的文献很少。需要关注青春期抗雄激素治疗对骨量的影响。

（四）胰岛素抵抗和 PCOS

1. **胰岛素抵抗**　胰岛素抵抗在 PCOS 的发病中起着重要作用,体外研究显示胰岛素刺激卵巢类固醇生成增多,提示 PCOS 患者的代偿性高胰岛素血症会促进高雄激素血症和排卵功能障碍。然而,胰岛素抵抗或胰岛素引起月经不规律和高雄激素血症的机制尚不清楚。由于胰岛素敏感性降低或胰岛素抵抗,PCOS 患者发生糖耐量受损和 2 型糖尿病的风险增加,独立于患者的肥胖程度、体脂分布和雄激素水平。

目前认为胰岛素抵抗导致 PCOS 表型的可能机制如下。

（1）直接刺激卵巢雄激素分泌。

（2）通过诱导类固醇合成酶,促进 LH 刺激的雄激素分泌。

（3）增强 GnRH 刺激 LH 脉冲振幅和频率,导致卵巢功能障碍。

（4）降低肝脏激素结合球蛋白的合成。

（5）卵巢胰岛素样生长因子结合蛋白 1α 的降低导致游离胰岛素样生长因子 1 的增加,从而刺激雄激素产生。

（6）高胰岛素血症可通过增加 AMH 而导致中期窦卵泡发育阻滞。

2. **检测胰岛素抵抗的方法**　检测胰岛素敏感性的金标准是高胰岛素-正血糖钳夹试验,研究显示不同体脂的 PCOS 患者存在一定程度的胰岛素抵抗。其他评价胰岛素抵抗的指标包括空腹血糖-胰岛素比值和 HOMA－IR 等,但这些指标缺乏绝对定量胰岛素抵抗的准确性。

3. **胰岛素抵抗与代谢综合征**　PCOS 女性发生糖耐量受损的风险为 $31\% \sim 35\%$,发生 2 型糖尿病的风险为 $7.5\% \sim$

10%;研究指出,PCOS患者3年内从正常糖耐量进展为2型糖尿病的比例高达15%。这些数据提示需要根据患者2型糖尿病家族史、BMI和糖调节受损情况,每年进行一次基线OGTT。

4. 胰岛素抵抗和高雄激素血症 胰岛素可直接刺激卵巢雄激素分泌和(或)增加LH刺激的雄激素分泌,或间接增加GnRH刺激的LH脉冲幅度。与胰岛素敏感的个体相比,随着胰岛素抵抗的增加,即使在非PCOS的女性中,睾酮浓度也会增加,并通过抑制LH刺激的雄激素分泌来增加胰岛素的作用。

5. 胰岛素抵抗与生殖障碍 通过破坏HPO轴,胰岛素抵抗也与PCOS的排卵功能障碍有关。高胰岛素血症增加GnRH刺激的LH脉冲的振幅和频率,导致LH的产生增加,进而导致排卵障碍和闭经。此外,高胰岛素血症可能通过增强AMH的产生而导致中期窦卵泡发育阻滞。

6. 生活方式改变 中心性肥胖(腰臀比增加)是胰岛素抵抗、代谢综合征和心血管风险的重要标志物,所以减重是PCOS的主要治疗方法。此外,减轻体重还可以改善卵巢功能,只要减轻初始体重的5%,就能恢复正常月经,并提高对促排卵和生育药物的反应。

7. 胰岛素增敏药物 虽然饮食和生活方式的改变是超重/肥胖PCOS女性的主要治疗方式,但这些患者的体重减轻很难实现和维持。因此,胰岛素增敏药物在PCOS治疗中发挥着非常重要的作用。PCOS伴代谢综合征,特别是糖尿病前期和妊娠糖尿病,是二甲双胍治疗的明确适应证。在肥胖和偏瘦的PCOS女性中,二甲双胍可以显著降低空腹胰岛素和雄激素水平,恢复月经周期。此外,二甲双胍可能通过降低循环胰岛素的浓度间接诱导排卵,导致GnRH和促性腺激素的正常产生。二甲双胍也被证明可以改善高雄激素血症。

胰岛素增敏剂噻唑烷二酮类药物也已被证明对肥胖和偏瘦的 PCOS 改善高胰岛素血症和胰岛素抵抗有效,但要注意这类药物的副作用。

(五) PCOS 的生殖和遗传问题

(1) PCOS 是一种异质性疾病,PCOS 患者的姐妹被发现与 PCOS 相关的生殖(高雄激素血症)和代谢(胰岛素和血脂异常)异常的患病率增加。迄今为止,同一中国研究小组共发表了 2 篇关于 PCOS 的主要 GWAS 报告,共调查了 8 个位点。这些研究中发现的候选基因与胰岛素信号、性激素功能(包括 LH/HCG 和 FSH 受体)、2 型糖尿病、钙信号通路和内吞有关。其中一些相关基因,包括 *THADA*(与 T_2DM 相关)和 *DENND1A*(参与内吞转运),也已在欧洲血统的白种人群体中被发现,但目前还没有用于筛查或诊断 PCOS 的基因检测,也没有任何可用于帮助选择治疗策略的检测。

(2) 评估月经稀发: 月经稀发是 PCOS 的基本症状,主要是通过月经史进行诊断。定期的无排卵性出血在 PCOS 患者中罕见,可以通过检测黄体中期孕激素水平来诊断有无排卵。对于 PCOS 患者,持续出血时应进一步行妊娠和(或)子宫病理检查,包括经阴道超声检查和子宫内膜活检。

服用 OCP 的女性子宫内膜癌发病率下降,建议使用避孕药进行预防性治疗或定期黄体酮治疗,实现撤退性出血。二甲双胍在纠正月经稀发的临床作用是有限的,很少有数据表明二甲双胍在预防或治疗 PCOS 妇女的子宫内膜增生或癌症方面具有疗效。

(3) 评估和治疗不孕症: 首先,评估患者是否存在可能影响治疗反应或导致不良妊娠结局的孕前问题,如伴有高血压，这增加了先兆子痫和胎盘早剥的风险；此外，肥胖是高危妊娠和对诱导排卵缺乏反应的一个危险因素。因此，在尝试受孕之前，PCOS女性应减重并纠正代谢紊乱。

治疗PCOS女性无排卵性不孕的一线药物是氯米芬，但来曲唑可提高活产率。口服药物通常是在用孕酮诱导撤退性出血后给药，但最近这种做法因其在不孕治疗中的潜在危害而受到质疑。考虑到氯米芬和来曲唑的致畸性，建议在给药前排除排卵或妊娠；此外，氯米芬和来曲唑还增加了多胎妊娠的概率（4%～7%）。二甲双胍仅有氯米芬30%的促排卵作用，但它可以作为辅助手段治疗某些PCOS亚型，合并肥胖的PCOS患者。PCOS患者无排卵性不孕症的二线治疗方法仍存在争议，美国最常用的是低剂量促性腺激素治疗。

（4）AMH在PCOS中的作用：AMH在男性胚胎发生过程中与Müllerian道的衰竭有关，它也可由卵巢卵泡颗粒细胞产生，并且在PCOS女性中与窦前卵泡过多高度相关。一些研究者建议用血清AMH水平升高（≥5 ng/mL）代替超声检查来诊断PCOM。有研究表明，AMH基线水平较高的PCOS患者，在应用氯米芬治疗时，排卵和受孕成功率较低。尽管AMH在PCOS中具有较好的诊断和治疗的预测价值，但其临床应用还需要进一步研究。

（刘文 李圣贤）

五、青春期多囊卵巢综合征
国内外指南解读

世界卫生组织定义，青春期指年龄在10～19岁之间。根据目前的诊断标准和研究人群，我国青春期PCOS的患病率约为5.74%，国外约为6%～18%。

PCOS 的临床表现具有高度的异质性,成人 PCOS 的诊断标准尚未统一;而青春期女孩的正常生理变化与成人诊断标准的临床表现和体征又有所重叠,使青春期 PCOS 的诊断更具挑战性,临床中经常存在诊断不足、诊断延迟及过度诊断和治疗等现象。目前对于青春期 PCOS 的诊断,国内外尚无统一的诊断标准,且治疗方案的选择也不尽相同,给青春期 PCOS 的规范诊治带来一定困难。2016 年,我国该领域的专家参考国外相关指南和共识,并结合国内具体情况,编写了《青春期多囊卵巢综合征诊治共识》,旨在达到规范诊断和治疗青春期 PCOS 患者的目的。2020 年,*BMC Medicine* 发布了《基于国际循证依据的青春期 PCOS 指南》,目的在于促进青春期 PCOS 准确、及时的诊断,优化治疗方案,提高青春期 PCOS 的诊疗规范。

本文就青春期 PCOS 的诊断和治疗,对 2016 年我国《青春期多囊卵巢综合征诊治共识》(简称《诊治共识》)和 2020 年《基于国际循证依据的青春期 PCOS 指南》(简称《指南》)进行解读和对比。

(一)青春期 PCOS 的诊断

我国《诊治共识》中对于青春期 PCOS 的诊断必须同时符合 2003 年鹿特丹诊断标准中的全部 3 个指标:① 高雄激素表现;② 初潮后月经稀发持续至少 2 年或闭经;③ 超声下卵巢体积增大($>10 \text{ cm}^3$)。2020 年《指南》中青春期 PCOS 的诊断标准为同时满足 2 个条件:① 月经周期不规律和排卵障碍;② 高雄表现。月经初潮 8 年内的盆腔超声结果不推荐作为青春期 PCOS 的诊断标准。《诊治共识》和《指南》中都提出 PCOS 的诊断需要排除其他导致雄激素水平升高和排卵障碍这些类似"PCOS"表现的疾病。

1. 月经改变　初潮第 1 年大约 85% 女孩的月经都是无

排卵性月经,但绝大部分在初潮后2年出现规律排卵,因此《诊治共识》提出初潮2年后仍出现月经稀发或闭经应高度警惕PCOS的发生。

2020年《指南》中对初潮后不同时间段的月经不规则进行了定义:① 初潮后>1年,任何一个周期>90天;② 初潮后1~3年,月经周期<21天或>45天;③ 初潮后>3年,月经周期<21天或>35天;④ 15岁或乳房发育3年后月经仍未来潮。初潮后第1年属于青春期的过渡期,初潮后1年内月经不规则是正常生理现象。这个定义结合了现有的青春期正常生理变化的研究结果,如根据初潮后不同年份月经周期间隔的变化。临床医师可以根据患者初潮后的年份来判断患者是否属于"月经不规则",一旦属于就需要考虑PCOS诊断,并做进一步评估。

2. 高雄激素表现

(1) 生化高雄激素:《诊治共识》中指出,青春期PCOS的高雄激素诊断可以依赖血雄激素的测定。《指南》中详细列出可以用于评估生化高雄激素血症的指标,包括FT、FAI等。研究显示,青春期女孩雄激素水平大约在初潮时达到成年人水平。TT和FT的检测需要采用高质量的检测方法,准确性最高的检测方法是液相色谱-质谱法和萃取/色谱免疫分析法。雄烯二酮和DHEAS通常用来鉴别雄激素的来源,对青春期PCOS高雄激素的诊断价值有限,在TT或FT未升高的情况下可检测,以提供更多的高雄激素证据。对于正在使用激素类避孕药的患者,建议停药3个月后评估雄激素水平。

(2) 临床高雄激素:多毛与高雄激素血症关系较密切,相关专家共识和指南都将多毛列为青春期高雄激素的诊断标准之一。多毛的严重程度采用标准视觉标尺评估,如Ferriman-Gallwey评分(F-G评分)。不同种族F-G评分切点不同,指南中提出 F-G 评分≥4~6 分可诊断多毛症,中国人群 F-G 评分>4 分即提示多毛。国外一项针对青春期人群的研究(纳入健康青少年和青春期 PCOS 患者)显示,多毛评分越高,雄激素水平越高。目前中国缺乏对青春期女性体毛评价的研究。

考虑到痤疮在青春期女孩中十分普遍,且可能只是一过性现象,我国专家共识不推荐痤疮作为青春期高雄激素的诊断标准。但 2020 年《指南》中提出,尽管青春期女孩轻度粉刺性痤疮很常见,青春期早期中度或重度粉刺性痤疮(≥10 处面部皮损)或初潮左右年龄出现中度至重度炎性痤疮并不常见(小于 5%),更可能和临床高雄激素相关,因此《指南》将重度痤疮列为高雄激素的诊断标准之一。

目前尚缺乏关于青春期脂溢性皮炎和青春期脱发的相关研究,脂溢性皮炎/脱发均未被《诊治共识》和《指南》列为青春期高雄激素的诊断标准。

3. 超声结果　青春期女孩多卵泡卵巢是正常生理现象,正常的多卵泡卵巢和多囊卵巢(PCO)区别在于前者卵巢基质回声正常,总体积较小;而青春期 PCOS 患者的卵巢间质回声增强且体积增大(>10 cm^3)。《诊治共识》中提出,经阴道(有性生活史)或经直肠的超声检测对青春期 PCOS 具有很好的诊断价值,超声下卵巢体积的增大(>10 cm^3)被列为青春期 PCOS 必备的诊断条件。

《指南》不推荐使用盆腔超声作为月经初潮后 8 年内女孩的青春期 PCOS 诊断,因为多卵泡卵巢在这个阶段的发生率非常高。该条属于共识推荐而非基于循证依据推荐,因为关于卵巢形态纵向改变的可靠数据非常有限。卵巢多囊样改变可能是 PCOS 的临床表现之一,也可能是年轻女性一过性的正常表现。正常青春期女孩和 PCOS

患者的单个卵巢卵泡数量具有重叠,因此将成人 PCO 的诊断标准用于青春期 PCOS 超声诊断并不准确。采用初潮后 8 年这个切点是由于卵巢体积在 20 岁时达到最高。盆腔超声检查会导致青春期 PCOS 的过度诊断,但可用于检测其他子宫或卵巢异常,如原发性闭经的青春期患者。

4. AMH AMH 是一种多肽,属于转化因子 β 家族,由颗粒细胞和小的窦卵泡分泌。《指南》中提出,尽管青春期和成人 PCOS 患者的血清 AMH 水平显著升高,但不应使用 AMH 作为评估卵巢多囊形态的替代方法,也不能单用 AMH 检测来诊断 PCOS。随着 AMH 检测方法更加标准化,以及在不同年龄和种族的大样本人群中验证获得临界值,AMH 检测对评估卵巢多囊形态会更加准确。

5. PCOS"高风险"状态 2020 年《指南》中首次提出 PCOS"高风险"状态这一概念。对于具有 PCOS 特征但不符合诊断标准的青春期女孩,可列为 PCOS"高风险"状态,并定期重新评估。月经周期的重新评估可在初潮 3 年后进行;卵巢多囊形态的评估可在初潮 8 年后行盆腔超声检查。再次评估对于持续存在 PCOS 特征和青春期体重显著增加的女孩来说尤为重要。

6. 心理健康 2020 年《指南》着重提出需要关注 PCOS 患者的心理健康。成人 PCOS 患者中中、重度焦虑和抑郁症状发生率很高,在青春期 PCOS 患者中的发生率可能进一步升高。所有青春期和成年 PCOS 患者在诊断时要常规筛查焦虑和抑郁症状;如果筛查结果阳性,需要进一步评估。

近期研究提示,成人 PCOS 患者中进食障碍的患病率明显升高,青春期 PCOS 患者中是否存在同样情况仍有待研究,但需要引起临床医生的重视。

(二) 青春期 PCOS 的治疗

1. 调整生活方式　《诊治共识》和《指南》都提出调整生活方式是所有青春期 PCOS 患者的首选治疗方法,尤其是合并肥胖或超重及胰岛素抵抗的 PCOS 患者。调整生活方式治疗可以减轻体重、降低雄激素水平和胰岛素抵抗。指南推荐多元化的生活方式干预,包括饮食控制、减少久坐行为、运动、行为干预和减重。调整生活方式治疗对于青春期 PCOS 患者防止体重过度增加非常重要,避免等到发展至肥胖时再进行干预。

2. 药物治疗　对于明确诊断为 PCOS 或者具有 PCOS "高风险"状态的青春期患者,指南推荐使用短效口服避孕药(COC)和(或)二甲双胍用来治疗相关症状。

(1) COC: COC 可用来治疗临床高雄激素血症和(或)调整月经周期。《诊治共识》建议 COC 作为青春期 PCOS 患者高雄激素血症、多毛症和痤疮的首选治疗方法。使用时需注意 COC 的绝对禁忌证。目前暂无孕激素、雌激素或特定类型和剂量的 COC 推荐。《指南》中提出,35 μg 炔雌醇环丙孕酮(达英-35)因深静脉血栓形成的风险更大,且缺乏疗效更佳的临床证据,不推荐作为首选治疗;临床上首选深静脉血栓低风险的 COC 制剂。长期服用 COC 可加重糖耐量受损,因此使用 COC 之前需评估患者的糖脂代谢情况,并定期监测。

(2) 二甲双胍: 二甲双胍可以改善糖耐量,降低高雄激素水平。Meta 分析提示 1 500～1 700 mg/d 的二甲双胍治疗对降低 BMI、腰臀比及甘油三酯有效。目前尚无关于不同剂量二甲双胍在青春期患者中的效果是否存在差异的研究报道。常用的二甲双胍剂量为 500 mg,2～3 次/d。

(3) COC 联合二甲双胍:《诊治共识》提出,有重度肥胖和糖耐量受损的患者长期服用 COC 可加重糖耐量受损程度,应联合二甲双胍治疗。《指南》推荐,对于使用 COC 和调整生活方式治疗仍然不能达到治疗目标的(BMI > 25 kg/m²)的青春期 PCOS 患者,可考虑使用 COC 联合二甲双胍治疗。

(4) 抗雄激素药物治疗:抗雄激素治疗一般需要 3~6 个月,治疗多毛症至少在 6 个月以上有效。《指南》推荐联合使用 COC 和美容治疗至少 6 个月后再考虑抗雄激素药物治疗。当使用 COC 有禁忌证、无法耐受或无效时,可考虑使用抗雄激素药物。临床上常用的抗雄激素药物为螺内酯、氟他胺、非那雄胺和地塞米松等,使用时需注意药物的副作用。螺内酯是最常用的雄激素受体拮抗剂,每日剂量 50~200 mg,推荐剂量为 100 mg/d,至少使用 6 个月见效。目前暂无循证依据推荐哪种特定类型的抗雄激素药物更有效,美容治疗和 COC 仍然被认为是 PCOS 患者多毛症的一线治疗方法。

3. 心理治疗　肥胖、多毛症和痤疮都会对青春期 PCOS 患者的心理健康产生负面影响,临床上应关注患者的心理健康。PCOS 患者在诊断时需要常规筛查焦虑和抑郁症状,如果筛查结果阳性需要至专科做进一步评估。如果诊断为临床焦虑或抑郁的患者,需要根据标准指南进行治疗。一些精神类药物可能会加重肥胖,使用时需谨慎。

(蒋毅弘　李圣贤)

六、改良 F-G 评分毛发量

具体见附图 6-1 和附表 6-1 及附表 6-2 和附图 6-2。

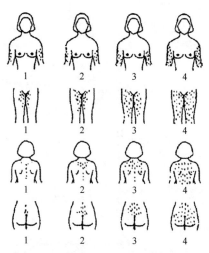

附图 6-1　改良 F-G 评分毛发量示意图

附表 6-1　改良 F-G 评分毛发量标准

分区	部位	评分	标准
1	上唇部	1 分	外侧毛少许
		2 分	外侧小胡须
		3 分	从外向内延伸，未达中线
		4 分	胡须生长至中线
2	颏部	1 分	少许散在的毛
		2 分	分散的毛，有小积聚
		3 分	完全覆盖，轻度
		4 分	完全覆盖，重度
3	胸部	1 分	乳晕周围的毛
		2 分	乳晕周围的毛，另加中线的毛
		3 分	乳晕周围加中线区域覆盖 3/4
		4 分	乳晕周围加中线区域完全覆盖

（续表）

分 区	部 位	评 分	标　准
4	上背部	1 分	少许散在的毛
		2 分	毛较多但仍分散
		3 分	完全覆盖，轻度
		4 分	完全覆盖，重度
5	下背部	1 分	少许散在的毛
		2 分	毛较多，但分散
		3 分	完全覆盖，轻度
		4 分	完全覆盖，重度
6	上腹部	1 分	少许中线毛
		2 分	较多，但仍在中线
		3 分	覆盖一半
		4 分	完全覆盖
7	下腹部	1 分	少许中线毛
		2 分	一条中线毛
		3 分	一条带状中线毛
		4 分	倒 V 形生长
8	上臂部	1 分	生长稀疏，但未超过表面 1/4
		2 分	较多，但未完全覆盖
		3 分	完全覆盖，轻度
		4 分	完全覆盖，重度
9	大腿部	1 分	生长稀疏，但未超过表面 1/4
		2 分	较多，但未完全覆盖
		3 分	完全覆盖，轻度
		4 分	完全覆盖，重度

附表 6 - 2　Pillsbury 四级改良痤疮分级法

病情分级	症　状
Ⅰ度(轻度)	以粉刺为主,少量丘疹和脓疱,总病灶数<30 个
Ⅱ度(中度)	有粉刺,中等量丘疹和脓疱,病灶数为 31~50 个
Ⅲ度(中度)	大量丘疹和脓疱,偶见大的炎性皮损;分布广泛,病灶数为 51~100 个,结节<3 个
Ⅳ度(重度)	结节/囊肿性痤疮或聚合性痤疮,伴有疼痛并形成囊肿,病灶数>100 个,结节/囊肿>3 个

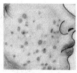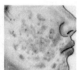

附图 6 - 2　痤疮分级

七、食物成分与热量交换表

饮食方案设计步骤具体如下。

第一步,计算标准体重:理想体重(kg) = 实际身高 (cm) -105。

第二步,评价目前体重状况:目前体重状况 =[(实际体重-理想体重)/理想体重]×100%。

消瘦:低于理想体重的 20%。

偏瘦:低于理想体重的 10%。

超重:超过理想体重的 10%。

肥胖:超过理想体重的 20%。

中度肥胖:超过理想体重的 30%。

重度肥胖:超过理想体重的 40%。

第三步,计算每日所需热量(附表 7 - 1)。

总热量(kcal) = 理想体重×每天每千克体重所需热量。

附表 7-1 日常所需热量举例

举 例		体 型		
		消瘦	正常	肥胖
卧床休息		20~25	15~20	15
轻体力劳动	办公室职员、教师	35	30	20~25
	售货员、钟表修理工			
中体力劳动	学生、司机、电工	40	35	30
	外科医生、体育活动			
重体力劳动	农民、建筑工、搬运工	45~50	40	35
	伐木工、冶炼工、舞蹈者			

第四步,确定六大食物交换份的基本框架。

(1) 每日不同热量饮食概况(附表 7-2)

附表 7-2 六大食物交换份及不同热量饮食概况

热量 (kcal)	总交换份	主食		蔬菜类		鱼肉类		乳类		水果类		油脂类	
		份	约重 (g)	份	约重 (g)	份	约重 (g)	份	约重 (mL)	份	约重 (g)	份	约重 (勺)
1 000	12	6	150	1	500	2	100	2	220	0	0	1	1
1 200	14.5	7	200	1	500	3	100	2	220	0	0	1.5	1.5
1 400	16.5	9	225	1	500	3	150	2	220	0	0	1.5	1.5
1 600	18.5	9	250	1	500	4	200	2	220	1	100~150	1.5	1.5
1 800	21	11	300	1	500	4	200	2	220	1	100~150	2	2
2 000	23.5	13	350	1	500	4.5	225	2	220	1	100~150	2	2
2 200	25.5	15	400	1	500	4.5	225	2	220	1	100~150	2	2
2 400	28	17	450	1	500	5	250	2	220	1	100~150	2	2

(2) 等值食品交换份:我们将食物分成四大类(细分为八大类),即谷薯类、蔬菜类、水果类、大豆类、奶类、肉蛋类、

硬果类和油脂类,每份食物所含热量大致相仿,约 90 kcal。同类食物中每份所含蛋白质、脂肪和碳水化合物也相类似,同类食物间可任意互换(附表 7-3)。

附表 7-3　每份食物三大物质含量

	类　别	蛋白质(g)	脂肪(g)	碳水化合物(g)
谷薯类	1. 谷薯类	2	—	20
菜果类	2. 蔬菜类	5	—	17
	3. 水果类	1	—	21
肉蛋类	4. 大豆	9	4	4
	5. 奶类	5	5	6
	6. 肉蛋类	9	6	
油脂类	7. 硬果类	4	7	2
	8. 油脂类	—	10	—

等值食物交换份具体如下(附表 7-4~附表 7-10)。

附表 7-4　等值谷薯类交换表
(每份供蛋白质 2 g、糖类 20 g、热量 90 kcal)

食　品	重量(g)
大米、小米、糯米、薏米	25
高粱米、玉米渣	25
面粉、米粉、玉米面	25
混合面	25
燕麦片、莜麦面	25
荞麦面、苦荞面	25
各种挂面、龙须面	25
通心粉、藕粉、银耳	25
绿豆、红豆、芸豆、干豌豆	25
干粉条、干莲子	25

(续表)

食　品	重量(g)
油条、油饼、苏打饼干	25
烧饼、烙饼、馒头	35
咸面包、窝窝头	35
生面条、魔芋生面条	35
马铃薯	100
湿粉皮	150
鲜玉米(1 中个带棒心)	200

附表 7-5　等值蔬菜类交换表
（每份供蛋白质 5 g、碳水化合物 17 g、热量 90 kal）

食　品	重量(g)
大白菜、圆白菜、菠菜、油菜	500
韭菜、茴香、圆蒿	500
芹菜、莛蓝、莴苣笋、油菜薹	500
西葫芦、番茄、冬瓜、苦瓜	500
黄瓜、茄子、丝瓜、菜瓜、金瓜	500
芥蓝、瓢儿菜、乌塌菜	500
蕹菜、苋菜、龙须菜	500
绿豆芽、鲜蘑、水浸海带	500
白萝卜、青椒、茭白、冬笋	400
南瓜、菜花、豆苗	350
鲜豇豆、扁豆、洋葱、蒜苗	250
胡萝卜	200
山药、荸荠、藕、凉薯	150
慈菇、百合、芋头	100
毛豆、鲜豌豆	70

附表7-6　等值水果类交换表
（每份供蛋白质1 g、碳水化合物21 g、热量90 kal）

食　品	重量(g)
柿子、香蕉、鲜荔枝(带皮)	150
梨、桃、苹果(带皮)	200
橘子、橙子、柚子(带皮)	200
猕猴桃(带皮)	200
李子、杏(带皮)	200
葡萄(带皮)	250
草莓	300
西瓜	500

附表7-7　等值大豆类交换表
（每份供蛋白质9 g、脂肪4 g、碳水化合物4 g、热量90 kal）

食　品	重量(g)
大豆粉	25
豆腐丝、豆腐干	50
北豆腐	100
南豆腐(嫩豆腐)	150
豆浆	400

附表7-8　等值奶类食品交换表
（每份供蛋白质5 g、脂肪5 g、碳水化合物6 g、热量90 kal）

食　品	重量(g)
奶粉	20
脱脂奶粉	25
奶酪(起司)	25
牛奶	160
羊奶	160
无糖酸奶	130

附表 7-9　等值肉蛋类食品交换表
（每份供蛋白质 9 g、脂肪 6 g、热量 90 kal）

食　　品	重量(g)
熟火腿、香肠	20
肥瘦猪肉	25
熟叉烧肉(无糖)、午餐肉	35
熟酱牛肉、熟酱鸭、大肉肠	35
瘦猪、牛、羊肉	50
带骨排骨	50
鸭肉	50
鹅肉	50
兔肉	100
蟹肉、水浸鱿鱼	100
鸡蛋粉	15
鸡蛋(一大个,带壳)	60
鸭蛋、松花蛋(一大个,带壳)	60
鹌鹑蛋(6 个,带壳)	60
鸡蛋清	150
草鱼、鲤鱼、甲鱼、比目鱼 大黄鱼、鳝鱼、黑鲢、鲫鱼 对虾、青虾、鲜贝、带鱼	80
水浸海参	350

附表 7-10　等值油脂类食品交换表
（每份供脂肪 10 g、热量 90 kal）

食　　品	重量(g)
花生油、香油(一汤匙)	10
玉米油、菜籽油(一汤匙)	10
核桃、杏仁	25
花生米	25

（续表）

食　品	重量(g)
猪油	10
牛油	10
葵花子(带壳)	25
西瓜子(带壳)	40

（3）不同热量食谱举例

1）5 858 kJ(1 400 kcal)食谱

食谱一：实际产热 1 425 kcal

食谱	早餐	午餐	晚餐
主食	馒头 (小刀切3只)	米饭 (生大米75 g)	米饭 (生大米75 g)
菜谱	—	虾仁笋丁 炒菠菜 (虾仁110 g、笋丁 100 g、菠菜150 g、 油1勺)	苦瓜肉片 番茄蛋汤 (瘦猪肉25 g、 苦瓜200 g、 番茄100 g)
辅食	豆浆半包 (200 mL)	—	—
加餐	—	苏打饼干(2块) 牛奶半杯(110 mL)	—
热量(kcal)	225	510+135	510

食谱二：实际产热 1 430 kcal

食谱	早餐	午餐	晚餐
主食	大米粥,肉包1个 (生大米25 g)	米饭 (生大米75 g)	米饭 (生大米75 g)
菜谱	—	西蓝花肉片 (西蓝花200 g、 瘦猪肉40 g、 油半勺)	青椒牛蛙 番茄冬瓜汤 (青椒100 g、牛蛙 110 g、番茄100 g、 冬瓜200 g、油半勺)

（续表）

食 谱	早 餐	午 餐	晚 餐
辅食	—	—	—
加餐	—	赤豆汤 （生赤豆1勺）	牛奶1瓶 （220 mL）
热量(kcal)	220	470+90	470+180

2) 6 694 kJ（1 600 kcal）食谱

食谱一：实际产热1 590 kcal

食 谱	早 餐	午 餐	晚 餐
主食	玉米粥 （生大米25 g、 玉米片25 g）	米饭 （生大米75 g）	米饭 （生大米75 g）
菜谱	—	茭白鳝丝 拌橄榄菜 （鳝丝60 g、茭白 150 g、橄榄菜 200 g、油1勺）	水煮大排 炒卷心菜 （去骨大排75 g、 卷心菜200 g、 油半勺）
辅食	白煮蛋1个 （鸡蛋55 g）	—	—
加餐	—	苹果1个 （200 g）	牛奶1瓶 （220 mL）
热量(kcal)	260	550+90	510+180

食谱二：实际产热1 605 kcal

食 谱	早 餐	午 餐	晚 餐
主食	藕粉25 g 菜包1个	米饭 （生大米75 g）	米饭 （生大米75 g）
菜谱	—	鸽子冬瓜汤 炒刀豆 （鸽子肉100 g、冬 瓜100 g、刀豆 200 g、油1勺）	黑鱼木耳笋片 拌莴笋 （黑鱼片50 g、笋 片100 g、黑木耳 少许、莴笋200 g、 油1勺）

（续表）

食 谱	早 餐	午 餐	晚 餐
辅食	—	—	—
加餐	—	猕猴桃 （200 g）	牛奶 1 瓶（220 mL） 咸饼干（2 块）
热量（kcal）	200	550+90	550+215

3）7 531 kJ（1 800 kcal）食谱

食谱一：实际产热 1 815 kcal

食 谱	早 餐	午 餐	晚 餐
主食	麦片粥 （麦片 25 g、 大米 25 g）	米饭 （生大米 100 g）	米饭 （生大米 100 g）
菜谱	—	芹菜、牛肉 （芹菜 200 g、 牛肉 80 g、 油 1 勺）	清蒸鳊鱼、香菇青菜 （鳊鱼 120 g、青菜 200 g、干香菇 少许、油 1 勺）
辅食	香干 2 块 （油半勺）	—	—
加餐	—	鸭梨 200 g 咸饼干（2 块）	牛奶 1 瓶 （220 mL）
热量（kcal）	300	600+175	600+180

食谱二：实际产热 1 810 kcal

食 谱	早 餐	午 餐	晚 餐
主食	山药粥 （山药 125 g、 大米 25 g）	米饭 （生大米 100 g）	米饭 （生大米 100 g）
菜谱	—	红烧鲳鱼 毛豆丝瓜 （鲳鱼 100 g、毛豆 20 g、丝瓜 150 g、 油 1 勺）	荠菜肉丝豆腐 （荠菜 150 g、瘦肉 25 g、豆腐半盒、 油 1 勺）

(续表)

食谱	早餐	午餐	晚餐
辅食	白煮蛋 1 个 (55 g)		
加餐		苹果 1 个 (200 g)	牛奶 1 瓶 (220 mL)
热量(kcal)	260	640+90	640+180

4) 8 368 kJ(2 000 kcal)食谱

食谱一:实际产热 2 040 kcal

食谱	早餐	午餐	晚餐
主食	肉末菜汤面 (瘦肉末 12 g、青菜 50 g、卷面 75 g)	米饭 (生大米 100 g)	米饭 (生大米 100 g)
菜谱	—	盐水沼虾 炒蓬蒿菜 (沼虾毛重 180 g、蓬 蒿菜 200 g、油 1 勺)	白切羊肉 炒菜苋 (瘦羊肉 100 g、菜 苋 200 g、油 1 勺)
辅食			
加餐	—	红枣山药汤 (红枣 10 粒、 山药 60 g)	牛奶 1 瓶(220 mL) 咸饼干(4 块)
热量(kcal)	310	640+180	640+270

食谱二:实际产热 2 000 kcal

食谱	早餐	午餐	晚餐
主食	花卷 (小花卷 3 个)	米饭 (生大米 100 g)	米饭 (生大米 100 g)
菜谱	—	香肠香干烧西芹 紫菜虾皮汤 (瘦肉香肠 40 g、 香干 25 g、西芹 200 g、紫菜虾皮 少许、油 1 勺)	清蒸青鱼、炒豆苗 扁尖冬瓜汤 (青鱼毛重 150 g、 豆苗 250 g、扁尖 50 g、冬瓜 100 g、 油 1 勺)

（续表）

食　谱	早　餐	午　餐	晚　餐
辅食	豆浆 1 包 （400 mL）	—	—
加餐	—	西瓜 750 g 白煮蛋 1 个 （蛋 55 g）	牛奶 1 瓶（220 mL） 咸切片面包 （1 片半）
热量（kcal）	260	680+170	640+250

5）9 205 kJ（2 200 kcal）食谱

食谱一：实际产热 2 200 kcal

食　谱	早　餐	午　餐	晚　餐
主食	菜肉馄饨 18 只 （青菜 200 g、 瘦猪肉 25 g、香 干 25 g、油半勺）	米饭 （生大米 125 g）	米饭 （生大米 125 g）
菜谱	—	盐水河虾 番茄冬瓜木耳汤 （河虾毛重 150 g、 冬瓜 200 g、 番茄 100 g、木 耳少许、油半勺）	红烧牛肉 炒刀豆 （牛肉 100 g、 刀豆 125 g、 油 1 勺）
辅食	—	—	—
加餐	草莓 （250 g）	绿豆汤 （生绿豆 1 勺）	豆奶半包 （200 mL）
热量（kcal）	510+90	690+90	730+90

食谱二：实际产热 2 210 kcal

食　谱	早　餐	午　餐	晚　餐
主食	包子 （菜包 1 个半、 肉包 1 个）	米饭 （生大米 125 g）	米饭 （生大米 125 g）

(续表)

食　谱	早　餐	午　餐	晚　餐
菜谱	—	白切猪肝 拌黄瓜 毛菜蛋汤 (猪肝140 g、黄瓜250 g、毛菜100 g、鸡蛋半个、油半勺)	青豆粟米虾仁炒米苋 (虾仁150 g、青豆粟米各50 g、米苋200 g、油1.5勺)
辅食	牛奶1瓶 (220 mL)	—	—
加餐	—	酸奶1瓶(100 g)	鸭梨(250 g)
热量(kcal)	400	730+180	810+90

6) 10 042 kJ(2 400 kcal)食谱

食谱一：实际产热2 420 kcal

食　谱	早　餐	午　餐	晚　餐
主食	粥、面包 (生大米25 g、咸切片面包3片)	米饭 (生大米150 g)	米饭 (生大米150 g)
菜谱	—	海带肉丝 拌生菜 (海带200 g、瘦猪肉50 g、生菜250 g、油1勺)	红烧鲳鱼、拌豆芽 蘑菇豆腐汤 (鲳鱼150 g、豆芽250 g、蘑菇150 g、豆腐半盒、油1勺)
辅食	白煮蛋1个(55 g) 肉松2勺(20 g)	—	—
加餐	—	牛奶1瓶 (220 mL)	百合绿豆汤 (生百合1勺、生绿豆1勺)
热量(kcal)	430	820+180	900+90

食谱二：实际产热 2 390 kcal

食　谱	早　餐	午　餐	晚　餐
主食	鳝丝香干面（鳝丝、香干各 50 g、卷面 150 g、油半勺）	米饭（生大米 150 g）	米饭（生大米 150 g）
菜谱	—	清蒸带鱼、炒菠菜、番茄卷心菜汤（带鱼 100 g、菠菜 250 g、番茄 50 g、卷心菜 50 g、油半勺）	炒刀豆萝卜炖牛肉（刀豆 150 g、牛肉 100 g、萝卜 140 g、油半勺）
辅食	—	—	—
加餐	—	牛奶半瓶（110 mL）	—
热量（kcal）	740	780+90	780